Till Sukopp

DAS GROSSE KETTLEBELL TRAININGSBUCH

Bibliografische Information der Deutschen Nationalbibliothek
Die Deutsche Nationalbibliothek verzeichnet diese Publikation in der Deutschen Nationalbibliografie. Detaillierte bibliografische Daten sind im Internet über https://dnb.de abrufbar.

Wichtiger Hinweis
Dieses Buch ist für Lernzwecke gedacht. Es stellt keinen Ersatz für eine individuelle Fitnessberatung und medizinische Beratung dar. Wenn Sie medizinischen Rat einholen wollen, konsultieren Sie bitte einen qualifizierten Arzt. Der Verlag und der Autor haften für keine nachteiligen Auswirkungen, die in einem direkten oder indirekten Zusammenhang mit den Informationen stehen, die in diesem Buch enthalten sind.

Ausschließlich zum Zweck der besseren Lesbarkeit wurde auf eine genderspezifische Schreibweise sowie eine Mehrfachbezeichnung verzichtet. Alle personenbezogenen Bezeichnungen sind somit geschlechtsneutral zu verstehen.

Für Fragen und Anregungen
info@m-vg.de

Originalausgabe
7. Auflage 2026

Türkenstraße 89
80799 München
Tel.: 089 651285-0

Redaktion: Silke Jäger
Umschlaggestaltung: Maria Wittek
Umschlagabbildungen und Übungsfotos im Innenteil: Tobias Kästner, www.bildabuch.de
Layout und Satz: Meike Herzog
Druck: Balto Print UAB, Litauen
Printed in the EU

ISBN Print 978-3-86883-389-8
ISBN E-Book (PDF) 978-3-86413-515-6
ISBN E-Book (EPUB, Mobi) 978-3-86413-516-3

Till Sukopp

DAS GROSSE KETTLEBELL TRAININGSBUCH

riva

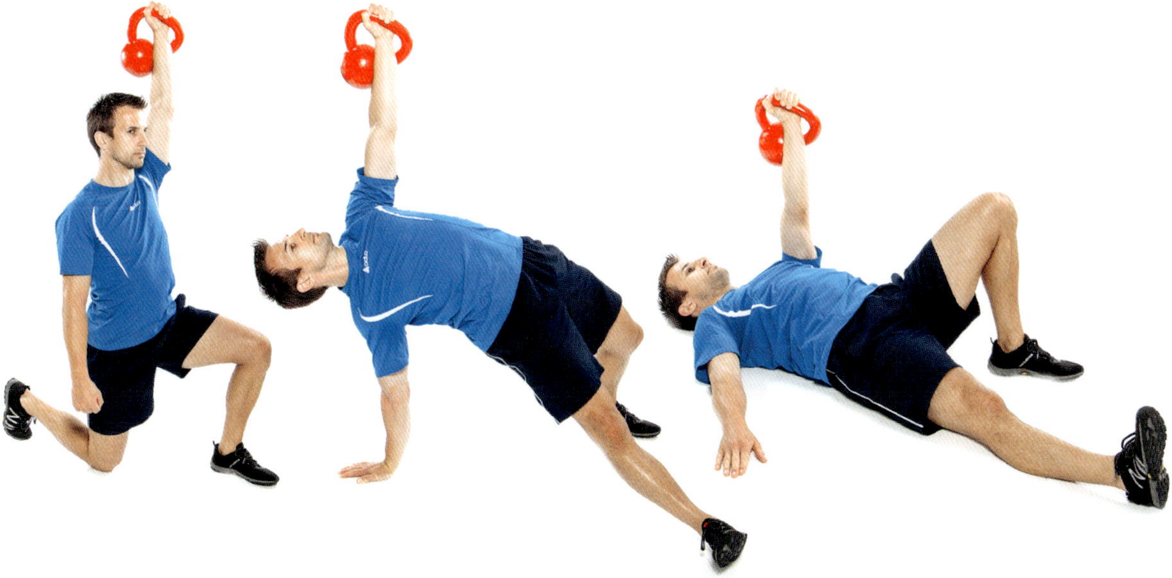

KAPITEL 2: DIE BASICS

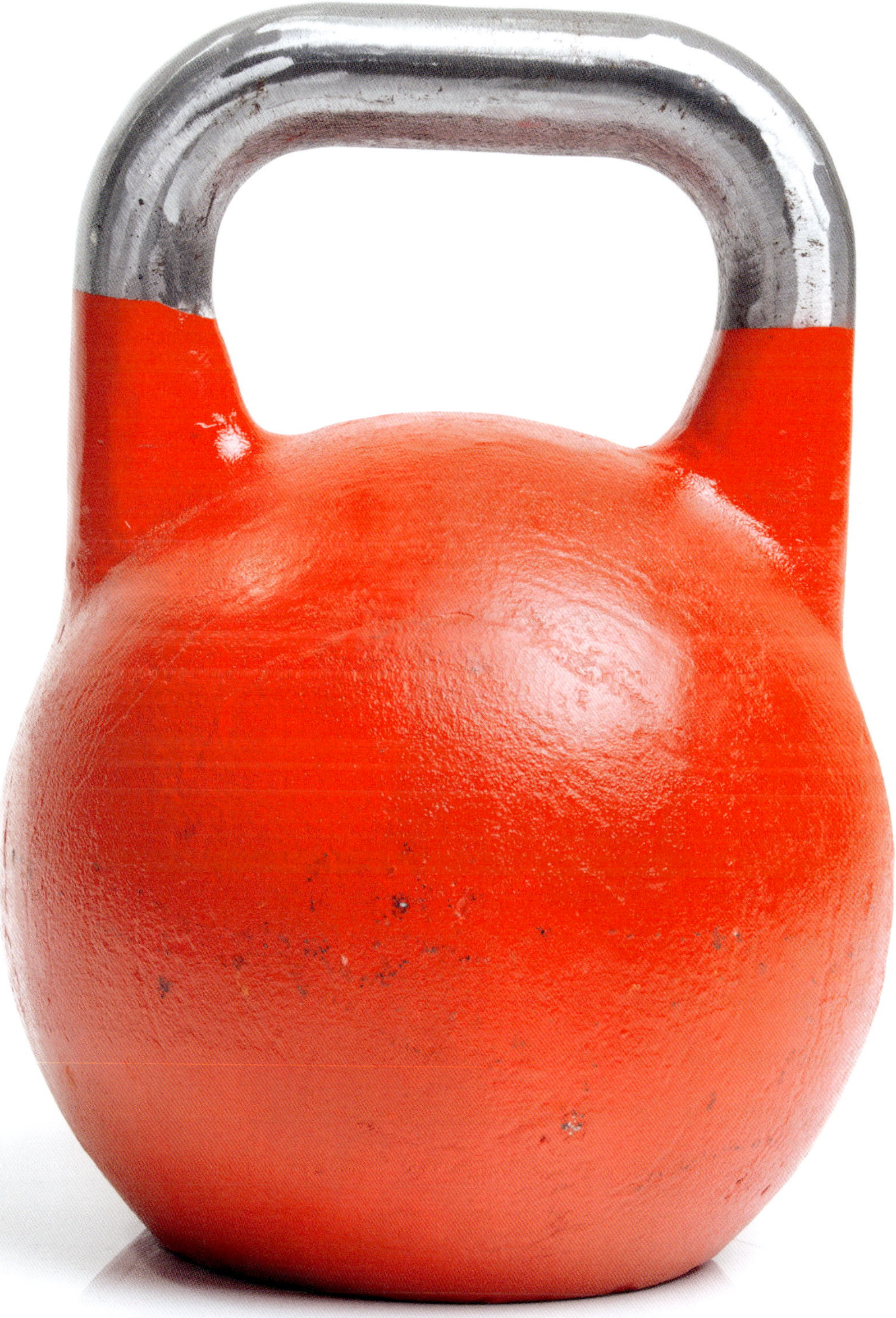

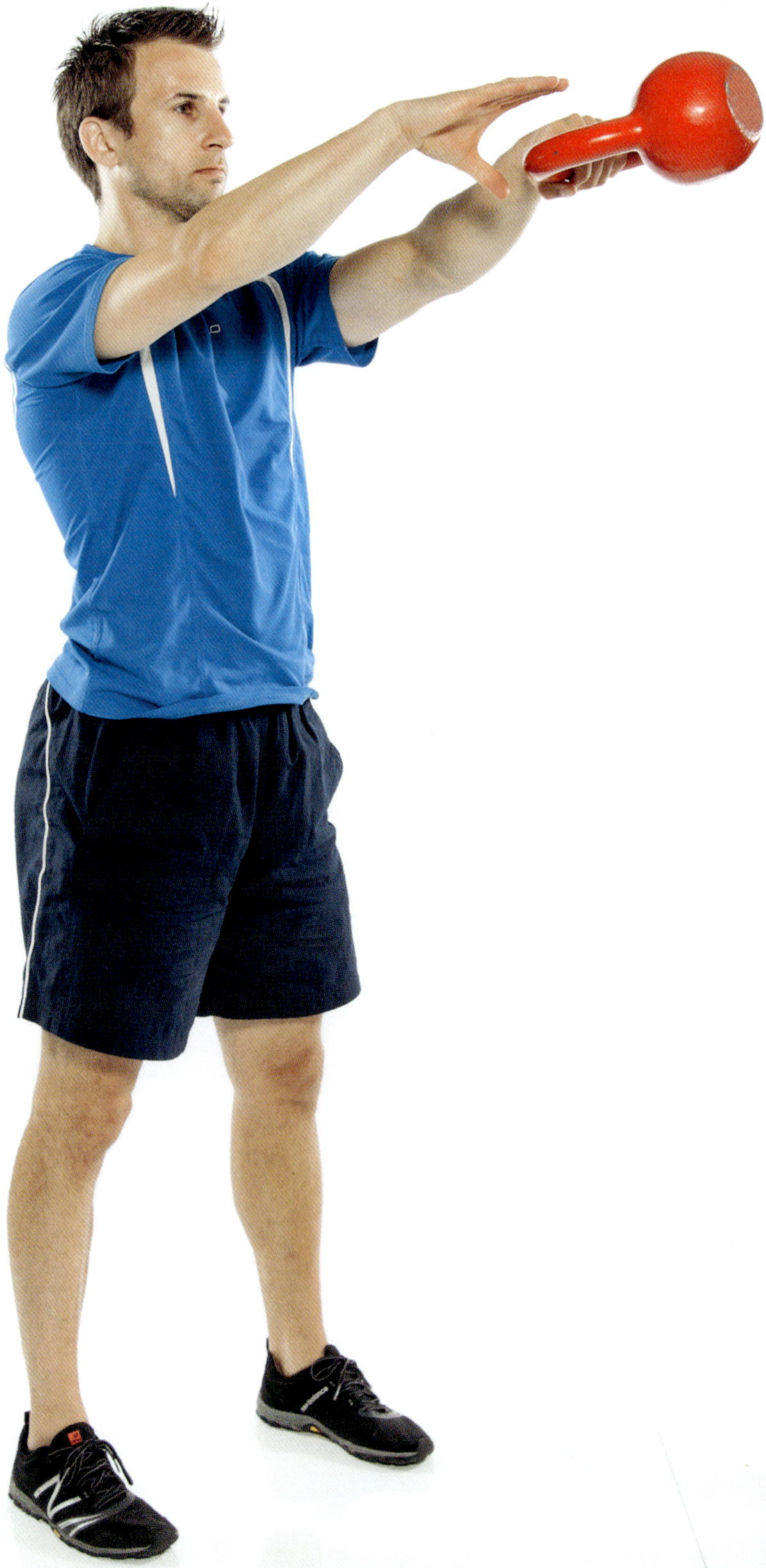

KAPITEL 1

DER EINSTIEG INS KETTLEBELLTRAINING

Der Ausdruck »Kettlebells« stammt aus dem Englischen und bezeichnet – einfach ausgedrückt – Eisenkugeln mit einem Handgriff. Früher nannte man die Kettlebells im Deutschen auch Rundgewichte oder Kugelhanteln. Im Russischen heißen sie Giri, in der Einzahl Girya. Die spezielle Form der Kettlebell erlaubt eine Vielzahl von Übungen, die den ganzen Körper trainieren: in den Bereichen Kraft, Ausdauer, Schnelligkeit und Beweglichkeit. Kettlebells werden in unterschiedlichen Größen und Gewichtsklassen zwischen 4 und 64 Kilogramm angeboten – vereinzelt auch mehr. Die Gewichtsabstufung in 4-Kilogramm-Schritten leitet sich von der russischen Gewichtseinheit »Pud« ab. Ein Pud entspricht 16 Kilogramm.

Von Kraftprotzen und starken Männern – die Anfänge des Kettlebelltrainings

Die Ursprünge des Kettlebelltrainings sind nicht genau bekannt. Mit Kugelhanteln beziehungsweise ähnlichen Gewichten wurde wahrscheinlich schon in China vor circa 5500 bis 6000 Jahren trainiert. Bekannt ist, dass sie um 1700 herum von Griechenland ausgehend nach Russland gekommen sind, wo sie zunächst zum Wiegen von Getreide und anderen Gütern verwendet wurden. Am Ende des Markttages begannen die Bauern, die Eisenkugeln zu schwingen und zu heben, um ihre Kraft zu demonstrieren, und fanden dabei schnell heraus, dass sich das auch positiv auf die Gesundheit auswirkte. Weiterhin führten russische Kraftsportler verschiedene Übungen bei Veranstaltungen und Zirkusvorstellungen vor. Später wurde das Kettlebelltraining in das militärische Training integriert. Im Militär trainieren sämtliche Einheiten und Spezialeinheiten, wie zum Beispiel die Speznas, damit. Aufgrund der enormen Effektivität ist es dort seit Jahrzehn-

HINTERGRUND

Der russische Girevoysport wird seit Mitte des 20. Jahrhunderts auf Wettkampfebene durchgeführt. Im Gegensatz zum olympischen Gewichtheben handelt es sich hierbei um Kraftausdauerwettbewerbe. Es gibt verschiedene Gewichtsklassen und drei Disziplinen, bei denen 16-, 24- und 32-kg-Kettlebells 10 Minuten lang über den Kopf gerissen und gestoßen werden. Gewinner ist, wer die meisten Wiederholungen schafft. Die Gewichte dürfen dabei nicht abgesetzt werden.

ten eine der Standardtrainingsmethoden. In der Nationalen Volksarmee (NVA) der ehemaligen DDR wurden Kugelhanteln ebenfalls im Training der Soldaten eingesetzt. Auch Athleten, die sich für die schottischen Highland Games fit machen, schätzen schon lange die Vorteile von Kettlebells: Das Training ist kurz und sehr intensiv.

In Deutschland sind Kettlebells seit dem 19. Jahrhundert bekannt. Die früheren »Kraftprotze« oder »Strongmen« haben gerne mit Kugelhanteln trainiert. Einer der bekanntesten Anwender war George Hackenschmidt, der »russische Löwe«. Am Anfang bis etwa zur Mitte des 20. Jahrhunderts gab es im Rahmen der Turnbewegung sogenannte Kugelhantel- oder Rundgewichtsriegen, in denen unter anderem Jonglierübungen mit Kettlebells durchgeführt wurden. Auch alte Fotos von Turnhallen belegen, dass Kettlebells neben Keulen und Hanteln im Training verwendet wurden.

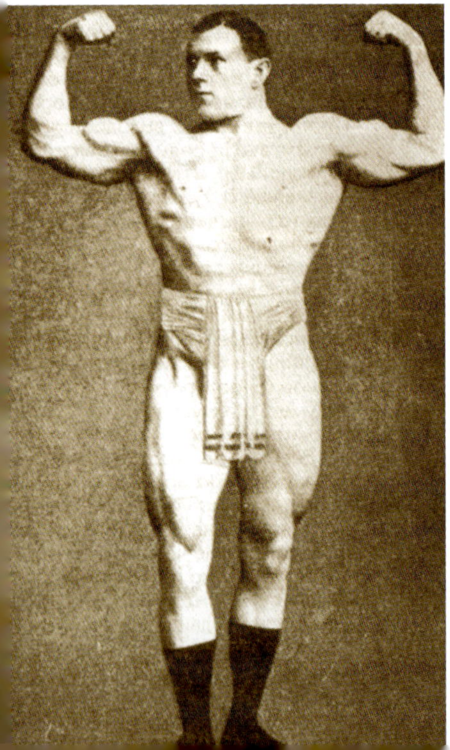

In der Turnerbewegung wurde schon Anfang des 20. Jahrhunderts mit Kettlebells trainiert. Einer der bekanntesten »Kraftprotze« war George Hackenschmidt, »der russische Löwe«

Mit Beginn des 21. Jahrhunderts wurde Kettlebelltraining durch den ehemaligen Speznas-Ausbilder Pavel Tsatsouline in den USA wieder sehr bekannt. Er gilt seit Erscheinen seines ersten Buchs als Pionier der neuzeitlichen Kettlebellbewegung. In den USA waren zunächst vor allem Kraft- und Kampfsportler sowie Einheiten der Polizei, der Feuerwehr und des Militärs begeistert von der Methode und übernahmen diese, um ihre Fitness zu verbessern.

In den letzten Jahren entwickelte sich das Kettlebelltraining nach und nach zu einer der bekanntesten Fitnessarten in den USA und wurde in sämtlichen Zeitschriften und Lifestyle-Magazinen vorgestellt. Nach wie vor wird diese alte Trainingsmethode weltweit wiederentdeckt und aufgrund der hohen Effizienz wird sie immer populärer.

Mehr Kraft im ganzen Körper – trainieren mit Kettlebells

Kettlebelltraining ist äußerst effektiv und macht den ganzen Körper extrem fit. Im Gegensatz zum Training an Geräten und Maschinen werden die Muskeln nicht isoliert trainiert, sondern integriert beansprucht. Die mehrgelenkigen Übungen aktivieren stets viele Muskelgruppen und -schlingen gleichzeitig, wobei vor allem die wichtigen kleinen Stabilisationsmuskeln gestärkt werden. Nahezu jede Übung stellt eine Ganzkörperübung dar und fördert somit das funktionelle Zusammenspiel verschiedener Muskeln über mehrere Gelenke hinweg. Die Ergebnisse äußern sich in einer besseren Beweglichkeit sowie einer besseren Kraftübertragung. Wirbelsäule und große Gelenke wie Knie, Hüften und Schultern verbessern ihre Stabilisationsfähigkeit. Sämtliche Bewegungen können effektiver ausgeführt werden und das Training ist dabei recht kurz, da viele Muskeln gleichzeitig arbeiten.

Kettlebellübungen wirken sich besonders stärkend auf das Kraftzentrum des Körpers in der Körpermitte aus. Im Englischen spricht man auch von »Core« oder »Pillar Strength«. Gemeint ist damit vor allem der untere Rumpfbereich um die Lendenwirbelsäule und die Hüftgelenke herum. Das Training mit Kettlebells kräftigt und stabilisiert aber auch enorm den Schultergürtel, vor allem die Muskeln der Rotatorenmanschette und der Schulterblätter.

Während im gegenwärtigen Kraftfitnesstraining überwiegend noch nach Bodybuilding-Prinzipien trainiert wird – das heißt isoliertes Training einzelner Muskelgruppen –, geht es beim Kettlebelltraining vor allem um die Entwicklung funktioneller Kraft im ganzen Körper. Ziel ist also nicht der Aufbau aufgepumpter Showmuskeln, sondern die Entwicklung einer effektiven, nutzbaren Kraftentfaltung und Kraftübertragung, wie man sie im Alltag und Sport tatsächlich benötigt.

Kettlebelltraining teilt sich grob in drei Kategorien auf:

- **ballistische Übungen** wie zum Beispiel Schwünge,
- **spannungsbetonte (Ganzkörper-) Kraftübungen** wie Kniebeugen, Überkopfdrücken und Turkish Get-up (Türkisches Aufstehen),
- **Juggling,** bei dem die Kugelhanteln – ähnlich wie beim Jonglieren – die Hand während der Übung verlassen und wieder aufgefangen werden.

Ballistische Übungen

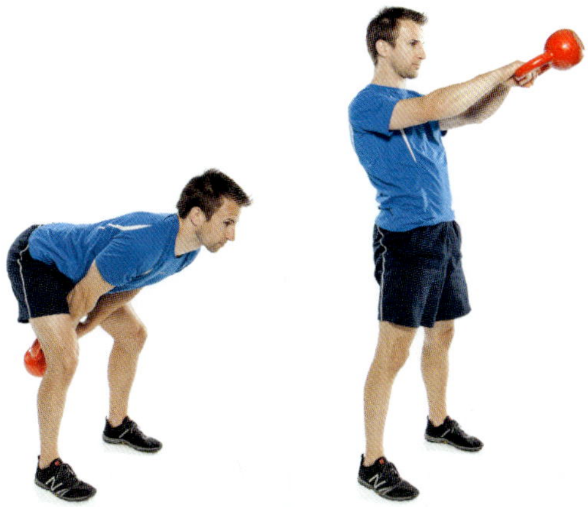

Bei ballistischen Übungen wird die Kettlebell geschwungen oder gestoßen

Die ballistischen Übungen, bei denen die Kettlebell mehr geschwungen als gehoben wird, machen den Großteil des Trainings aus und dienen vor allem der Stoffwechsel- und Herz-Kreislauf-Konditionierung. Da diese Übungen immer explosiv ausgeführt werden, verbessern sie auch die Kraft- und Schnellkraftproduktion. Vereinfacht ausgedrückt kann man sich darunter ein explosives Kraftausdauertraining vorstellen. Bei den ballistischen Übungen geht es vor allem um eine maximale Beschleunigung des Körpers beziehungsweise der Kettlebell.

Spannungsbetonte Kraftübungen

Die spannungsbetonten Kraftübungen dienen vor allem der Bewegungsschulung und der Verbesserung der Kraft im ganzen Körper. Mit ihnen lässt sich auch gut Muskulatur aufbauen. Die reinen Kraftübungen werden langsamer, bewusst und konzentriert ausgeführt. Dabei steht eine hohe und lange Muskelspannung im Vordergrund, unabhängig vom verwendeten Gewicht. Es geht praktisch darum, durch ein besseres Anspannungsvermögen der Muskulatur kräftiger zu werden. Vor allem die untere Rumpf- und die gesamte Beckenmuskulatur wird hier deutlich gekräftigt, was sich im Sportbereich in einer höheren Leistungsfähigkeit und im Alltag in einer gesunden und stabilen Wirbelsäulenfunktion äußert. Diverse Kniebeugenvarianten stellen die Kraftsteigerung des Unterkörpers sicher.

Die Übungen dienen nicht dazu, Muskelmasse im Sinne von Bodybuilding aufzubauen. Es geht vielmehr darum, durch ein verbessertes Zusammenspiel der verschiedenen Muskeln und eine höhere Rekrutierung von Muskelfasern – also die Fähigkeit, mehr Muskelfasern gleichzeitig anspannen zu können – die Kraft zu erhöhen. Falls erwünscht, lassen sich durch Veränderungen der Wiederholungszahlen innerhalb der Übungsdurchgänge (Sätze) jedoch auch beachtliche Ergebnisse im Aufbau von Muskelmasse erzielen.

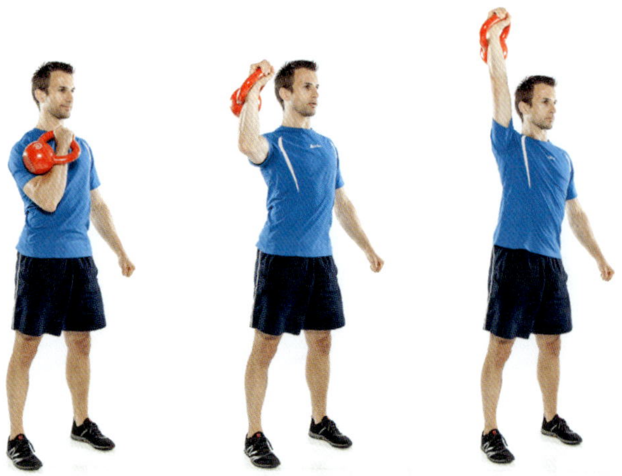

Bei den spannungsbetonten Kraftübungen werden die Muskeln über einen längeren Zeitraum stark angespannt

Juggling

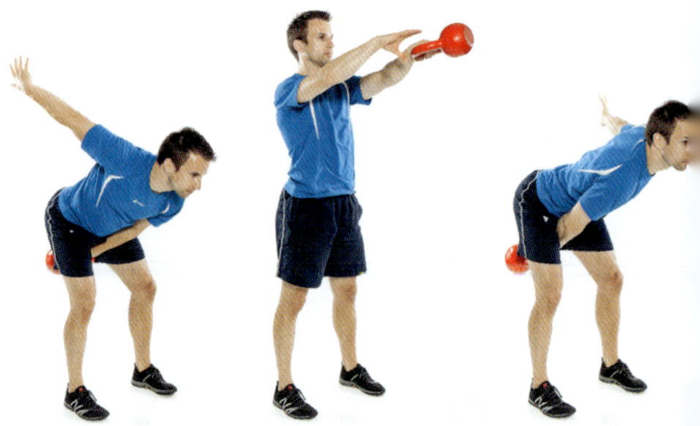

Juggling verbessert die Ausdauer, die Kraft und Stabilität im Körper

Das Juggling (»Jonglieren«) mit Kettlebells ist nicht mit klassischem Jonglieren von Bällen oder Keulen zu vergleichen. Es beinhaltet das Loslassen und Auffangen einer oder zweier Kettlebells, während diese um den Körper geschwungen und in der Luft in alle Richtungen gedreht werden.

Die Effektivität des Kettlebelltrainings ist vor allem durch die ballistischen Übungen bekannt geworden, die sich mit Kurz- oder Langhanteln in dieser Form kaum oder gar nicht durchführen lassen.

Juggling ist ebenfalls ballistisches Training, wobei die Kettlebell hier aber immer wieder in die Luft geworfen und aufgefangen wird. Dies verbessert die Koordination, die Reflexe, das Timing und die Griff- und Rumpfkraft. Die Stabilisationsmuskeln müssen sich reaktiv anspannen, während der Körper in alle möglichen Richtungen und aus sämtlichen Winkeln Kraft entwickeln und das Gewicht wieder abbremsend auffangen muss.

Juggling ist also ein multidirektionales Explosivkraft- und Kraftausdauertraining. Vor allem die tief liegenden Wirbelsäulenmuskeln profitieren hiervon, was eine gute Wirbelsäulenstabilisation zur Folge hat. So wird Verletzungen vorgebeugt und die sportliche Leistungsfähigkeit wird gesteigert. Juggling ist eine tolle Herausforderung für Fortgeschrittene, verbessert die Explosivität, die Kraftausdauer, die Stabilität, die Koordination des ganzen Körpers und macht viel Spaß. Da die Kugeln anfänglich häufig aus der Hand fallen, sollte man im Sand oder auf Rasenflächen üben. Wer mit leichten Kettlebells und einfachen Grundübungen anfängt und sich langsam auf höhere Gewichte steigert, kann schnell in das Training hineinfinden.

10 Fragen, die Sie weiterbringen

1. Für wen ist Kettlebelltraining geeignet?

Unter Kampfsportlern, Elite- oder Spezialeinheiten der Polizei und des Militärs wird Kettlebelltraining als »geheime Fitnesswaffe« angesehen, weil es vor allem die Schnellkraft, die Kraftausdauer – also das physische Durchhaltevermögen – und die mentale Stärke verbessert: genau das, was in diesen Berufen gefordert wird.

Kettlebelltraining stellt für jeden eine ausgezeichnete Möglichkeit dar, gesünder, kräftiger, ausdauernder und allgemein »fitter« zu werden. Mittlerweile trainieren Leistungssportler sämtlicher Disziplinen, aber auch Fitnesssportler, Manager und Hausfrauen mit Kettlebells – und der Boom lässt nicht nach. Besonders Frauen im mittleren Alter sind eine stark wachsende Zielgruppe, weil ihnen das Training anscheinend genau das bietet, wonach sie suchen (siehe rechts »2. Passt Kettlebelltraining auch zu Frauen?«). Neben dem kraft- und ausdauersteigernden Effekt wird vor allem mit dem wissenschaftlich bestätigten hohen Kalorienverbrauch des Trainings geworben.

Immer mehr professionelle Sportler bemerken, dass sie ihre Leistungsfähigkeit durch Kettlebelltraining deutlich steigern können – und das unabhängig von der Sportart. Es eignet sich als begleitendes Training zu Basketball, Baseball, Golf, Hockey, Boxen, Ringen, Kraftdreikampf, olympischem Gewichtheben, Schwimmen, Tennis, Fußball und vielen anderen Sportarten.

2. Passt Kettlebelltraining auch zu Frauen?

Für Frauen ist Kettlebelltraining ideal, da es den Körper formt, festigt, kräftiger und ausdauernder macht, ohne dass dabei die Muskeln nennenswert dicker werden.

Beim Training mit Kettlebells geht es vor allem um eine gute Körperbeherrschung und eine exakte, bewusste Bewegungsausführung. Man könnte es sich in etwa so vorstellen, dass man Yoga mit Gewichten macht oder Pilates-Training für Fortgeschrittene. Nur mit dem Unterschied, dass nebenbei auf unvergleichliche Weise das Herz-Kreislauf-System mittrainiert wird.

Viele Frauen möchten eine Figur, mit der sie auch ohne Kleidung vor dem Spiegel zufrieden sind. Fast genauso wichtig ist ihnen ein Ganzkörpertrainingsprogramm, das den Körper harmonisch strafft und festigt sowie das Herz-Kreislauf-System stärkt. Schließlich sollte das alles nach Möglichkeit mit wenig Zeitaufwand verbunden sein.

Mit einer Kettlebell hat man praktisch ein komplettes Fitnessstudio in der Hand und spart viel Zeit, da die Trainingseinheiten aufgrund der effektiven Übungen kurz bleiben können (maximal 20 bis 45 Min.). Kurzum: Der Körper wird fester, ausdauernder, stabiler und verbrennt viele (Fett-)Kalorien.

Frauen erreichen in der Regel die besten Fitness- und Figurergebnisse, wenn sie – vereinfacht gesagt – wie Männer trainieren. Das bein-

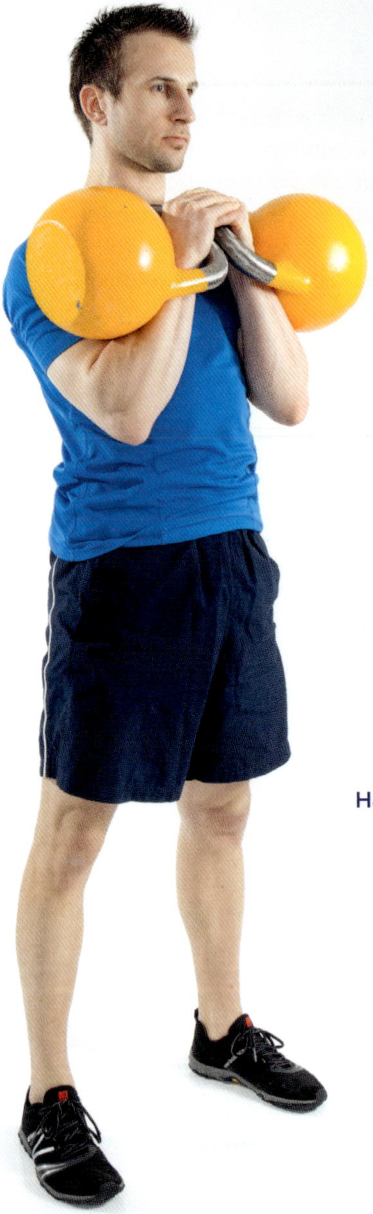

Der Massenschwerpunkt der Kettlebell liegt außerhalb der Hand. Das fördert Kraft, Beweglichkeit und Gesundheit der Schultergelenke

haltet kürzere Trainingseinheiten mit mittleren bis hohen Widerständen und intensivem Intervalltraining. Die vielen beispielhaften Trainingsprogramme, die in diesem Buch aufgeführt sind, eignen sich also auch bestens für Frauen, wobei das Gewicht und der Schwierigkeitsgrad einzelner Übungen bei Bedarf angepasst werden sollten.

3. Welche Vorteile hat Kettlebelltraining?

Das Training mit Kettlebells ist anstrengend, aber äußerst effektiv und benötigt nur wenig Platz (2 bis 4 m²). Jeder, der wenig Zeit in ein Ganzkörpertraining investieren kann oder will, profitiert von diesem umfassenden Fitnesssystem. Durch das nahezu unzerstörbare Trainingsgerät lässt sich mit lediglich 1 bis 2 Stunden Training pro Woche eine sehr hohe Rundum-Fitness erreichen. Man muss schon lange suchen, um ein einziges Trainingsgerät zu finden, das derartig viele Vorteile in sich vereint. Ein intensives Ganzkörper-Fitnesstraining lässt sich mit einer Kettlebell schon innerhalb von 10 bis 15 Minuten absolvieren. Auch diejenigen, die viel mit dem Auto unterwegs sind, können überall und jederzeit ihre Fitness verbessern, wenn sie sich eine Kettlebell in den Kofferraum legen.

Sämtliche Übungen, die man mit einer Kurzhantel machen kann, lassen sich mindestens ebenso gut mit einer Kettlebell ausführen, meistens sogar besser. Bei einer Kettlebell liegt der Massenschwerpunkt stets außerhalb der Hand, was zusätzliche Arbeit für die wichtigen Stabilisationsmuskeln bedeutet, um das Gewicht auszubalancieren. Dies fördert besonders Kraft, Beweglichkeit und Gesundheit der Schultergelenke. Der außen liegende Griff sorgt ferner für größere Fliehkräfte bei den Schwungübungen, wodurch selbst kleinere Gewichte eine hohe Fitnesswirkung erzielen können. Viele Übungen lassen sich aufgrund der kompakten Kettlebellform komfortabler als mit Kurzhanteln ausführen.

Durch den im Vergleich zu Kurzhanteln dickeren Griff wird bei den meisten Übungen hervorragend die Griffkraft beziehungsweise die Unterarmmuskulatur trainiert. Zusätzlich lässt die einzigartige Form einer Kettlebell viele ballistische (Schwung-)Übungen und einen dynamischen Handwechsel zu, die den Körper nicht nur in vielen Bewegungsebenen stabilisieren, sondern neben einem intensiven Trainingseffekt auf das Herz-Kreislauf-System auch ideal die Schnell- und Explosivkraft und das in Sport und Alltag so wichtige Abbremsen von Bewegungen trainieren. Die Form der Kettlebell erleichtert diese Übungen, da sich der Griff in der Hand drehen kann.

Wenn man die Kettlebell zwischen den Beinen durch bis hinter die Hüften schwingt, werden die rückwärtigen Beinmuskeln stark vorgespannt, was eine darauf folgende kraftvollere Hüftstreckung zulässt. Hiervon profitieren vor allem Sportler, deren Erfolg von einer effizienten Hüftstreckfähigkeit abhängt, die eine hohe Antrittsschnelligkeit brauchen oder auf effektive Sprünge, Tritte oder Schläge angewiesen sind. In dieser Form geht das mit keinem anderen Trainingsgerät.

Vorteile des Kettlebelltrainings:

- Es ist simpel.
- Es spart Zeit.
- Es macht Spaß.
- Es erfordert kaum Platz und Material.
- Es lässt sich nahezu überall ausführen.
- Es ist ganzheitlich.
- Es ist dynamisch.
- Mehrgelenkige Ganzkörperübungen dominieren.
- Es hilft, funktionelle Kraft im ganzen Körper zu entwickeln, das heißt Kraft, die man bei vielen Bewegungen im Alltag, Beruf und Sport benötigt.
- Die Körperformung geschieht nebenbei und ist nicht vergleichbar mit dem Aufbau von (Show-)Muskelmasse, wie sie beim klassischen Bodybuilding vonstattengeht.
- Es fördert neben Kraft auch Ausdauer, Schnelligkeit, Koordination, Beweglichkeit und verbessert Timing und Körperhaltung.
- Es wird von führenden Sportwissenschaftlern und Rückenexperten empfohlen und erfolgreich in der orthopädischen Rehabilitation eingesetzt, vor allem bei Schulter- und Rückenpatienten.
- Es fördert aufgrund des hohen Kalorienverbrauchs effektiv den Abbau von Körperfett.
- Es fördert Konzentration und mentale Stärke, weil es anspruchsvoll ist und man sich auf jede einzelne Bewegung genau konzentrieren muss, um die Kugelhantel zu kontrollieren. Dies vergrößert übrigens auch den Trainingseffekt im Hinblick auf die Bewegungsqualität und den Kraftgewinn.

Das Einzigartige am Training ist, dass Kettlebells einem die Mehrzahl der Ergebnisse ermöglichen, die man sich von einem Ganzkörpertraining wünscht. Ob man Körperfett verlieren, schlanker, schneller, ausdauernder, beweglicher oder fester (»straffer«) und defi-

HINTERGRUND

Der sogenannte »What the hell effect« (»Was-zur-Hölle-Effekt«) bedeutet, dass viele Menschen durch Kettlebelltraining bemerken, dass sie plötzlich auch in ganz anderen Bereichen leistungsfähiger werden, ohne diese speziell trainiert zu haben. So berichten Kraftsportler, dass sie durch das Training mit Kettlebells auf einmal mehr Gewicht heben können, zum Beispiel beim Bankdrücken oder Kreuzheben, obwohl sie längere Zeit gar keine anderen Gewichte mehr angehoben haben. Kampfsportler können plötzlich mehr Kraft bei Schlägen und Tritten entfalten und haben einen viel festeren Griff. Viele, die mit Kettlebells trainieren, berichten, dass ihnen manche Alltagsbewegungen plötzlich leichter fallen oder dass sie in ihrer Lieblings- oder Hauptsportart auf einmal spürbar besser werden, zum Beispiel schneller, explosiver, wendiger, kraftvoller, beweglicher, ausdauernder.

nierter werden möchte – die Kettlebell ist ein geeignetes Werkzeug dazu. Vom schnellen Kraftgewinn ganz zu schweigen.

Kurzum: Kettlebelltraining ist eine der effektivsten Rundum-Fitnessmethoden. Dies belegen auch verschiedene wissenschaftliche Untersuchungen.

4. Kann man auch bei Rücken- und Schulterschmerzen mit Kettlebells trainieren?

Wenn Ihr Arzt oder Physiotherapeut es erlaubt, können Sie bei einem erfahrenen Trainer auch mit Rücken- oder Schulterschmerzen ein Kettlebelltraining durchführen. Einige Übungen werden dann gegebenenfalls abgeändert oder weggelassen. Es spricht einiges dafür, dass besonders Kettlebelltraining bei Rückenschmerzen helfen kann. Dies ist unter anderem ein Grund, warum es von führenden Sportwissenschaftlern empfohlen wird. Natürlich können Rückenschmerzen vielfältige Ursachen haben. Häufig liegen aber ungünstige Bewegungsmuster, eine unzureichende Koordination und zu schwache Muskeln vor. In diesem Fall kann das Training sehr hilfreich sein (siehe Kapitel 4, Seite 140).

Auch unter Schulterpatienten gibt es eine erstaunliche Anzahl derer, die durch Kettlebells schmerzfrei wurden oder eine deutliche Besserung erfahren haben. Vor allem Probleme im Bereich der Rotatorenmanschette scheinen gut auf das Training anzusprechen. In der Rehabilitation wird meist mit deutlich reduzierten Gewichten und modifizierten Übungen begonnen.

Suchen Sie sich, wenn Sie körperliche Einschränkungen oder Probleme haben, auf jeden Fall einen zertifizierten Kettlebelltrainer, der im Bereich der orthopädischen (auf den Stütz- und Bewegungsapparat bezogenen) Rehabilitation erfahren ist.

5. Wie lernt man das Training mit Kettlebells am besten?

Neben Büchern und DVDs vermittelt Ihnen am besten, schnellsten, sichersten und effektivsten ein zertifizierter und erfahrener Trainer oder Instruktor das Kettlebelltraining. Unter *www.kettlebellfitness.de* werden entsprechende Einweisungen angeboten. Meist genügen schon wenige Einheiten oder ein Seminar mit Freunden, Kollegen oder Mitsportlern, um im Anschluss selbstständig und sicher das Training aufnehmen zu können. Die Lernkurve fällt so wesentlich kürzer aus und Sie vermeiden, dass sich typische Fehler bei der Technikausführung einschleifen, die das Verletzungsrisiko erhöhen und die Leistungsentwicklung einschränken können.

Ein zertifizierter Kettlebellinstruktor kann Sie schnell und sicher einweisen und auf Technikfeinheiten hinweisen, die teilweise sofort deutliche Leistungsverbesserungen ermöglichen.

6. Welche Kettlebellgröße brauche ich?

Das Trainingsgewicht beträgt für den durchschnittlichen Mann zum Einstieg 12 kg. Nach kurzer Zeit kann man auf 16 kg erhöhen. Ein besser trainierter Mann kann gleich mit 16 kg beginnen. Mit diesem Gewicht lässt sich schon viel erreichen. Im Laufe der Zeit wird man auch auf 24 kg erhöhen können. Dies ist die Standardgröße beim Militär. Sehr kräftige Sportler trainieren mit 32-kg-Kettlebells oder noch höheren Gewichten.

Frauen können in der Regel mit 8 kg beginnen und sich nach einigen Wochen auf 12 kg steigern. Gut trainierte Frauen können gleich mit 12 kg starten und sich langsam auf 16 oder

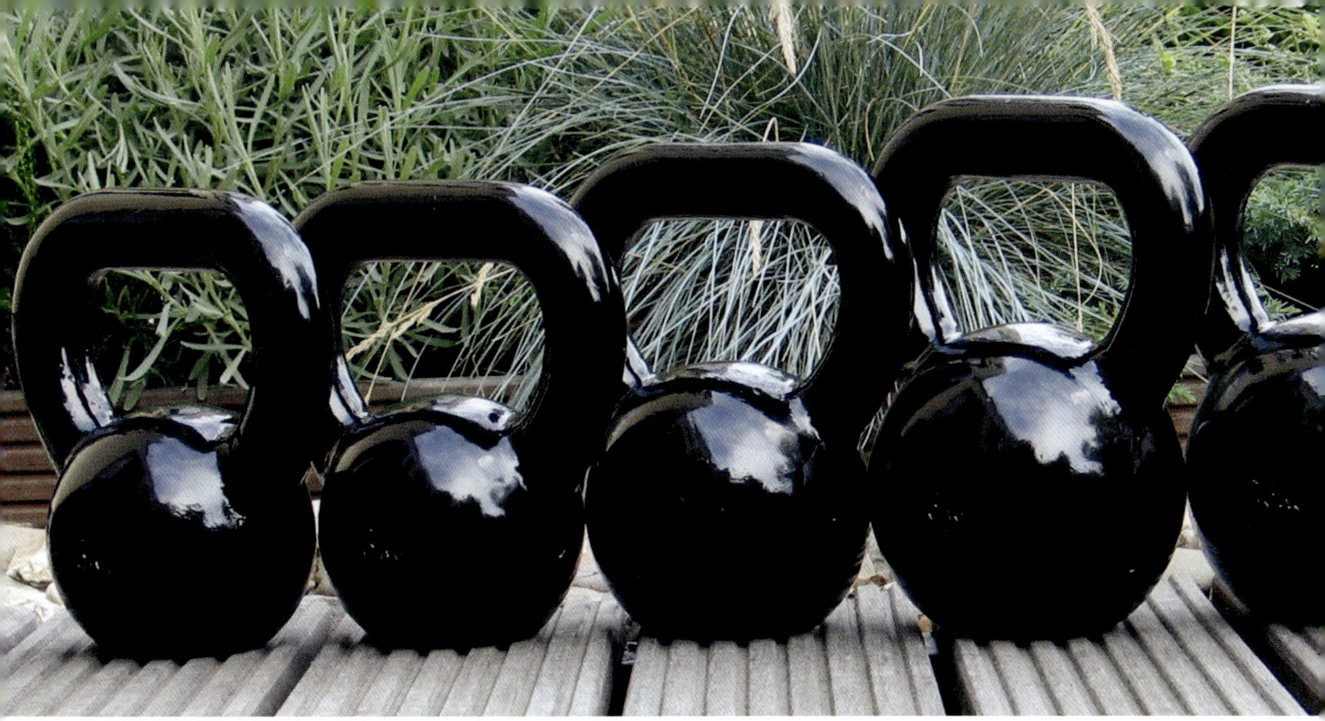

Für jeden Trainingsstatus und jedes Trainingsziel gibt es das passende Gewicht

Die richtige Kettlebellgröße

KRAFTNIVEAU	EINSTIEGSGRÖSSE	IDEALES TRAININGSSET
durchschnittliche Frau	8 kg	8, 12 (16) kg
kräftige Frau	12 kg	12, 16 (20) kg
durchschnittlicher Mann	12 kg	12, 16, 20 kg
kräftiger Mann	16 kg	16, 20, 24 kg
sehr starker Mann	20 kg	20, 24, 32 kg

mehr Kilos steigern. Kleine, zierliche Frauen sollten eventuell mit 6 kg anfangen.

Alle hier genannten Gewichtsangaben beziehen sich vor allem auf ballistische Übungen wie zum Beispiel Swing, Clean, Snatch, Push Press, Jerk (siehe Kapitel 2 und 3). Für kraftbetonte Überkopfübungen, wie zum Beispiel Turkish Get-up und Overhead Press, bietet es sich an, die korrekte Technik zunächst mit einem leichteren Gewicht zu üben, zum Beispiel mit 4 kg weniger als bei den Schwungübungen.

Beim Kettlebelltraining kann man jederzeit die Gewichte, Übungen und Methoden variieren und entsprechend den Trainingszielen anpassen: ideale Voraussetzungen, um die Fitness im gesamten Körper kontinuierlich zu verbessern.

7. Ist Kettlebelltraining gefährlich?

Wenn man es nicht von einem erfahrenen oder zertifizierten Trainer oder Instruktor gezeigt bekommt, kann das Training gefährlich sein. Denn neben dem Gewicht muss man auch immer die Gelenkstellungen und die Haltung des ganzen Körpers während der Übungen unter Kontrolle haben. Ohne eine qualifizierte Anleitung kann es zu Überlastungen, Fehlbelastungen oder Verletzungen kommen, zum Beispiel im Bereich der Wirbelsäule, der Schultern, der Ellenbogen und der Handgelenke. Ebenso können sich bestehende körperliche Beschwerden verschlimmern, anstatt sich zu verbessern. Dies gilt aber auch für viele andere Trainingsmethoden. Unter *www.kettlebellfitness.de* werden Einweisungen angeboten, nach denen ein selbstständiges und sicheres Training möglich ist.

8. Kann ich Kettlebells in mein Fitnesstraining integrieren?

Nur weil Kettlebells ein hocheffektives, eigenständiges Rundum-Fitnesssystem bieten, heißt das nicht, dass andere Trainingsgeräte und -methoden wertlos werden. Wer nicht ausschließlich mit Kettlebells trainieren möchte, kann sie gut mit anderen Trainingsmethoden kombinieren. Ideal lassen sich Kettlebellübungen beispielsweise mit Langhanteltraining und Übungen mit dem eigenen Körpergewicht verbinden. Aber auch Laufen und Seilspringen sind gute Ergänzungen.

Wer eine andere Hauptsportart ausübt, ganz gleich ob beispielsweise Tennis oder Triathlon, wird durch ein ergänzendes Kettlebelltraining schon bald deutliche Leistungsverbesserungen feststellen können.

9. Reduziert Kettlebelltraining Körperfett?

In der Werbung hört und liest man immer wieder, dass mit Kettlebelltraining das überschüssige Fett geradezu vom Körper »geschreddert« werden kann. Beim Training mit Kettlebells werden viele Muskelgruppen gleichzeitig intensiv beansprucht, somit viele Kalorien während des Trainings verbrannt und auch im Anschluss bleibt die Stoffwechseltätigkeit noch über Stunden erhöht. Dies führt natürlich zu größeren Fettverlusten. Noch effektiver und zeitsparender ist es jedoch, wenn man parallel zum Training eine Umstellung der Ernährungsgewohnheiten vornimmt, denn die Ernährung spielt beim Thema Körperfettreduktion die größte Rolle.

Kettlebelltraining stellt eine ideale Möglichkeit dar, um die Reduktion von Körperfett wirkungsvoll zu unterstützen. Studien belegen den im Vergleich zu anderen Sportarten und Trainingsformen sehr hohen Kalorienverbrauch.

10. Welche Grenzen hat das Kettlebelltraining?

Obwohl sich durch das Training mit Kettlebells viel erreichen lässt, würde man seine Möglichkeiten limitieren, wenn man ausschließlich mit Kettlebells trainiert. Je nach Trainingsziel können und sollten sie sinnvoll eingesetzt oder andere Methoden oder Hilfsmittel bevorzugt werden.

Zugübungen, vor allem vertikales Ziehen wie Klimmzüge, kommen im Kettlebelltraining zu kurz oder fehlen ganz. Deshalb sind solche Übungen zusätzlich zu empfehlen. Slingtrainer (Schlingentrainer) oder Turnerringe und eine Klimmzugstange sind als Ergänzung ideal.

Auch Rotationsübungen und solche, die die Fähigkeit verbessern, Rotationen zu verhindern, werden im klassischen Kettlebelltraining nur selten eingesetzt beziehungsweise sind nur eingeschränkt möglich. Da Rotationsbewegungen im Alltag und Sport jedoch eine wichtige Rolle spielen, sind auch sie im Training zu berücksichtigen. Geeigneter als Kettlebells sind für diesen Zweck beispielsweise Sandbags und ViPRs.

Ein Wort zur Sicherheit

Ein gesunder Organismus ist die Voraussetzung beim Training mit Kettlebells. Sicherheit geht immer vor. Bevor Sie also mit dem Training beginnen, sollten Sie Ihre Belastbarkeit ärztlich abklären lassen, vor allem orthopädisch und kardiologisch.

Da Kettlebelltraining sehr intensiv sein kann, sollten, wie bei jeder anderen Trainingsform auch, einige Sicherheitsregeln beachtet werden. Grundsätzlich gilt:

- Der Schwerpunkt sämtlicher Übungen liegt auf der Bewegungsausführung, der Haltung und der Atmung!
- Die Anzahl der Wiederholungen oder das Trainingsgewicht sind sekundär und einer sauberen Technikausführung unterzuordnen.

Zu den Sicherheitsmaßnahmen zählen außerdem folgende Regeln:

- Kettlebells können auch einmal herunterfallen, vor allem wenn man einhändige Schwungübungen mit Handwechsel durchführt. Im Idealfall trainieren Sie also auf einer dicken, stabilen Unterlage (zum Beispiel zwei Bautenschutzmatten, die man zur Vibrationsminderung auch unter Waschmaschinen stellt) oder draußen. Spannungsorientierte Übungen oder Übungen ohne Handwechsel können in der Regel gut in der Wohnung durchgeführt werden.
- Da wir es hier mit schwingenden Eisen- oder Stahlkugeln zu tun haben, sollten um Sie herum keine Gegenstände oder andere Kettlebells auf dem Boden liegen, über die Sie stolpern oder gegen die Sie stoßen könnten. Ebenso muss um Sie herum genügend Platz zum Trainieren sein, damit andere Personen, Tiere, in der Nähe befindliche Gegenstände oder Sie selbst nicht gefährdet werden.
- Sie sollten Schuhe mit dünner, flexibler Sohle (minimalistische Schuhe, »barfußähnliche« Schuhe) bevorzugen oder barfuß trainieren. So sind ein fester, sicherer Stand sowie eine gute Kraftübertragung vom Boden aufwärts bis in die Hände und Kettlebells gewährleistet. Außerdem werden dadurch die Beweglichkeit und Stabilität der Füße erhöht, was viele wünschenswerte Effekte auf die Gesundheit hat.
- Konzentrieren Sie sich immer auf die Qualität der Übungsausführung, nicht auf die Wiederholungszahl. Am Ende eines jeden Übungsdurchgangs sollten noch circa 1 bis 2 technisch saubere Wiederholungen möglich sein, also nicht bis zum Muskelversagen trainieren.
- Lassen Sie während der (Kraft-)Übungen immer Ihr Muskelkorsett um die Taille angespannt. Denken Sie an eine feste Spange, die von allen Seiten die Lendenwirbelsäule stabilisiert (siehe die Übung Bracing, Seite 23).
- Bleiben Sie immer in Bewegung, wenn Ihre Herzfrequenz stark erhöht ist. Damit ist gemeint, dass Sie beispielsweise nach einem anstrengenden Durchgang mit Swings nicht stehen bleiben sollten, sondern lieber gehen, hüpfen, tänzeln, joggen oder Ähnliches. Andernfalls könnten ein schneller Blutdruckabfall oder Schwindelzustände eintreten.
- Hören Sie immer auf Ihren Körper und benutzen Sie stets Ihren gesunden Menschenverstand.
- Sehnen und Bänder benötigen mehr Zeit als Muskeln, um sich an das Training anzupassen. Daher sollten Trainingsgewichte und die Intensitäten nur langsam gesteigert werden.

- Bei Schwungübungen wie dem Swing, Clean oder Snatch sollten die Arme weitestgehend locker gehalten werden. Stellen Sie sich vor, dass die Arme wie lose Seile einfach nur an den Schultern befestigt sind. Die Stabilität kommt über die Schultern. Bei den meisten Übungen sollten die Schulterblätter zusammengekniffen und nach hinten unten gezogen werden (»in die Gesäßtaschen der Hose«), um die Schultern zu stabilisieren.

Folgende Regeln gelten bezüglich der anderen großen Gelenke:

- In der Endposition der meisten Bewegungen sollen Knie, Hüften und Ellenbogen gestreckt werden, ohne das Gelenk zu überstrecken: zum Beispiel bei den Übungen Swing, Squat, Deadlift, Overhead Press, Turkish Get-up. Wer sie immer gebeugt lässt, hat instabilere Gelenke und kann die streckende Gelenkfunktion verlieren.
- Handgelenke werden in der Regel in einer neutralen Position (mittig) gehalten.

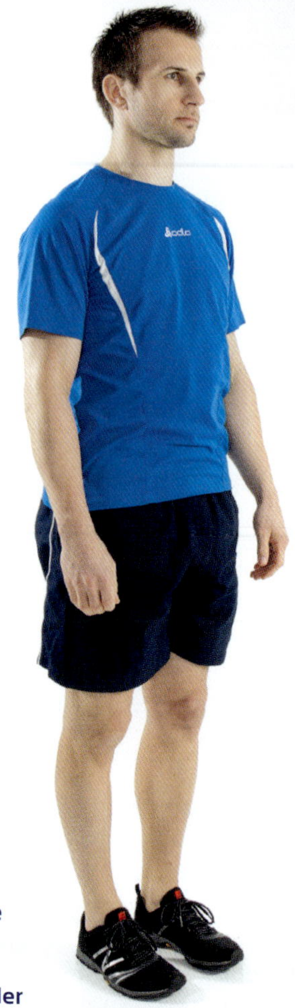

Beim Stand ist das Gewicht gleichmäßig auf beide Füße verteilt, Beckenboden, Po und Bauch sind angespannt, die Schulterblätter werden »in die Gesäßtaschen der Hose gesteckt«

Haltung, Atmung und Körperspannung

Modernes Kettlebelltraining basiert auf den Erkenntnissen der Sportwissenschaft. Es ist simpel, aber nicht einfach: Viele Übungen enthalten gleiche oder ähnliche Bewegungselemente. Gleichwohl ist das Training technisch anspruchsvoll und bei falscher Ausführung droht die Gefahr von Verletzungen. Folgende Punkte sollten bei den meisten Übungen beachtet werden:

- Beckenboden, Bauch und Po anspannen (siehe die Übung Bracing, Seite 23),
- Schulterblätter nach hinten unten ziehen und
- in den Endpositionen unter Widerstand die Knie und Ellenbogen strecken.

Für alle Übungen gilt, dass der Körperschwerpunkt über der Mitte der Unterstützungsfläche liegen sollte. Das heißt, dass beim beidbeinigen Stand das Gewicht gleichmäßig auf beide Füße verteilt ist. Für die Kraftübungen gilt praktisch immer: Beckenboden, Po und Bauch anspannen und die Schulterblätter nach hinten unten ziehen (»in die Gesäßtaschen der Hose«).

Für eine gesunde Wirbelsäule und eine effektive Kraftentwicklung aus der Körpermitte heraus ist es unerlässlich, die Lendenwirbelsäule durch ein festes Muskelkorsett zu stabilisieren. Die Körpermitte stellt das Kraftzentrum des Körpers dar, was im Englischen auch als »Core«, »Pillar Strength« oder »Power House« bezeichnet wird. Gemeint ist der Bereich um die Lendenwirbelsäule sowie um das Becken und die Hüftgelenke herum.

Die Leistungsfähigkeit vieler Sportler und Athleten lässt sich am schnellsten steigern, indem dieser Bereich gekräftigt wird beziehungsweise indem der Sportler lernt, die Lendenwirbelsäule bei sämtlichen Bewegungen zu stabilisieren. Die Kraft der Beine wird über die Hüftgelenke und den Bauch auf den Oberkörper und die Arme übertragen und umgekehrt. Besteht in diesem Bereich eine Schwachstelle, hat das eine reduzierte Kraftentfaltung, Kraftübertragung und Leistungsfähigkeit zur Folge. Außerdem ist dieser Bereich dann anfälliger für Verletzungen.

Aber auch im normalen Alltag, der bei den meisten Menschen überwiegend durch sitzende Tätigkeit geprägt ist, spielt eine gut funktionierende und kräftige Rumpfmuskulatur eine wichtige Rolle für eine gesunde Wirbelsäulenfunktion.

Wer mit Kettlebells trainiert, stellt schnell fest, dass das Kraftzentrum des Körpers bei nahezu jeder Übung effektiv angesprochen wird. Daher ist es von großer Bedeutung zu wissen, wie man die Rumpfmuskulatur gezielt anspannt, sodass sie sich wie eine schützende Spange oder ein natürlicher Gewichthebergürtel von allen Seiten um die Lendenwirbelsäule festzieht. Andernfalls kann das Kettlebelltraining durchaus zu Rückenproblemen führen. Die Schuld liegt dann jedoch nicht bei der Methode Kettlebelltraining, sondern in der Regel beim Trainierenden, der eine der wichtigsten Sicherheitsregeln missachtet hat.

Spannungsübungen

Aufgrund des passiv verbrachten Alltags können immer weniger Menschen eine höhere (Ganz-)Körperspannung aufbauen, um die Gelenke zu stabilisieren und zu schützen. Mit den folgenden Übungen Bracing, Körperbrett, Seitstütz und Sumo Deadlift lässt sich das ändern.

Im Englischen nennt sich das gezielte Anspannen des Muskelkorsetts um die untere Rumpfmuskulatur »Bracing«. Um dies zu erlernen und um einen Eindruck davon zu gewinnen, wie die Lendenwirbelsäule tatsächlich von allen Seiten stabilisiert wird, machen Sie bitte folgende Übung:

Bracing

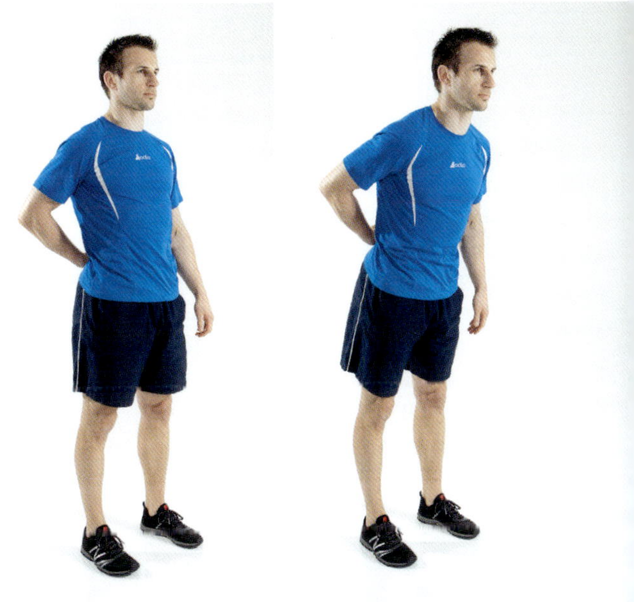

Bracing sorgt für ein stabiles Muskelkorsett des Rumpfes

Stellen Sie sich etwa hüftbreit hin, heben Sie das Brustbein an und ziehen Sie die Schulterblätter nach hinten unten. Halten Sie den Daumen und Zeigefinger einer Hand auf Ihre Rückenmuskeln links und rechts neben der Lendenwirbelsäule. Wenn Sie sich jetzt mit weiterhin gestrecktem Oberkörper leicht nach vorne neigen (nicht den Rücken rund machen, sondern gestreckt nach vorne kippen und den Po nach hinten ziehen), sollten Sie fühlen, wie sich die Rückenmuskeln anspannen und härter anfühlen. Gehen Sie nun langsam wieder in den aufrechten Stand zurück, bis Sie dort keine nennenswerte Spannung mehr fühlen. Dies ist die neutrale Wirbelsäulenhaltung.

Nun folgt die eigentliche Übung, das Bracing. Hierzu müssen Sie zunächst Ihre Beckenbodenmuskulatur anspannen, indem Sie die Harnröhre und den After möglichst fest verschließen (»einziehen«). Dies lässt sich auch prima im Sitzen, Stehen oder Liegen während des Tages üben, ohne dass andere es mitbekommen.

Neben der Beckenbodenmuskulatur sollten Sie zusätzlich kräftig das Gesäß zusammenkneifen (als wenn Sie damit eine Münze prägen wollen) und den Bauch fest anspannen, ohne ihn vorzuwölben (als wenn Sie einen Schlag in die Magengrube erwarten).

Die Kontraktion der Beckenboden-, Bauch- und Gesäßmuskeln sollte so stark sein, dass Sie in der neutralen aufrechten Haltung wieder etwas mehr Spannung in den Muskeln neben der Lendenwirbelsäule spüren können. Diese wird von den tief liegenden Rückenmuskeln verursacht, die die Lendenwirbelsäule von hinten stabilisieren.

Halten Sie diese Spannung 5 Sekunden lang und atmen Sie dabei leicht gepresst aus, indem Sie beispielsweise einen gedehnten »ts«-Laut ertönen lassen (»tssssssssss«). Sie atmen praktisch hinter die Bauchspannung. Hierbei komprimiert sich die Luft im Körper noch mehr, sodass die Wirbelsäule zusätzlich stabilisiert wird. Mit dieser Methode können Sie die Lendenwirbelsäule bildlich gesehen wie mit einer Dose von allen Seiten herum stützen und stabilisieren. Der Beckenboden fungiert dabei als Dosenboden, die Dosenwand wird von den 5 Bauchmuskeln und den tief liegenden Rückenmuskeln gebildet und von oben schließt das sich senkende Zwerchfell als Dosendeckel ab.

Je besser Sie die Rumpf- und Ganzkörperspannung aufbauen können, desto mehr Kraft lässt sich erzeugen und desto sicherer und effektiver werden Ihre Übungen.

Neben dem Bracing gibt es weitere gute Spannungsübungen, die den gesamten Körper miteinbeziehen. Sie eignen sich ebenfalls sehr gut, um die Wirbelsäule zu stabilisieren und somit zu entlasten. Zu ihnen gehört das Körperbrett.

PRAXIS

Führen Sie diese Übung (das Anspannen aller genannten Muskelbereiche) 5-mal 5 Sekunden lang aus und wiederholen Sie sie nach circa 30 Sekunden Pause noch 2- bis 3-mal, also 2 bis 3 Sätze à 5-mal 5 Sekunden Anspannung.

VORSICHT!

Da Pressatmung aufgrund von Blutdruckspitzen und stark schwankenden Herzfrequenzen mit steigendem Alter gefährlich sein kann, sollten Sie mit Ihrem Arzt abklären, ob diese modifizierte Form der Pressatmung für Sie in Frage kommt. Eine hechelnde, stoßweise Atmung ist auch möglich und dazu schonender.

Körperbrett

Dazu stützen Sie bei voller Körperstreckung die Ellenbogen schulterbreit unter den Schultern auf, ohne im Lendenwirbelsäulenbereich »einzubrechen« (maximale Beckenboden-, Bauch- und Gesäßspannung).

Wenn Sie die Übung im Lendenwirbelsäulenbereich spüren, haben Sie entweder die Beckenboden-, Bauch- oder Gesäßmuskeln nicht genügend angespannt oder Sie halten den Körper für Ihre derzeitige Leistungsfähigkeit

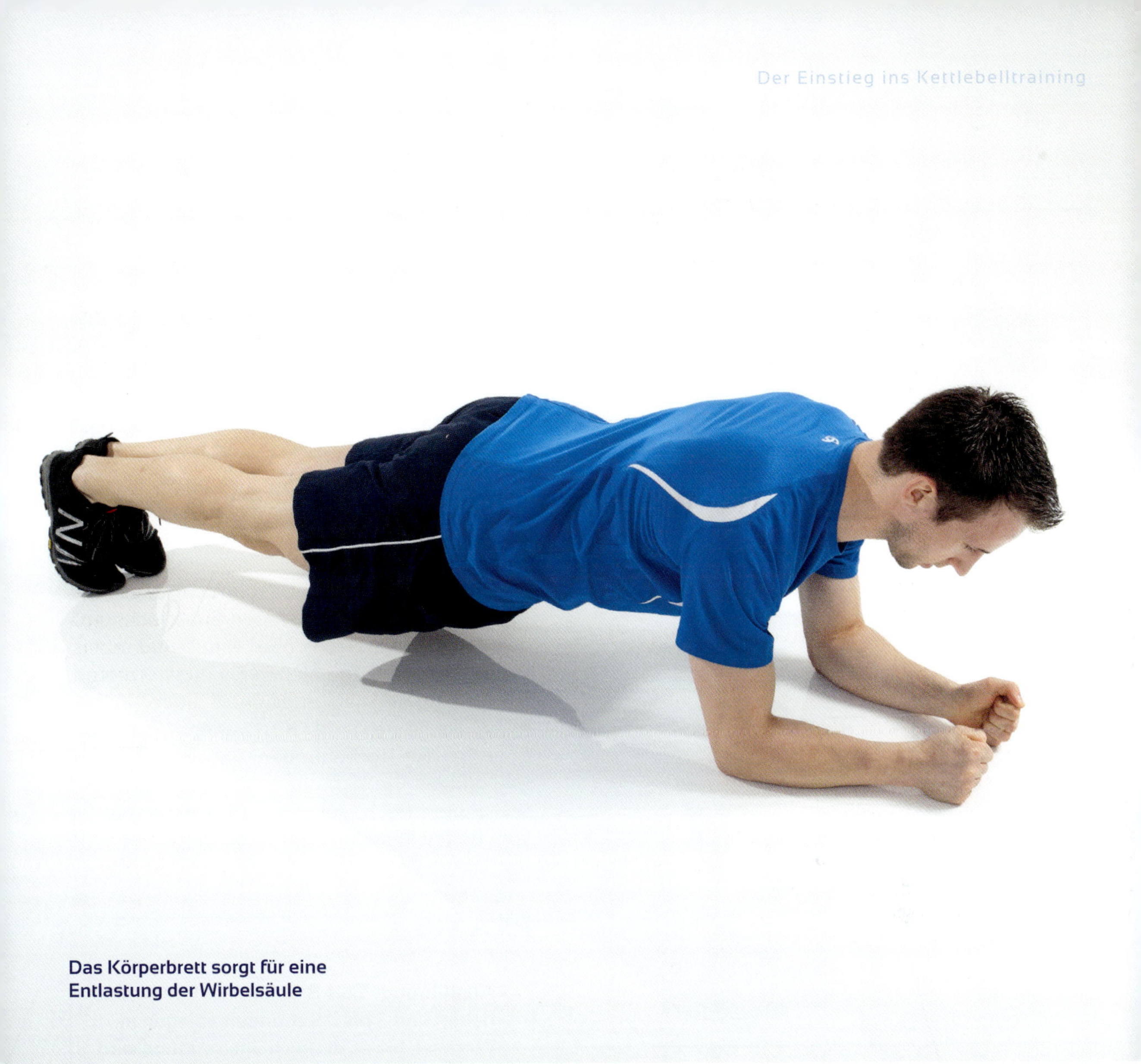

Das Körperbrett sorgt für eine Entlastung der Wirbelsäule

zu tief, das heißt, Sie hängen durch. Heben Sie dann das Becken etwas an.

In der Endvariante befindet sich der Körper nahezu parallel zum Boden, wobei das Gewicht etwas mehr in Richtung Füße als in Richtung Schultern verlagert werden sollte: Becken aufrichten, Fersen nach hinten schieben.

PRAXIS

Je enger die Füße zusammenstehen, desto anspruchsvoller wird die Übung. Ausführung: 5 bis 8 Sekunden Position halten und 2 bis 3 Sekunden ablegen im Wechsel, bis es deutlich anstrengend wird (circa 5 bis 10 Wiederholungen). Machen Sie 2 bis 3 Durchgänge (Sätze).

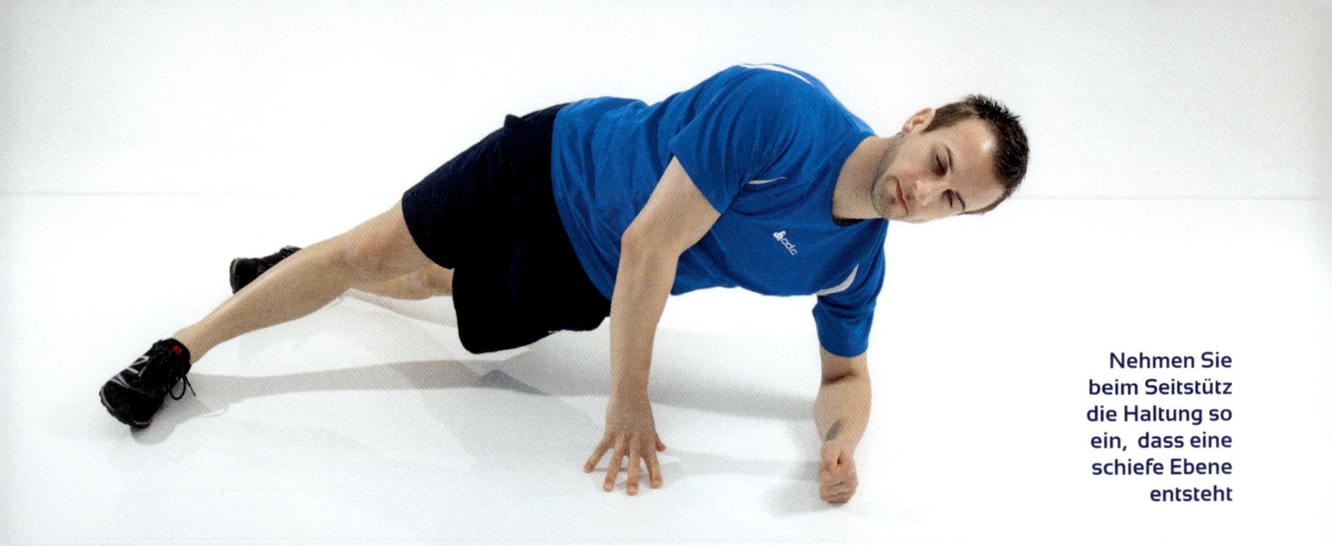

Nehmen Sie beim Seitstütz die Haltung so ein, dass eine schiefe Ebene entsteht

Seitstütz

Legen Sie sich auf die Seite und strecken Sie Ihre Hüfte. Die Beine nehmen Sie mindestens schulterbreit gestreckt über Kreuz (das obere Bein liegt vorne) und ziehen die Fußspitzen an. Der untere Arm ist unter der Schulter aufgestützt, die obere Hand stützt vor dem Bauch ab. Spannen Sie Beckenboden, Bauch und Po an und stützen Sie sich dann mit Unterarm, Hand und Füßen hoch, sodass sich Rumpf und Po vom Boden lösen.

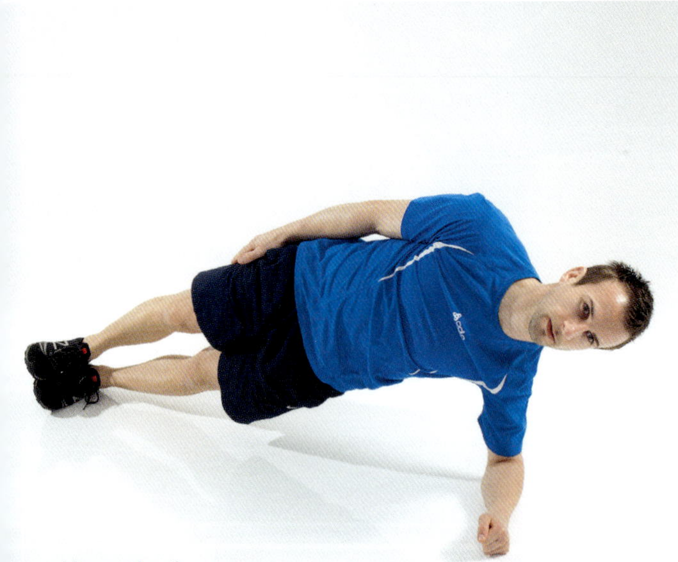

Alternative 1: Die Beine liegen gestreckt übereinander

PRAXIS

Ausführung: 5 bis 8 Sekunden Position halten und 2 bis 3 Sekunden ablegen im Wechsel, bis es deutlich anstrengend wird (circa 5 bis 10 Wiederholungen). Anschließend mit der anderen Seite wiederholen. Machen Sie 2 bis 3 Durchgänge (Sätze). Schwerer wird es, wenn die obere Hand nicht mehr abstützt, sondern hochgenommen oder über den Kopf gestreckt wird. Noch anspruchsvoller ist es, wenn die Beine gestreckt übereinander liegen oder das obere gar gestreckt angehoben wird (siehe Alternative 1 und 2).

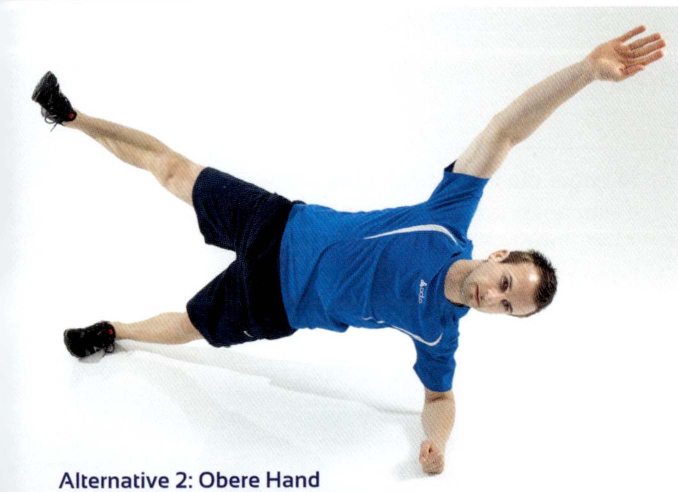

Alternative 2: Obere Hand und/oder Bein werden nach oben ausgestreckt

Körperbrett und Seitstütz lassen sich prima zeitsparend im direkten Wechsel ausführen.

Sumo Deadlift

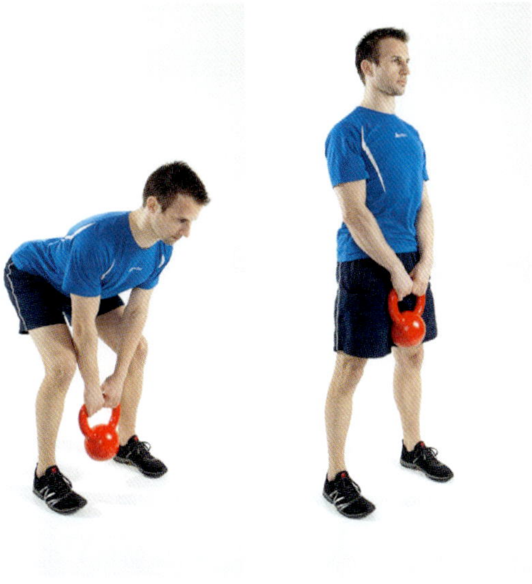

Der Sumo Deadlift oder das Sumo-Kreuzheben ermöglicht ein sicheres und korrektes Anheben und Absetzen der Kettlebell, stellt aber auch die grundlegende Hebetechnik für alle schweren Gegenstände dar. Er kann deshalb auch als Lastheben mit Bracing bezeichnet werden. Weiterhin wird diese Bewegung bei allen Schwungübungen angewandt.
Mit dem Sumo Deadlift üben Sie die grundlegende Hebetechnik im Kettlebelltraining ein.

Stellen Sie eine Kettlebell zwischen die Fersen. Die Füße stehen etwas mehr als schulterbreit auseinander und die Fußspitzen zeigen nach vorne. Unter Bauchspannung (Bracing) zieht nun der Po den Körper nach hinten unten, als wenn man sich auf eine tiefe Toilette setzen möchte, sodass der Körperschwerpunkt auf die Fersen verlagert wird. Achten Sie darauf, dass sich die Knie nicht nach vorne bewegen, die Schultern immer über oder leicht vor den Händen und Sie keine X-Beine machen. Die Wirbelsäule wird gestreckt nach vorne geneigt (kein Rundrücken!), der Blick ist nach vorne gerichtet.

Heben Sie nun die Kettlebell mit locker hängenden Armen, aber nach hinten gezogenen Schultern zwischen den Knien an. Das Anheben erfolgt aus der Hüftstreckung heraus (Po anspannen oder zusammenkneifen), wobei der Druck in den Boden durch die Fersen erfolgen sollte.

Im Stand die Knie und Hüften ganz strecken (Kniescheiben hochziehen, Po zusammenkneifen), sodass der Körper eine Linie bildet, und den Bauch anspannen. Zusätzlich die Schulterblätter nach hinten unten ziehen.

Abwärts startet die Bewegung wieder aus den Hüften heraus (Po nach hinten ziehen). Machen Sie im Training 3 bis 5 Wiederholungen, davon 3 bis 4 Sätze bzw. Durchgänge.

SO NICHT!

- **Gehen Sie nicht ins Hohlkreuz.**
- **Machen Sie keinen Rundrücken.**
- **Gehen Sie nicht in die X-Bein-Stellung.**

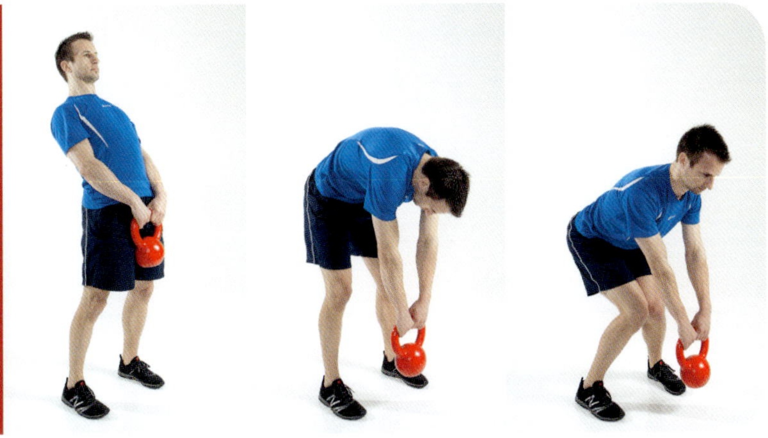

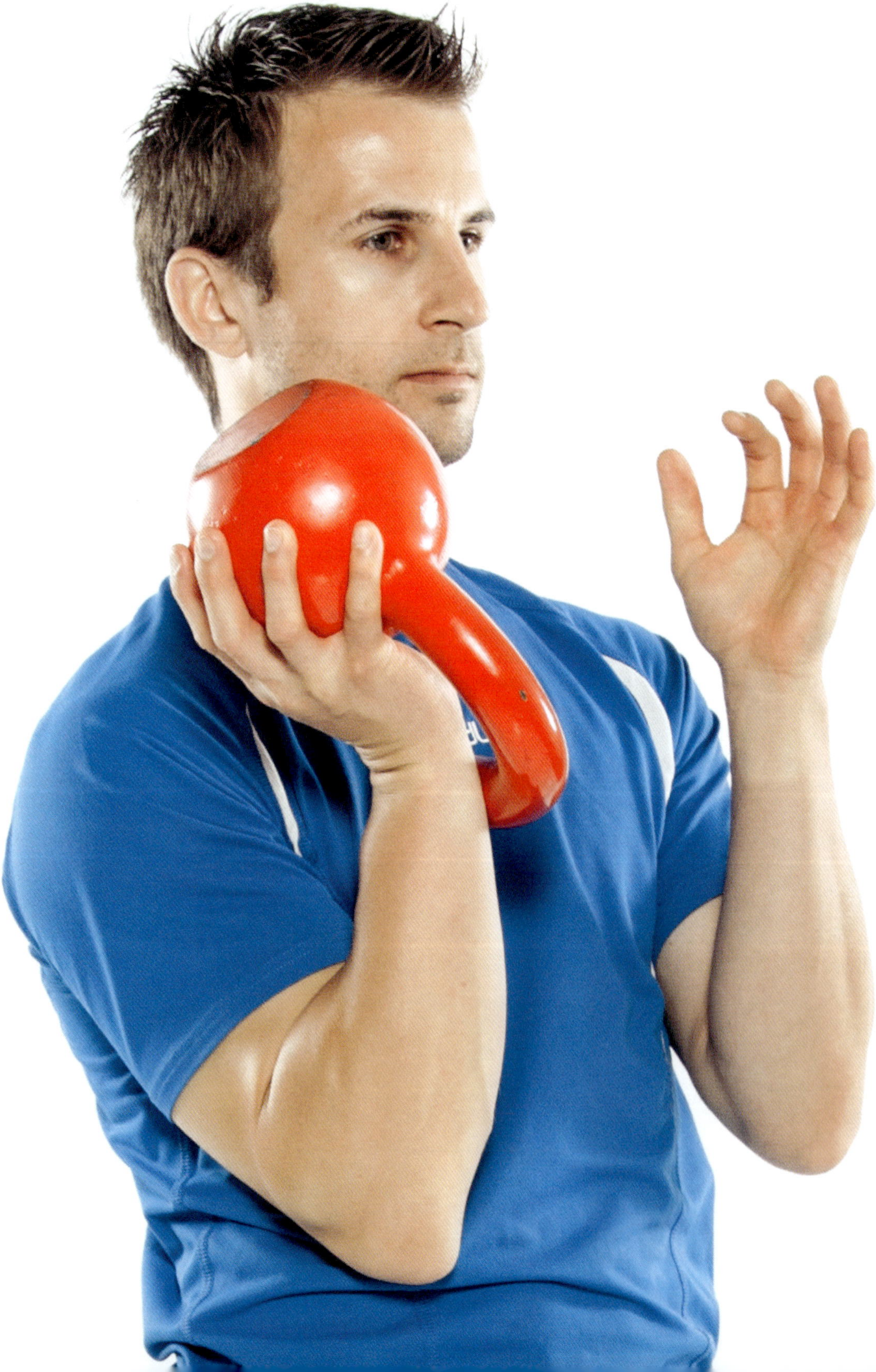

KAPITEL 2

DIE BASICS

Die Anforderungen des heutigen Büromenschen an ein Trainings- und Bewegungsprogramm haben sich allein in den letzten zehn Jahren deutlich verändert. So geht es heute mehr und mehr darum, aus der wenigen Zeit, die die meisten für ihr Fitnesstraining aufwenden können oder wollen, möglichst viel herauszuholen, um gesünder, kräftiger, stabiler, ausdauernder, beweglicher und schneller zu werden, die allgemeine Bewegungsfähigkeit (Koordination) zu verbessern und das Verletzungsrisiko zu reduzieren.

Die Woche hat 168 Stunden. Die wenigsten trainieren zumindest drei Stunden davon. Dann bleiben aber immer noch 165 Stunden übrig, in denen meist nur wenig bis gar keine körperliche Aktivität stattfindet.

Bewegungsmangel hat uns in große gesundheitliche Schwierigkeiten gebracht. Selbst wenn wir zum Beispiel drei Stunden pro Woche für körperliches Training aufwenden würden, was die meisten ja gar nicht machen, wäre das noch zu wenig, da das nicht einmal zwei Prozent der uns zur Verfügung stehenden Wochenzeit ausmacht.

Im Idealfall sollten wir uns täglich wenigstens 30 bis 60 Minuten bewegen. Dieses Buch enthält viele verschiedene Workouts, die Sie mit Kettlebells in kurzer Zeit durchführen können. Wenn Sie davon drei bis vier pro Woche einplanen, können Sie an den anderen Tagen spazieren, tanzen, eines der drei Warm-up-Programme durchführen, sich vielfältig mit Kindern bewegen oder eine andere Sportart betreiben, zum Beispiel Tennis, Fußball, Kampfkunst oder was Ihnen Spaß macht.

Trainingsvorbereitung

Jedes Training sollte gut vorbereitet werden, um das Verletzungsrisiko zu senken und die Leistungsfähigkeit zu erhöhen. Die klassische Vorgehensweise des Aufwärmens (10 bis 20 Minuten walken, laufen, Rad fahren o. Ä.) kann als überholt betrachtet werden und wird den Anforderungen an ein gutes Training nicht gerecht.

Die Trainingsvorbereitung wird idealerweise durch Übungen gestaltet, die uns beweglicher machen, die Muskulatur und das Nervensystem aktivieren, den Stoffwechsel anregen, die Körpertemperatur und die Atemtätigkeit erhöhen, natürliche Bewegungsmuster in allen Bewegungsebenen wieder anbahnen oder schulen und individuelle Schwachstellen im Bewegungsablauf oder am Bewegungsapparat korrigieren. Dadurch sinkt das Verletzungsrisiko und die Fokussierung auf das Training wird erhöht.

Im Folgenden haben wir je nach Bedarf drei verschiedene Routinen zur Trainingsvorbereitung für Sie zusammengestellt, von denen eine vor Beginn des Haupttrainings durchgeführt werden sollte. Das zweite der drei Warm-ups wird mit Kettlebells ausgeführt und ist für Trainierende gedacht, die die entsprechenden Übungen schon sauber beherrschen.

Warm-up A: Ganzkörperaktivierung

Dieses Warm-up bewegt alle großen Gelenke durch und aktiviert die für das Kettlebelltraining wichtige Stabilisationsmuskulatur. Die Hüften, Brustwirbelsäule und Schultern werden mobilisiert. Hüft-, Gesäß-, Rumpf- und Schulterblattmuskulatur werden aktiviert, sodass sie beim Training bessere Stabilisationsarbeit leisten können.

Mobilisationskomplex (Ausfallschrittdehnung, Rumpfrotation, Hamstring-Stretch)

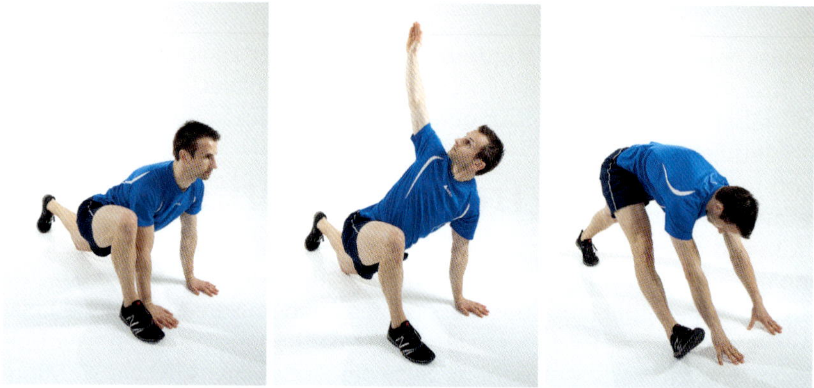

Gehen Sie in die Liegestützposition. Stellen Sie dann einen Fuß außen neben die gleichseitige Hand und schieben Sie die Hüften weit nach vorne unten, bis Sie ein deutliches Dehngefühl in den Hüften spüren. Ohne die Hüftposition zu verändern, lösen Sie die Hand neben dem vorderen Fuß vom Boden und drehen sich dann mit dem Arm zur Seite des vorderen Beines auf. Schauen Sie nach oben. Nehmen Sie die Hand wieder zurück in die Ausgangsposition. Strecken Sie nun beide Beine so gut wie möglich, das Gesäß richtet sich dabei auf, und heben Sie die vordere Fußspitze an. Halten Sie jede Position etwa 1 Sekunde lang. Führen Sie erst alle Wiederholungen auf einer Seite durch, bevor Sie zur anderen wechseln.

Lateral Squat

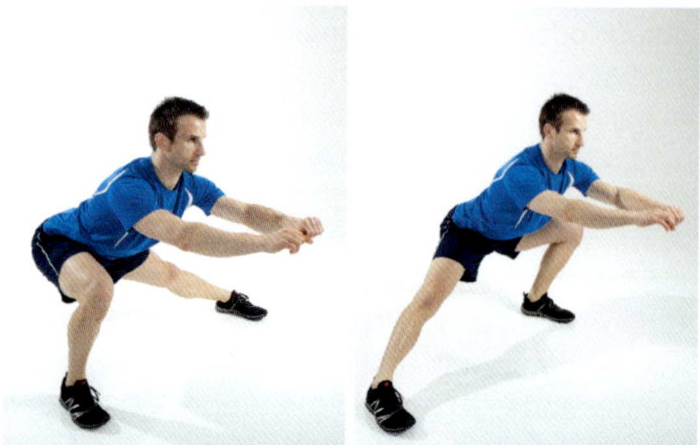

Stellen Sie sich im breiten Grätschstand hin, sodass beide Fußspitzen nach vorne zeigen. Verlagern Sie dann das Gewicht zur Seite, indem Sie das Gesäß nach hinten ziehen (nicht das Knie nach vorne schieben!), als würden Sie sich auf einen kleinen Hocker setzen wollen. Ihr Gewicht ruht nun auf der einen Ferse. Drücken Sie sich durch die Ferse wieder hoch und führen Sie die Bewegung abwechselnd links und rechts durch.

Cross-over Reverse Lunge

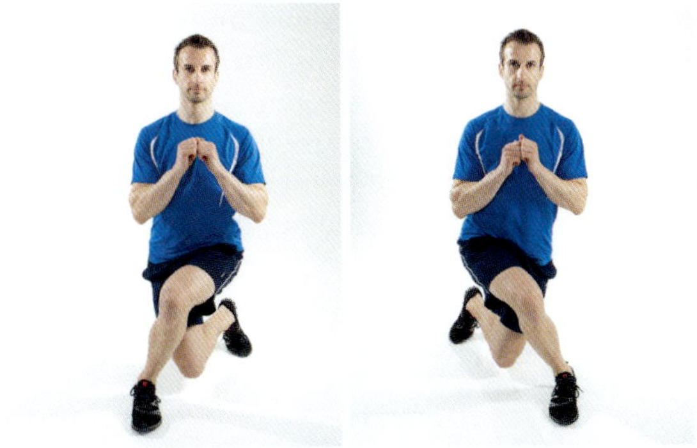

Führen Sie aus dem hüftbreiten Stand heraus einen Überkreuzausfallschritt im 45-Grad-Winkel nach hinten aus, wobei das Becken, so weit es geht, parallel nach vorne ausgerichtet und der Oberkörper aufrecht bleiben soll. Drücken Sie sich dann aus der vorderen Ferse heraus wieder zurück in den Parallelstand und wiederholen Sie die Bewegung auf der anderen Seite.

Squat to Stand

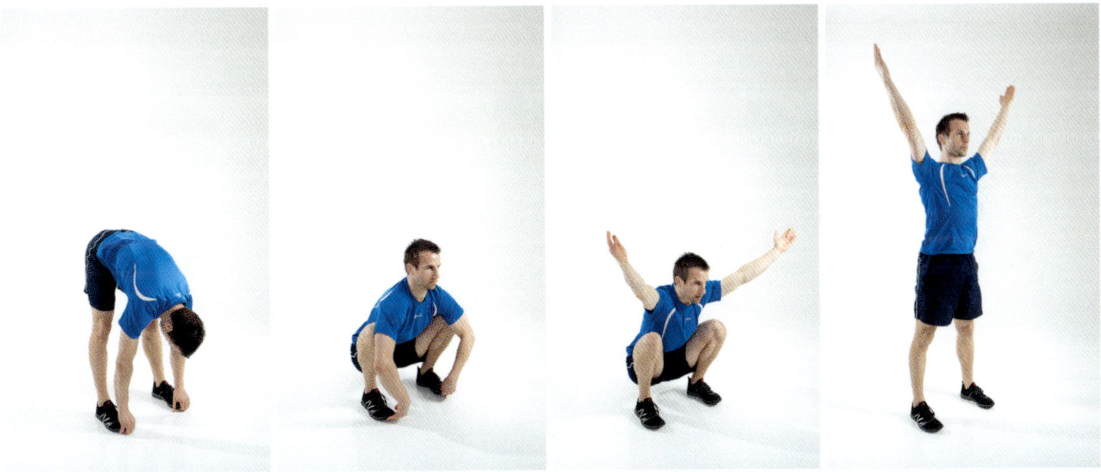

Führen Sie aus dem etwas mehr als schulterbreiten Stand eine Rumpfbeuge aus. Bei gestreckten Knien gehen Sie dabei so weit wie möglich mit den Fingern zum Boden. Ziehen Sie dann beide Knie nach oben außen, bis Sie in einer tiefen Kniebeuge landen. Strecken Sie die Arme V-förmig über den Kopf aus und stehen Sie auf. Das ist eine Wiederholung.

Raupe/Caterpillar

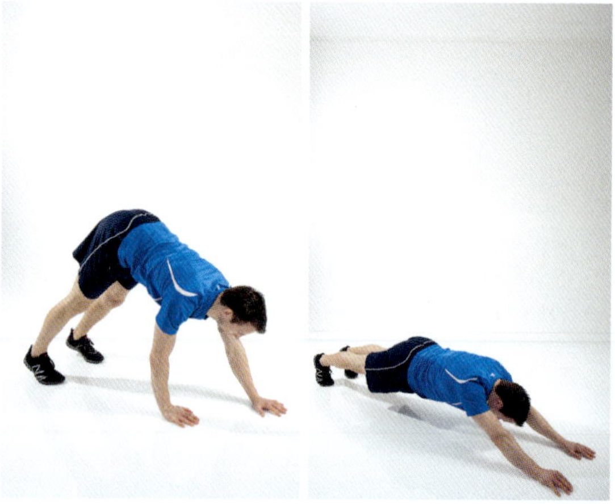

Gehen Sie aus dem Stand heraus mit den Händen zum Boden (je gestreckter Sie dabei die Knie lassen können, desto besser) und krabbeln Sie mit den Händen so weit nach vorne, dass Sie die Position noch nicht im unteren Rücken spüren. Dort angelangt, wandern die Füße bei möglichst gestreckten Knien langsam wieder zu den Händen ran, sodass die Bewegung der einer Raupe gleicht. Während der gesamten Übung sollte das Becken durch Bauch- und Gesäßspannung so stabilisiert werden, dass dort keine Drehbewegungen stattfinden.

YTWI vorgebeugt

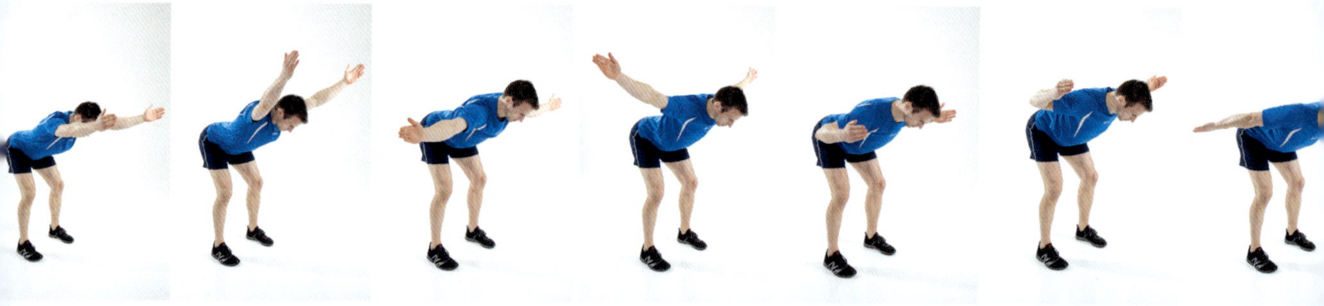

Zur Vorbereitung des hinteren Schultergürtels ist folgender Schulterzirkel zu empfehlen. Strecken Sie im schulterbreiten Stand die Arme V-förmig nach oben, sodass Ihr Körper ein »Y« bildet. Ziehen Sie dann das Gesäß weit nach hinten, so dass sich der Oberkörper gestreckt nach vorne neigt und die Daumen nach oben zeigen. Ziehen Sie aus den Händen heraus die gestreckten Arme nach oben hinten, sodass sich die Schulterblätter zusammenziehen, und lassen Sie wieder locker.

In der nächsten Position werden die Arme seitlich auf Schulterhöhe ausgestreckt, sodass sie mit dem Oberkörper ein »T« bilden, und dann auch wieder nach oben hinten angehoben.

Danach beugen Sie die Ellenbogen auf unter Schulterhöhe, sodass Sie mit den Armen ein »W« bilden, und ziehen auch hier die Schulterblätter abwechselnd zusammen und auseinander.

Anschließend halten Sie die Arme nach unten hinten, sodass die Handflächen nach hinten zeigen und die Arme mit dem Oberkörper ein »I« bilden, und wiederholen Sie die Bewegung. Führen Sie erst alle Wiederholungen in einer Position durch, bevor Sie zur nächsten wechseln.

Hampelmann

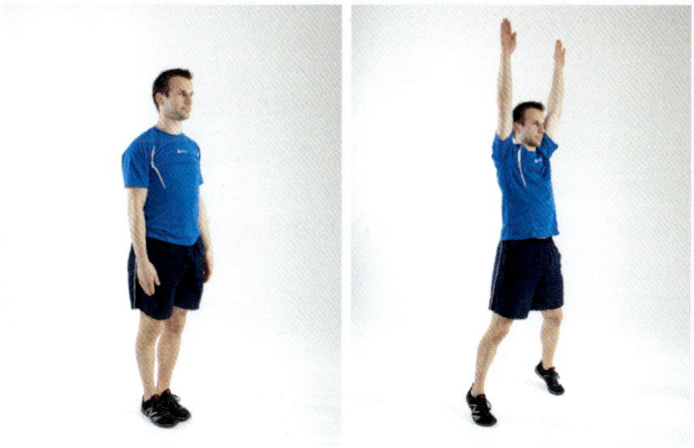

Sie starten im geschlossenen Stand mit den Armen eng am Körper und springen in den leichten Grätschstand, wobei die Arme seitlich über den Kopf nach oben schwingen. Springen Sie wieder zurück in die Ausgangsposition und wechseln Sie hin und her.

Warm-up A: Ganzkörperaktivierung

ÜBUNGEN		WIEDERHOLUNGEN
Mobilisationskomplex	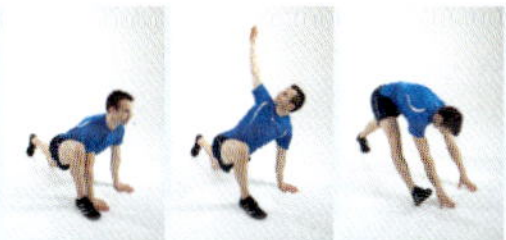	**3- bis 5-mal pro Seite**
Lateral Squat	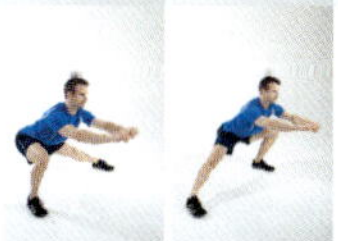	**abwechselnd 5-mal pro Seite**
Cross-over Reverse Lunge	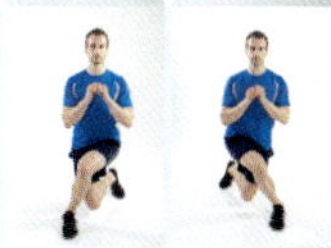	**5-mal pro Seite**
Squat to Stand	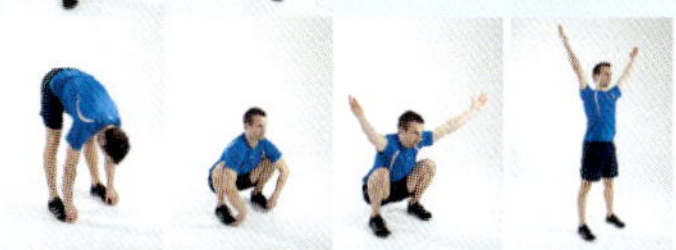	**5- bis 10-mal**
Raupe/Caterpillar	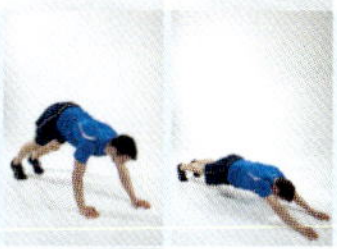	**5-mal**
YTWI vorgebeugt	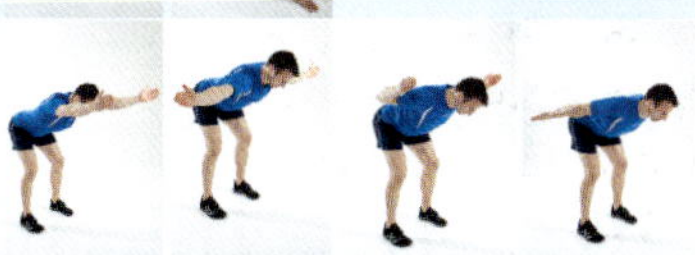	**je 5-mal**
Hampelmann	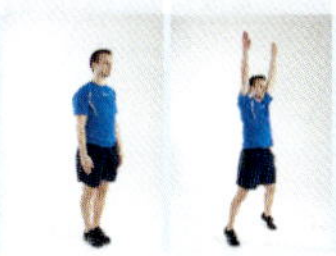	**15-mal**

Warm-up B: Ganzkörperaktivierung mit Kettlebell

Die Trainingsvorbereitung mit der Kettlebell sorgt durch das Gewicht von Anfang an für eine höhere Konzentration und eine gute Einstimmung auf das nachfolgende Training. Für das hier vorgestellte Warm-up sollten Sie zumindest schon fortgeschrittener Anfänger sein, da es einige Grundtechniken voraussetzt. Wirbelsäule, Schultern und Hüften werden mobilisiert und sämtliche Muskeln durch Grundbewegungen auf das Haupttraining vorbereitet.

Katzenbuckel/Pferderücken

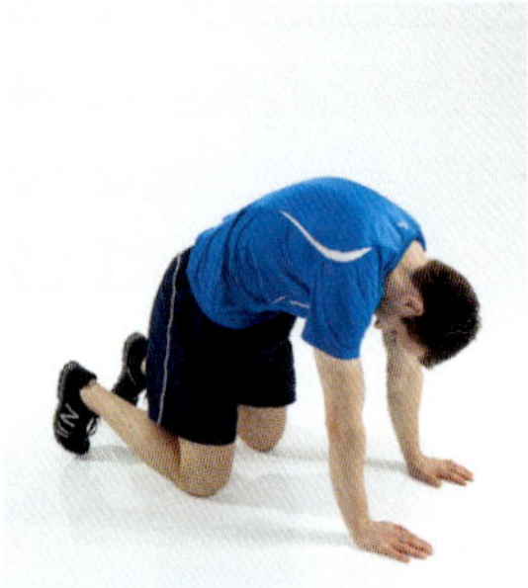

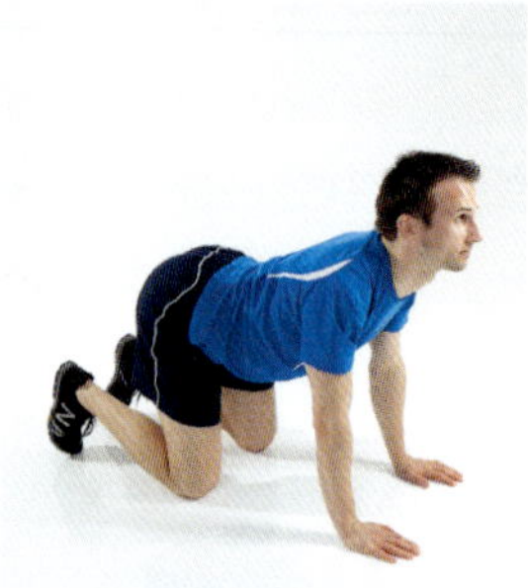

Platzieren Sie im Vierfüßlerstand die Knie unter den Hüften und die Hände unter den Schultern. Die Arme bleiben während der ganzen Bewegung gestreckt. Hüft- und Kopfbewegungen steuern die einheitliche Wirbelsäulenbewegung.

Für den Katzenbuckel strecken Sie den Rücken zur Decke und nehmen das Kinn zur Brust. Anschließend gehen Sie in den Pferderücken, indem Sie das Gesäß herausstrecken, ein Hohlkreuz bilden und den Kopf in den Nacken nehmen. Bei dieser Übung geht es um eine kontinuierlich flüssige Bewegung, nicht um ein Halten in den Endpositionen.

Sling Shot

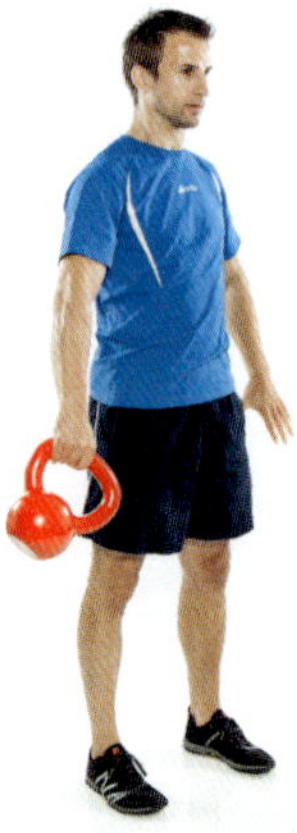

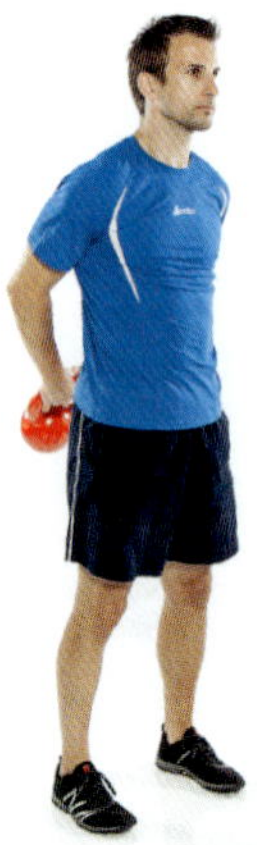

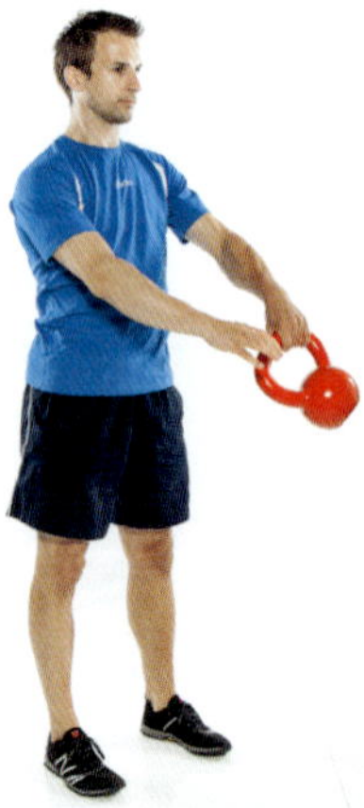

Schwingen Sie im stabilen hüftbreiten Stand ohne Körperrotation bei gestreckten Armen die Kettlebell um den Körper, wobei Sie vor und hinter dem Körper die Hand wechseln.

Eine detaillierte Übungsbeschreibung finden Sie auf Seite 61.

Squat to Halo

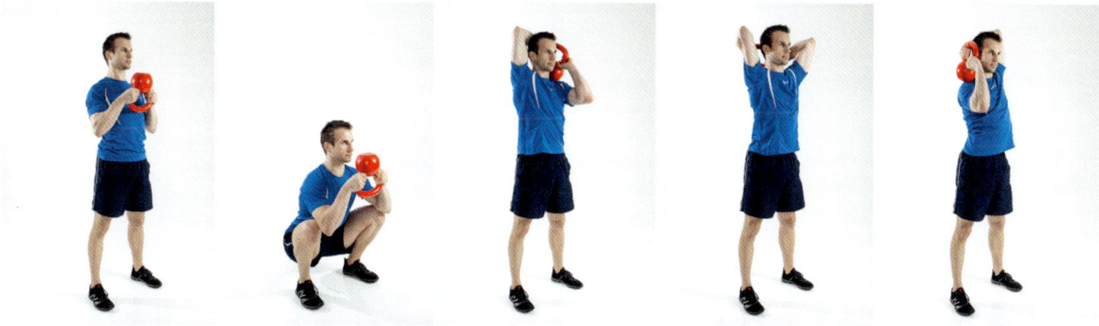

Halo wird eine Übung genannt, bei der die Kettlebell mit der Unterseite nach oben an den Seitenhörnern gefasst und in immer engeren Kreisen um den Kopf herumgeführt wird. Dies verbessert Schulterbeweglichkeit und -stabilität. Um die Lendenwirbelsäule zu schützen, müssen Bauch und Po dabei fest angespannt werden. Siehe zum Halo die Bilder oben.

Diese Aufwärmübung kombiniert den Halo mit einer Kniebeuge. Halten Sie die Kettlebell an den Seitenhörnern des Griffes und mit dem Boden nach oben zeigend auf Brusthöhe. Führen Sie nun eine tiefe Frontkniebeuge aus und lassen Sie die Kettlebell nach dem Aufstehen tief und eng einmal um den Kopf herumkreisen. Dann machen Sie erneut eine Kniebeuge und führen anschließend den Halo in die andere Richtung durch.

Figure-8 to a Catch

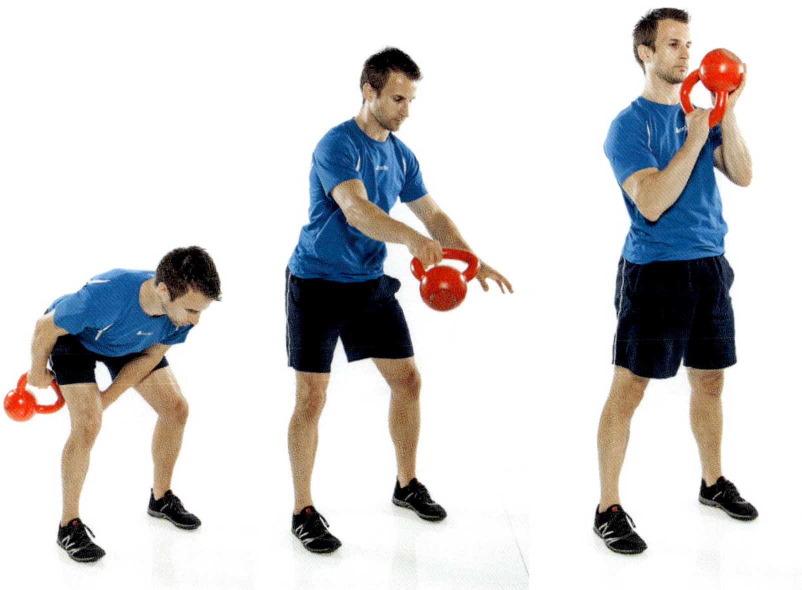

In der unteren Swing-Position wird die Kettlebell einhändig nach hinten durch die Beine geschwungen. Nach einem Handwechsel wird sie außen am Bein durch explosive Hüftstreckung bis auf Brusthöhe hochgeschwungen, wo sie in der offenen Handfläche der freien Hand landet.

Eine detaillierte Übungsbeschreibung finden Sie auf Seite 101.

Clean und Overhead Press

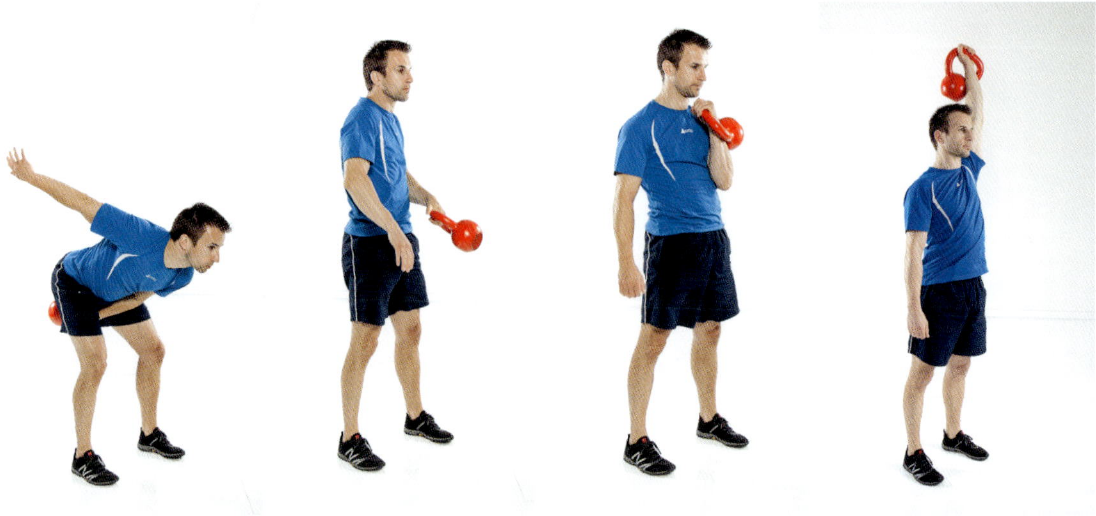

Schwingen Sie die Kettlebell einhändig körpernah zwischen die Beine nach hinten und katapultieren Sie sie dann durch explosive Hüftstreckung dicht vor dem Körper (der Ellenbogen »klebt« am Körper) nach vorne oben in die Halte- bzw. Rack-Position auf unterer Brusthöhe. Von dort aus drücken Sie sie dann bei gestreckten Beinen über Kopf. Wiederholen Sie dies wie empfohlen. Eine detaillierte Beschreibung der Übungen Clean und Overhead Press finden Sie ab Seite 47 bzw. 52.

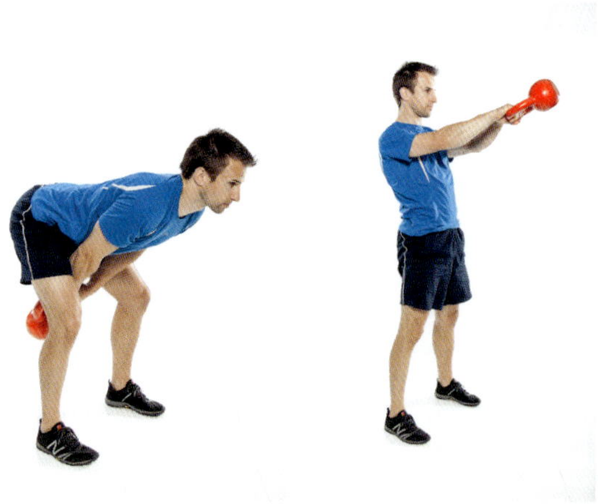

Swing

Schwingen Sie die Kettlebell beidhändig körpernah zwischen die Beine nach hinten und katapultieren Sie sie dann durch explosive Hüftstreckung bis auf Brusthöhe nach vorne oben.

Eine detaillierte Übungsbeschreibung finden Sie ab Seite 40.

Warm-up B: Ganzkörperaktivierung mit Kettlebell

ÜBUNGEN		WIEDERHOLUNGEN
Katzenbuckel/ Pferderücken	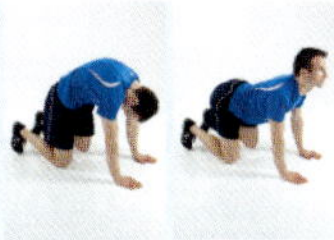	10-mal
Sling Shot	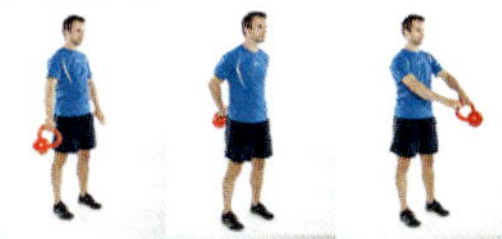	10-mal pro Richtung
Squat to Halo	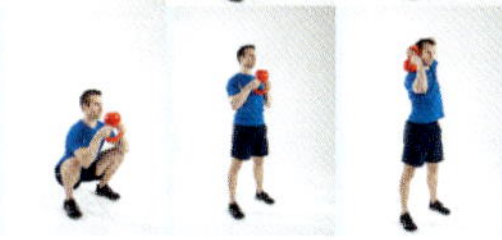	10-mal
Figure 8 to a Catch	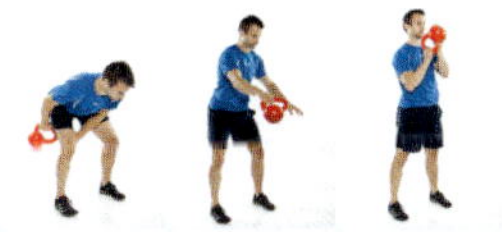	10- bis 15-mal
Clean und Overhead Press	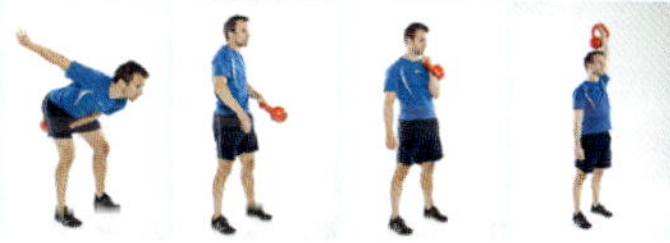	5-mal pro Seite
Swing	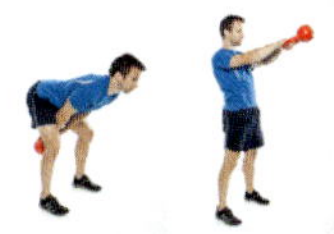	15- bis 20-mal

Warm-up C: Schnellstarter bei Zeitmangel

Wenn Sie einmal nur sehr wenig Zeit für das Training haben, führen Sie wenigstens den folgenden Zirkel zur kurzen Trainingsvorbereitung durch.

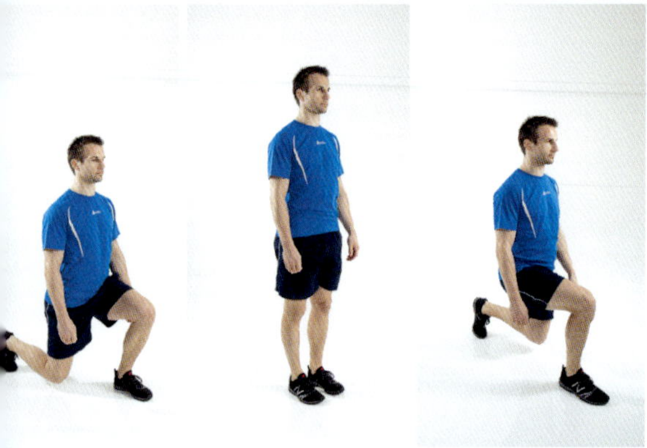

Ausfallschrittkombination (rückwärts/vorwärts)

Machen Sie aus dem hüftbreiten Stand heraus einen langen Ausfallschritt nach hinten. Dann drücken Sie sich durch die vordere Ferse vom Boden hoch zurück in die Ausgangsposition und machen einen Ausfallschritt nach vorne. Der vordere Fuß sollte mit der Ferse auf dem Boden bleiben und das Knie zur Fußspitze zeigen. Je ein Ausfallschritt rückwärts und vorwärts auf der gleichen Seite zählen als eine Wiederholung. Führen Sie zuerst alle Wiederholungen auf einer Seite durch und wechseln Sie dann das Bein.

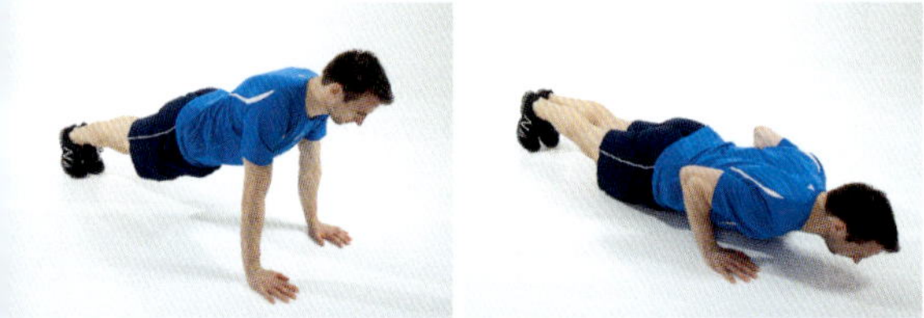

Liegestütz (oder Knieliegestütz)

Gehen Sie in die Liegestützposition. Die Hände sind schulterbreit unter den Schultern aufgestützt und zeigen nach vorne. Bei schwachen Handgelenken können Sie sich auf die Fäuste stützen. Die Füße stehen zusammen, die Fersen werden nach hinten geschoben. Unter Ganzkörperspannung wird der Oberkörper zwischen den Händen abgesenkt und wieder hochgedrückt, ohne dass Sie in der Lendenwirbelsäule »einbrechen«. Die Ellenbogen zeigen während der ganzen Liegestützbewegung nach hinten und bleiben somit eng am Körper.

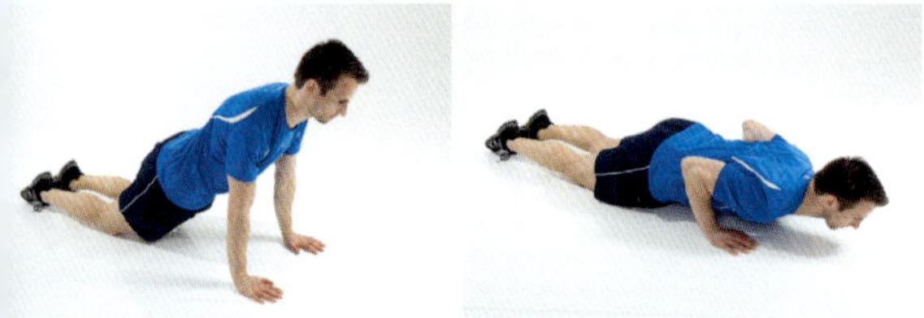

Wenn Ihnen für normale Liegestütze die Kraft fehlt, können Sie die Knie während der Übung auf dem Boden ablegen. Je weiter die Knie nach hinten platziert werden, desto schwerer wird die Übung, da so mehr Gewicht auf die Arme verlagert wird.

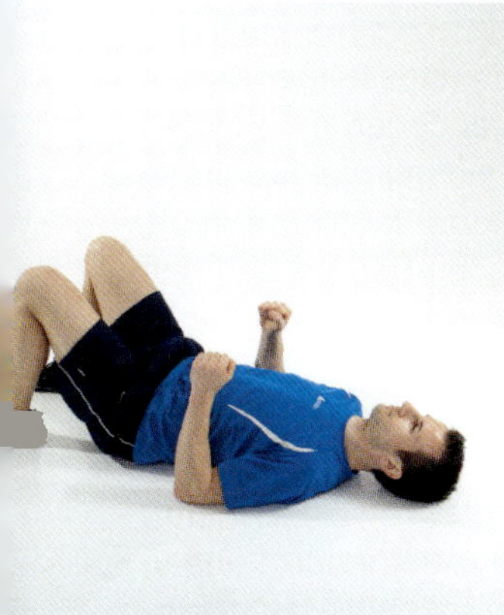
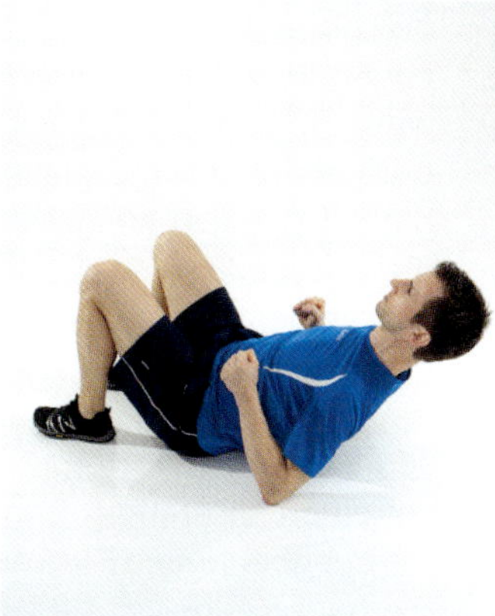

Latdrücken liegend

Legen Sie sich auf den Rücken und stellen Sie die Beine mit bis im 90-Grad-Winkel gebeugten Knien auf. Drücken Sie die Ellenbogen neben dem Körper in den Boden. Heben Sie den Rumpf aus den Ellenbogen heraus gestreckt an, das heißt, strecken Sie das Brustbein raus und machen Sie ein leichtes Hohlkreuz, wobei das Gesäß am Boden bleibt. Senken Sie den Rumpf dann wieder kontrolliert ab.

Diese Übung ist für die oberen Rückenmuskeln und nicht für den Bauch gedacht, also nicht den Rumpf nach vorne beugen wie bei Crunches!

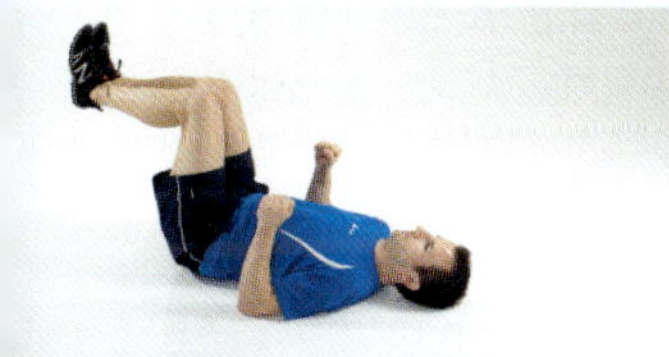
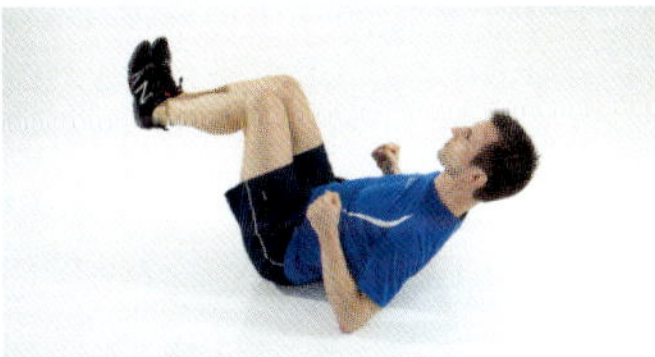

Zur Steigerung können die Beine noch rechtwinklig angehoben werden.

Warm-up C: Schnellstarter bei Zeitmangel

Führen Sie diesen Übungszirkel 2-mal hintereinander durch.

ÜBUNGEN		WIEDERHOLUNGEN
Ausfallschrittkombination (rückwärts/vorwärts)	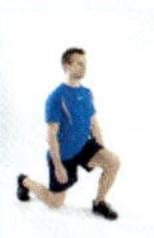 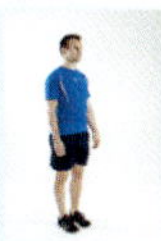 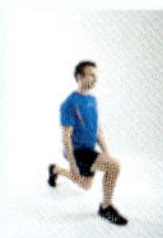	**6- bis 8-mal pro Seite**
Liegestütz (oder Knieliegestütz)	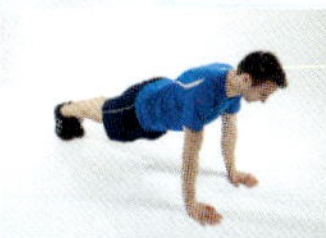 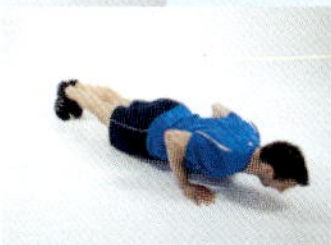	**10-mal**
Latdrücken liegend (oder mit angehobenen Beinen)	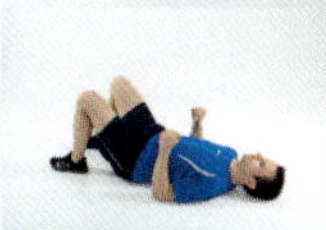 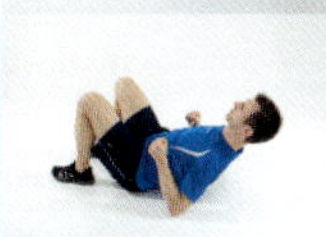	**10-mal**

Die Grundübungen

Die folgenden Übungen bilden die Basis des Kettlebelltrainings. Sie sollten sie gut beherrschen, bevor Sie sich an andere Übungen aus diesem Buch heranwagen. Allein mit den Grundübungen lassen sich schon ausgezeichnete Trainingsergebnisse erzielen.

Swing

Der Swing ist *die* Grundübung schlechthin im Kettlebelltraining und stellt die Quintessenz dessen dar, wofür Kettlebelltraining steht: Leistung, Explosivität, Flexibilität und ein intensives Herz-Kreislauf-Training. Er ist eine der effektivsten Rundum-Fitnessübungen überhaupt. Wer wenig Zeit für Fitnesstraining hat und nur eine einzige Übung durchführen möchte, sollte Swings machen. Ich kenne kaum eine andere Übung, die so viele Vorzüge in sich vereint.

Der Swing ist von der Bewegung her ein explosives Kreuzheben (siehe Sumo Deadlift auf Seite 27) mit größerem Bewegungsumfang. Diese Übung kräftigt sämtliche Muskeln der Körperrückseite plus der Oberschenkelvorderseite und der Bauchmuskulatur. Zusätzlich steigert sie die Griffkraft.

Der beidhändige Swing

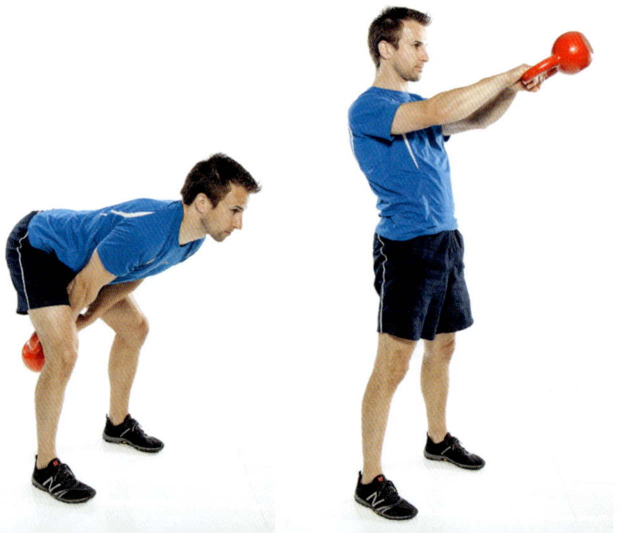

Swings verbessern die Flexibilität in den Hüftgelenken und trainieren eine explosive Hüftstreckung, was sich im Sport leistungssteigernd auswirkt. In allen Sportarten, bei denen man laufen oder springen muss, lässt sich die Leistungsfähigkeit deutlich steigern, wenn der Körper lernt, die erforderliche Kraft aus den Beinen und den Hüften heraus zu erzeugen und über eine stabile Rumpfmuskulatur in den Oberkörper zu übertragen. Durch die hohen Wiederholungszahlen verinnerlicht der Körper diese Bewegung und verfeinert sie ständig. Ganz gleich, welchen Sport Sie ausüben, wenn Sie Swings trainieren, können Sie bald explosiver starten, schneller laufen sowie höher und weiter springen.

Je beweglicher die Hüftgelenke sind, desto weniger wird normalerweise die Lendenwirbelsäule belastet. Viele Rückenpatienten weisen eine eingeschränkte Beweglichkeit der Hüftgelenke auf und nutzen für die Hüftstreckung unwissentlich die Muskeln des unteren Rückens und/oder der hinteren Oberschenkel anstatt der eigentlich dafür zuständigen Gesäßmuskeln. Beim Swing bewegen sich die Hüften grundsätzlich zuerst, sowohl bei der Aufwärts- als auch bei der Abwärtsbewegung. Dadurch eignen Sie sich eine korrekte Hüftstreckung aus den Gesäßmuskeln heraus an, was nicht nur effektiver ist, sondern auch den Rücken schont. Zusätzlich werden die Hüftgelenke über einen großen Bewegungsumfang hindurch kontinuierlich durchbewegt.

PRAXIS

»Hüften zuerst.«
Verinnerlichen Sie diesen Grundsatz.
Er gilt für alle Übungen mit Hüftbeugung.

Untersuchungen an Rückenpatienten haben gezeigt, dass Rückenschmerzen vielfältige Ursachen haben können. Hierzu zählen neben psychosozialen Faktoren, wie zum Beispiel Stress, Depressionen und Mobbing, auch koordinative und muskuläre Defizite.

Bei Letzteren hat sich gezeigt, dass Menschen mit einer höheren Kraftausdauer der Muskeln im Lendenwirbelsäulenbereich weniger Rückenschmerzen haben als solche, die eine hohe Maximalkraft dieser Muskeln aufweisen. Man kann also nicht sagen: Je kräftiger man ist, desto geringer ist das Risiko für Rückenschmerzen.

Es gilt also, die Kraftausdauer der Rückenmuskeln zu erhöhen, und dafür stellt der Swing eine hervorragende Trainingsübung dar.

HINTERGRUND

Auch Bruce Lee hat mit Kettlebells trainiert. Unter anderem gehörte eine Variante des Swings zu seinen Lieblingskettlebellübungen. Wie effektiv diese Übung ist, kann man also auch sehr schön an seinem Beispiel sehen: Jeder weiß, wie schnell er seine Kraft entfalten konnte.

In den meisten Sportarten ist es wichtig, äußere Kräfte bremsend abfangen beziehungsweise aufnehmen zu können. Sei es nach Sprüngen oder auch beim plötzlichen Abstoppen vor einem Gegner oder vor einem Wechsel der Laufrichtung. Wer diese Fähigkeit trainiert, hat zum Beispiel ein geringeres Risiko für Knieverletzungen. Bezogen auf die Rückenmuskulatur wird dadurch das Bindegewebe kräftiger und die Muskulatur lernt effektiv, sich bei schnellen Bewegungen schlagartig anzuspannen und somit ihre Schutzwirkung für die Wirbelsäule auszuüben. Da auch im normalen Alltag viele plötzliche und schnelle Bewegungen vorkommen, ist diese Fähigkeit nicht nur für Sportler wichtig. Nur wenige Fitnessübungen gehen auf dieses Bewegungsmuster ein. Der Swing ist eine davon.

Im Sport sind nicht immer die kräftigsten Athleten die erfolgreichsten, sondern meistens diejenigen, die die erforderliche Technik am besten ausführen und die Fähigkeit besitzen, die Muskeln für das verlangte Bewegungsmuster blitzartig anzuspannen und wieder zu entspannen. Wer schlagartig viel Kraft durch Körperspannung entfalten, in der Zielbewegung umsetzen und sofort danach die Muskeln entspannen kann, wird nahezu immer erfolgreicher sein als seine Konkurrenten. Im Kampfsport zum Beispiel wird ein Faustschlag dann am schnellsten und härtesten, wenn der Athlet die Kraft aus den Füßen heraus entfalten kann. Das ist am effektivsten, wenn die Kraftentwicklung blitzartig erfolgt, durch die Beine nach oben, durch Hüftgelenke und Rumpf hindurch, über Schultergelenke in Arm und Hand hinein. Im Moment des Aufpralls ist ein Großteil der Muskulatur schon wieder entspannt, sodass die Hand wie ein Geschoss ins Ziel »fliegen« kann. Dieses blitzartige An- und Entspannen der kraftentfaltenden Muskulatur vom Boden durch den Körper hindurch nach oben lässt sich hervorragend durch den Swing trainieren.

Im Gegensatz zu den anderen ballistischen Übungen im Kettlebelltraining, wie zum Beispiel Clean und Snatch, gibt es beim Swing keine Möglichkeit, sich kurz auszuruhen, weil die Kettlebell gnadenlos weiterschwingt. Aufgrund der großen aktiven Muskelmasse sorgt der Swing für einen hohen Kalorienverbrauch: ein wichtiger Faktor für eine hohe Gesundheitswirkung. Eine große, aktive Muskelmasse sorgt natürlich auch für einen entsprechend großen Sauerstoffverbrauch und somit für hohe Herzfrequenzen und ein intensives Herz-Kreislauf-Training (Ausdauertraining). Daher werden Swings auch meistens im Rahmen eines Intervalltrainings durchgeführt. Im Vergleich zum Radfahren oder Laufen kann dadurch die Trainingszeit bei gleichem Effekt auf das Herz-Kreislauf-System deutlich kürzer ausfallen.

Da man sich ständig auf die richtige Technik und die Kontrolle der kontinuierlich schwingenden Kettlebell konzentrieren muss, führt das Training von Swings zu einer größeren mentalen Stärke und somit zu einem gesteigerten Durchhaltevermögen. Manche geraten bei minutenlangen Swings sogar in einen meditationsähnlichen Zustand, vergessen die Welt um sich herum und werden praktisch eins mit sich, der Übung und der damit verbundenen Anstrengung.

Als weiteren Vorteil bieten Swings mehrere Variationsmöglichkeiten an, sodass es nicht langweilig wird und man je nach Trainingsziel eine andere Variante auswählen kann. Hierzu zählen zum Beispiel beidhändiges Schwingen, einhändiges Schwingen ohne und mit Handwechsel, Schwingen mit einer leichten oder schweren Kettlebell, Schwingen mit zwei Kettlebells und viele mehr.
Das sind nur einige Vorzüge, die diese außergewöhnliche Fitnessübung zu bieten hat. Daher ist der Swing die grundlegende Kettlebellübung und die erste, die man lernt.

Mit den folgenden vier Schritten können Sie ihn schnell erlernen.

HINTERGRUND

Viele Leistungssportler und Angehörige von polizeilichen und militärischen (Sonder-)Einheiten verdanken mittlerweile ihre hohe Herz-Kreislauf-Leistungsfähigkeit den Swings und anderen ballistischen Übungen mit Kettlebells.

Jeder Sportler, der auf Schnelligkeit, Kraft und Schnellkraft angewiesen ist, und jeder gesunde Mensch, der tagsüber viel (am Schreibtisch) sitzt, wird von Swings profitieren.

1. Schritt zum Swing: sauberes Kreuzheben (Lastheben)

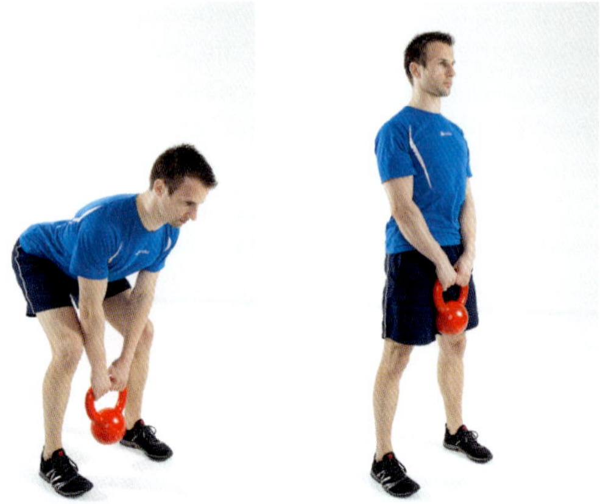

Der Sumo Deadlift

Der Swing ist ein explosiv ausgeführter Sumo Deadlift. Hierbei wird die Kugelhantel rhythmisch zwischen den Beinen hindurch bis auf Brusthöhe geschwungen.

Stellen Sie sich etwa schulterbreit hin und platzieren Sie die Kettlebell zwischen Ihren Füßen unter Ihrem Körper. Führen Sie nun einen Sumo Deadlift aus. Das heißt: Belasten Sie die Fersen und ziehen Sie den Po weit nach hinten, ohne dass sich die Knie dabei nach vorne bewegen. Der Oberkörper wird als Gegenbewegung gestreckt weit nach vorne gebracht, bis er parallel zum Boden ist oder kurz davor.

Spannen Sie den Bauch und die Gesäßmuskeln an, ziehen Sie die Schultern nach hinten unten und heben Sie die Kettlebell an, indem Sie die Fersen in den Boden drücken, bis die Knie und Hüften gestreckt und die Sprung-, Knie-, Hüft- und Schultergelenke auf einer Linie sind.

Das Absetzen wird über die Hüften eingeleitet (»Hüften zuerst« lautet der Leitsatz für alle Kettlebellübungen, die eine Hüftbeugung oder -streckung beinhalten), indem Sie die Fersen belasten, das Gesäß wieder weit nach hinten ziehen und die Kettlebell mit gestrecktem Rücken zwischen den Füßen unter dem Körper (nicht vor dem Körper!) absetzen.

Das Gewicht wird dabei nur aus den Beinen heraus bei fest zusammengekniffenen Pobacken angehoben, nicht aus den Schultern oder Armen. Die Schultern bleiben stabil nach hinten unten gezogen und die Arme hängen einfach nur herab. Machen Sie 3 bis 5 Wiederholungen mit kurzen Pausen dazwischen, bis die Bewegung sitzt.

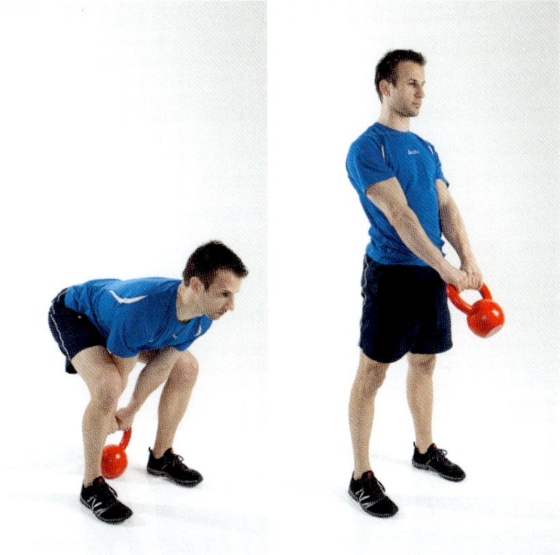

2. Schritt zum Swing: explosives Kreuzheben (Lastheben)

Die Bewegungsausführung aus dem ersten Schritt bleibt gleich. Nun erhöhen Sie deutlich das Tempo, sodass Sie die Kettlebell bei guter Technikausführung in unter 2 Sekunden anheben und wieder absenken können. Üben Sie dies ebenfalls wieder in Intervallen von 3 bis 5 Wiederholungen, wobei die Kettlebell während der Intervalle nicht mehr den Boden berühren, sondern kurz davor wieder angehoben werden sollte. Wenn Sie diesen Schritt sicher und sauber ausführen können, sind Sie bereit für den nächsten.

3. Schritt zum Swing: Zielen Sie kurz hinter die Fersen

Der Bewegungsablauf und das Bewegungstempo bleiben gleich. Im dritten Schritt steht die Kettlebell jedoch nicht mehr zwischen den Füßen unter dem Körper, sondern hinter dem Körper. Wenn Ihre Fersen eine waagerechte Linie bilden, dann sollte der vordere Rand des Kettlebellkörpers diese gedachte Linie berühren.

Führen Sie die bekannte Bewegung nun explosiv aus der neuen Startposition heraus aus. Auf dem Weg nach unten sollten Sie mit der Kugel wieder auf den nach hinten verlagerten Startpunkt zielen, ohne das Gewicht dabei abzusetzen.

Wenn Sie diesen Schritt sicher und sauber ausführen können und die Kettlebell leicht ins Schwingen oder Pendeln kommt, sind Sie bereit für den letzten Schritt. Falls die Kettlebell dabei nicht ins Schwingen kommt, ist in der Regel entweder Ihre Bewegung zu langsam oder die Arme sind zu angespannt.

4. Schritt zum Swing: Zielen Sie auf Ihren eigenen Schritt

Im letzten Schritt zum Swing zielen Sie beim Zurückschwingen der Kettlebell nicht mehr auf den Startpunkt hinter den Fersen, sondern direkt auf Ihren Schritt, sodass die Kettlebell unmittelbar unter dem Gesäß weit nach hinten schwingt.

Wenn Ihre Handgelenke die Innenseite der Oberschenkel nahe den Leisten berühren (wie beim Hike Pass im American Football), ist die Bewegung richtig. Die Kettlebell sollte mit dem Griff oberhalb der Knie durchgeschwungen werden. Das Gesäß sollte sich erst nach hinten bewegen, wenn der Oberarm beim Rückschwung den Oberkörper berührt. Nun sollten Sie die Kettlebell aus der explosiven Hüft- und Beinstreckung heraus bis auf Bauch- oder Brusthöhe hochschwingen lassen können. Höher als

Brust- bis Kopfhöhe ist nicht nötig und könnte eventuell den Rücken und die Schultern überlasten.

Am oberen Umkehrpunkt der Kettlebell sollten Sie in einer Ganzkörperstreckung kurz »einrasten«. Damit ist gemeint, dass Sie Ihren Körper quasi »zusammenschließen«: Bauch fest anspannen und Gesäß maximal zusammenkneifen. Nehmen Sie hier die gleiche Ganzkörperspannung ein wie beim Liegestütz oder Frontstütz: Der ganze Körper bildet von den Fußgelenken bis zum Kopf eine Linie, Hüft-, Knie- und Ellenbogengelenke sind gestreckt. Der Blick ist dabei immer nach vorne unten gerichtet.

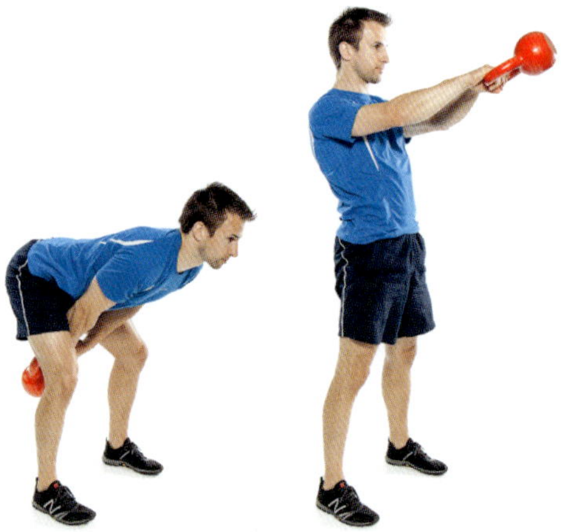

Unterstützen Sie die Bewegung und die Körperstabilität durch Ihre Atmung. Atmen Sie am unteren Bewegungspunkt kurz und scharf durch die Nase ein und am oberen Umkehrpunkt der Kugel forciert durch den Mund aus.

Beim Rückschwung der Kettlebell ziehen Sie erst das Gesäß nach hinten, wenn die Oberarme den Oberkörper berühren. Warten Sie also ruhig ein wenig und lassen Sie die Kettlebell etwas fallen. Das macht die Übung sicherer und explosiver.

Achten Sie darauf, dass die Kettlebell nicht Ihre Schultern und Arme nach vorne zieht, sondern ziehen Sie die Schultern (Schulterblätter) aktiv nach hinten unten.

Wenn Sie die Kettlebell wieder absetzen möchten, lassen Sie sie noch einmal nach hinten schwingen und platzieren Sie sie anschließend unter Ihrem Körper.

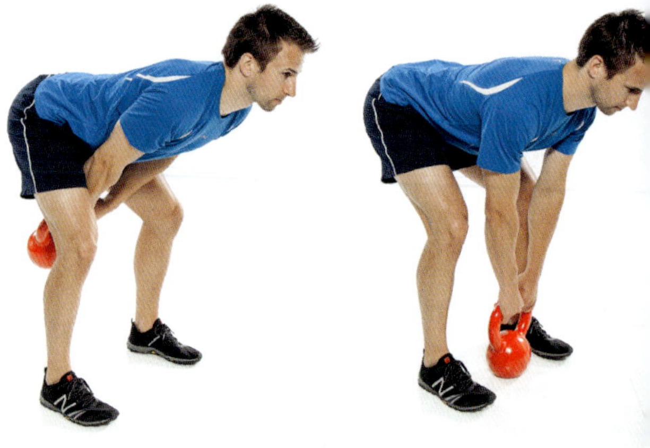

Die Kettlebell sicher absetzen

Zum erneuten Start der Übung haben Sie zwei Möglichkeiten: Entweder stellen Sie sich wieder in geringem Abstand vor die Kettlebell (siehe Abbildung unten, links) und katapultieren die Kettlebell dann direkt nach vorne oben oder Sie stellen sich etwa 50 Zentimeter dahinter (siehe Abbildung unten, rechts). Für letztere Variante gehen Sie in die tiefe Ausgangsposition, fassen den Griff mit beiden Händen und ziehen die Kugel schnell nach hinten unter das Gesäß, um sie anschließend mithilfe der explosiven Hüftstreckung nach vorne oben zu schwingen. Diese Variante ist leichter ausführbar, da die Kettlebell auf diese Weise mit geringerem Kraftaufwand in Bewegung gebracht werden kann.

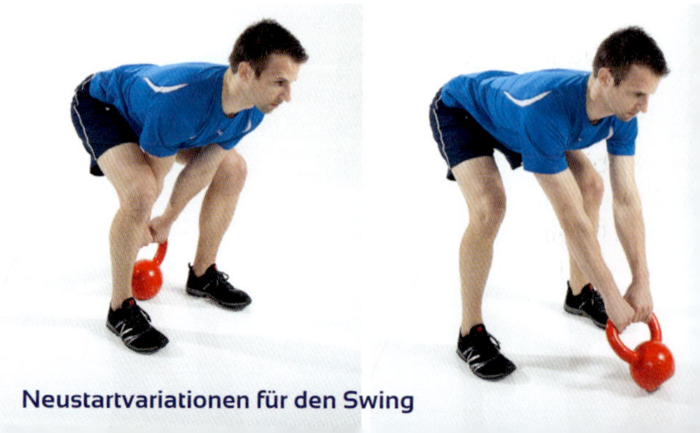

Neustartvariationen für den Swing

SO NICHT!

Überstrecken Sie nicht den Rücken, lassen Sie Ihre Schultern von der Kettlebell nicht nach vorne oder oben ziehen und heben Sie die Kettlebell nicht aus den Armen heraus an, sondern lassen Sie sie durch die explosive Hüftstreckung nach oben fliegen. Die Arme bleiben locker und die Schultern werden nach hinten unten gezogen.

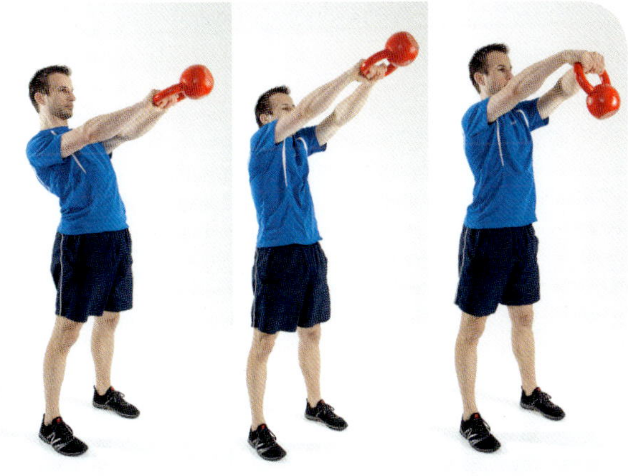

Swing-Variation: 1-Hand-Swing

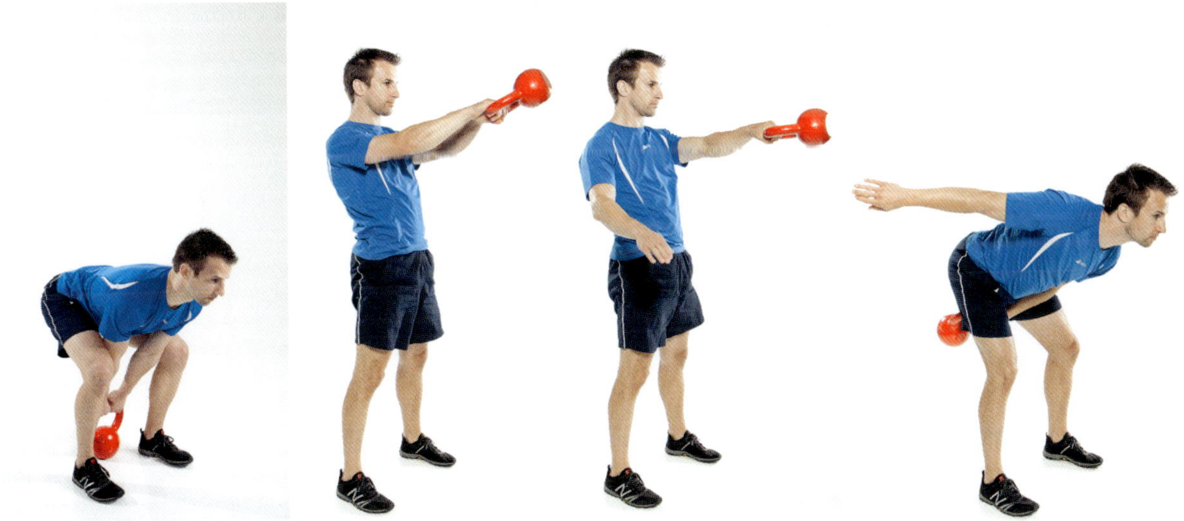

Der einhändige Swing, begonnen mit einem beidhändigen Swing

Wenn das beidhändige Schwingen gut gelingt, können Sie den einhändigen Swing versuchen. Dies erfordert eine deutlich höhere Körperstabilität, vor allem im Rumpf und in der Schulter.

Beginnen Sie am besten mit beiden Händen und lassen Sie dann am oberen Umkehrpunkt mit einer Hand den Griff los. Achten Sie darauf, den Bauch fest anzuspannen und die arbeitende Schulter noch aktiver nach hinten unten zu ziehen. Die Schulterachse sollte immer gerade und parallel zur Beckenachse ausgerichtet sein. Lassen Sie sich also durch den Schwung nicht in eine Oberkörperrotation bringen.

VORSICHT!

Da (Kettlebell-)Swings mit großem Erfolg bei Rückenpatienten angewendet werden, besteht für den Rücken bei richtiger Ausführung keine Gefahr, ganz im Gegenteil. Deshalb gilt für fast alle Kettlebellübungen: Wer Probleme mit dem Swing hat und die Übung währenddessen oder hinterher im Rücken spürt, führt sie in der Regel falsch aus. Das kann verschiedenste Ursachen haben. Gehen Sie sicher, dass Sie alle technischen Anforderungen beachten:

- Beim Rückschwung sollten die Handgelenke die Oberschenkelinnenseiten kurz unterhalb der Leisten berühren. Die Kugel soll oberhalb der Knie oder auf Kniehöhe die Beine passieren. Nicht zu tief schwingen.
- Beim Rückschwung atmen Sie kurz und scharf durch die Nase in den Bauch ein, bei der Hüftstreckung scharf durch den Mund aus, um die Lendenwirbelsäule besser zu stabilisieren.
- Die Knie bewegen sich nicht nach vorne, sondern bleiben fast bewegungslos über dem Mittelfuß. Die Hüften beziehungsweise das Gesäß sollten dabei weit nach hinten gezogen werden.
- Die Brustwirbelsäule ist aufgerichtet (nicht gerundet), das Brustbein angehoben, der Blick geht nach vorne unten.
- Die Schultern bleiben hinten unten, also weit weg von den Ohren.
- Im Stand am oberen Umkehrpunkt bilden Sprung-, Knie-, Hüft-, Schultergelenke und Kopf eine Linie. Die Lendenwirbelsäule darf nicht zu sehr ins Hohlkreuz überstreckt werden.
- Im Stand am oberen Umkehrpunkt sind Oberschenkel, Gesäß und Bauch angespannt (gilt nicht für den GS-Swing).
- Die Kettlebell wird nicht höher als bis auf Brust- oder Kopfhöhe hochgeschwungen.
- Es wird generell aus dem Gesäß und den Fersen heraus gearbeitet und nicht aus dem Rücken und den Armen heraus.

Swing-Variation: Hand-to-Hand-Swing

Wenn Sie für den einhändigen Swing ein sicheres Gefühl entwickelt haben, können Sie einen Handwechsel in der Bewegung durchführen. Dazu fassen Sie am oberen Umkehrpunkt mit der freien Hand über die andere und ziehen dann die untere Hand weg, sodass die obere Hand den Griff fassen kann.

Zur Sicherheit sollten Sie das zunächst auf Sand, Rasen oder über einem dicken Gummiboden üben.

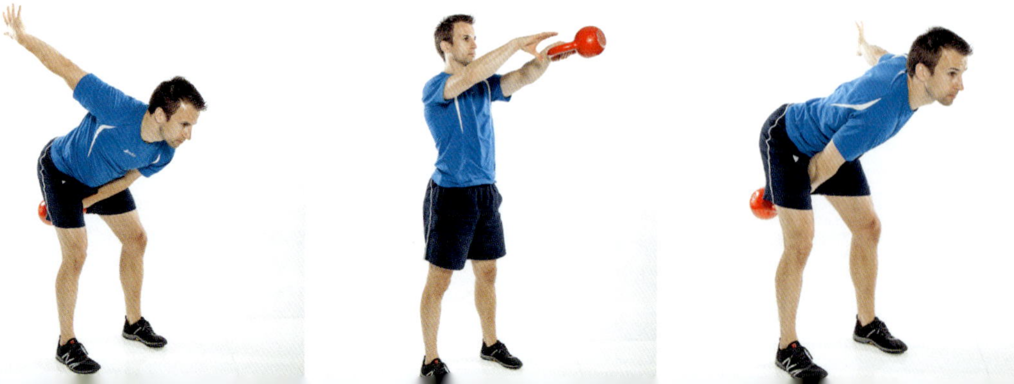

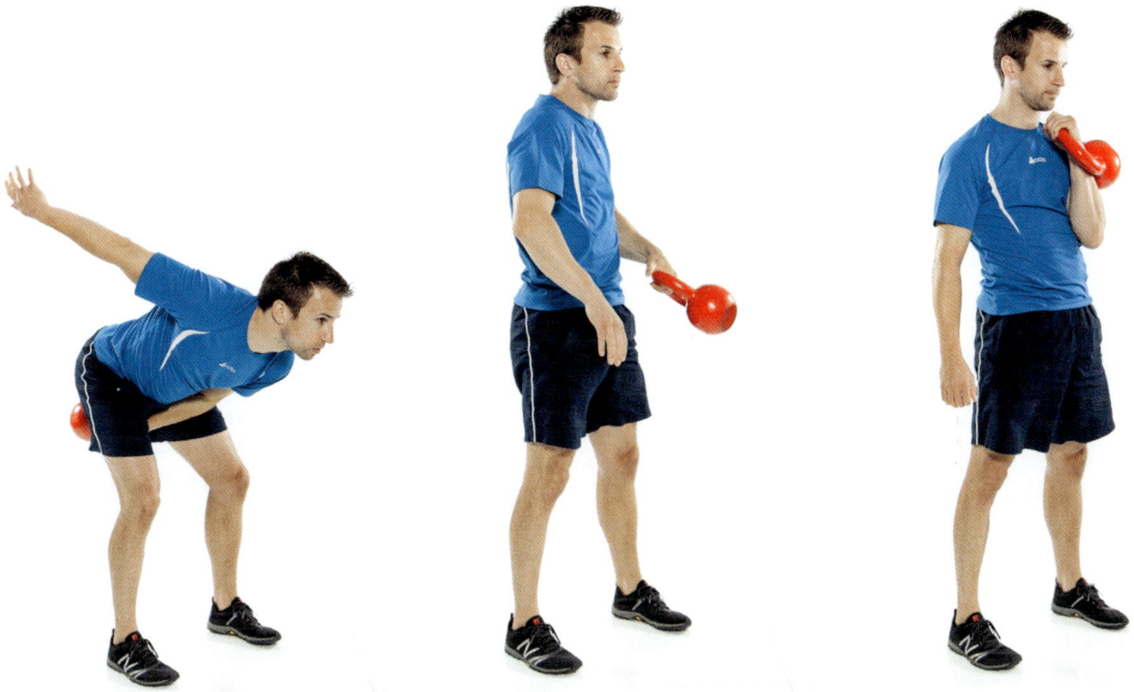

Der Clean

Clean

Beim Clean wird die Kettlebell in einer sauberen Bewegung auf kürzestem Weg vom Boden bis zu den Schultern hochgeschwungen (Rack-Position). Im Deutschen spricht man vom »Umsetzen« des Gewichts. Der Clean ist eine der einfachsten Techniken, um eine Kettlebell anzuheben. Er ist aber auch häufig eine der Übungen, bei denen das Erlernen der korrekten Technik am längsten dauert. Er ist unter anderem wichtig für saubere Bewegungen bei kraftfordernden Überkopfübungen wie zum Beispiel bei der Military Press (siehe ab Seite 52). Ohne einen korrekten Clean, der in einer sehr stabilen Ganzkörperspannung endet, lassen sich keine schweren Gewichte nach oben stemmen. Zusätzlich stellen Cleans auch eine gute Kraftausdauerübung dar. Cleans werden oft als Bindeglied bei Verbundübungen eingesetzt.

Die wichtigste Bewegung beim Clean ist bereits vom Swing bekannt, nämlich die explosive Hüftstreckung. Sie kann beim Clean etwas »weicher« ausfallen. Die Kettlebell wird wie beim Swing durch die Beine nach hinten geschwungen und auf dem Rückweg durch den schnellen Hüftstreckimpuls nach vorne oben katapultiert. Im Unterschied zum Swing soll die Kugel jedoch keinen weiten Bogen am gestreckten Arm beschreiben, sondern auf kürzestem Weg nahezu senkrecht dicht am Körper nach oben in die Rack-Position befördert werden. Hierzu bleibt der Ellenbogen eng am Körper. Auch zum Erlernen des Cleans bietet sich ein schrittweises Herangehen an:

1. Schritt: Finden der korrekten Rack-Position

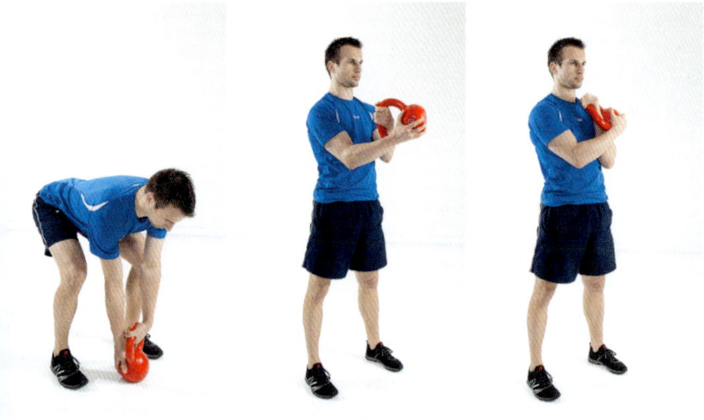

Die Rack-Position wird auch Halte- oder Parkposition genannt. Im Englischen wird mit »rack« eine Ablage oder ein Regal bezeichnet. Die Kettlebell wird also in dieser Position am Körper abgelegt, damit man eine kurze Pause einlegen kann, bevor man zur nächsten Übung weitergeht.

Die Rack-Position ist sehr wichtig für das Kraftausdauertraining, um bei Übungen wie Clean und Press, Clean und Push Press oder Clean und Jerk länger durchhalten zu können. Da das Gewicht dicht am Körper liegt, wird es vom Oberkörper und dem Arm getragen, keinesfalls jedoch von der Schulter allein, was diese schnell ermüden würde. Die Rack-Position sorgt dafür, dass Schulter, Arm und Kettlebell eine kompakte und stabile Einheit mit dem Oberkörper bilden. Dies ist zum Beispiel auch bei der Kniebeuge in der Rack-Position wichtig.

Selbst einfaches Halten auf Zeit oder Gehen in der Rack-Position können sinnvoll ins Training integriert werden, um die Rumpf- und Schulterkraft zu erhöhen und in diesen Bereichen stabiler zu werden.

Heben Sie zunächst die Kettlebell mit einem beidhändigen Bizeps-Curl hoch in die Rack-Position.

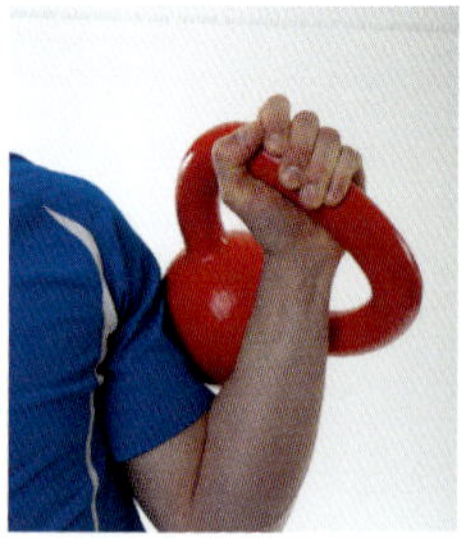

So liegt die Kettlebell in der Hand

Hierbei sollte der Griff diagonal vom Zeigefingergrundgelenk zum Handballen an der Kleinfingerseite in der Hand liegen. Das Handgelenk bleibt gerade und wird nicht nach hinten überstreckt.

Bauch und Po sind angespannt, die Schultern werden nach hinten unten gezogen und der Ellenbogen wird tief und eng am Oberkörper gehalten, ähnlich wie bei einem Boxer, der sich vor einem Schlag zur kurzen Rippe schützen möchte. Sie können den Oberkörper auch leicht nach hinten lehnen, sodass das Gewicht mehr auf der Brust ruht als auf den Armen. Frauen sollten die Kettlebell etwas mehr seitlich neben der Brust halten, sodass der Unterarm senkrecht ist, um einen dauerhaften Druck auf das Brustgewebe zu vermeiden. Die Hüfte steht senkrecht unter dem Massenschwerpunkt der Kettlebell.

Zusammengefasst müssen vor allem fünf Punkte beachtet werden:

- Der Griff liegt diagonal in der Hand.
- Der Ellenbogen wird zum Becken heruntergezogen.
- Das Gewicht ruht senkrecht über der Hüfte.
- Bauch und Po sind angespannt.
- Die Knie sind gestreckt.

Finden Sie die Stelle heraus, an der Sie die Kettlebell am »bequemsten« halten können, indem Sie mit ihr in der Rack-Position umhergehen. Wiederholen Sie das mehrmals auf beiden Seiten.

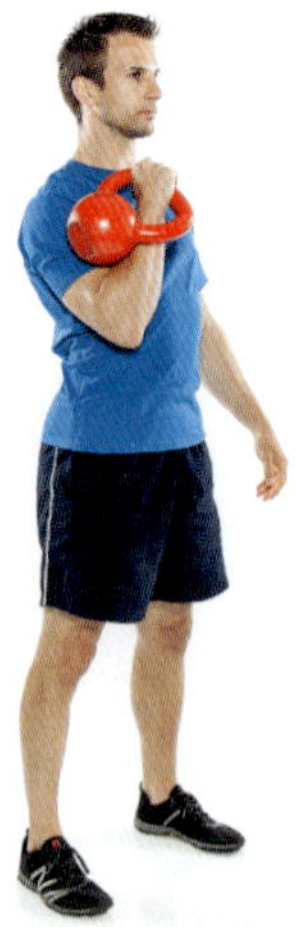

Die Rack-Position

2. Schritt zum Clean: Üben Sie sicheres und sauberes Absetzen der Kettlebell

Anschließend üben Sie zunächst das saubere Absetzen der Kettlebell aus der Rack-Position ein. Hierzu wird die Bewegung wie beim Swing aus den Hüften heraus eingeleitet, indem der Po zügig nach hinten unten gebracht wird und somit für die Kugelhantel Platz macht. Diese wird mit lockerem Arm, aber stabiler Schulter durch die Beine nach hinten geschwungen, pendelt wieder nach vorne und kann kontrolliert abgesetzt werden. Der Ellenbogen bleibt dabei möglichst dicht am Körper, als ob Sie in der Achselhöhle ständig einen nassen Schwamm ausdrücken wollten. Stellen Sie sich einfach vor, dass Sie sich aus der Rack-Position heraus schnell mit der Innenseite des Handgelenks leicht unterhalb der Leiste an den Oberschenkel schlagen oder die Kettlebell zwischen den Beinen hindurch nach hinten schleudern wollen. Während der Daumen in der Rack-Position zur Schulter zeigt, sollte er beim schwungvollen Herablassen der Kugel zwischen den Beinen nach hinten zeigen. Ich empfehle Ihnen, den Bewegungsablauf zunächst ohne Kettlebell zu üben.

Nach dem kontrollierten Absetzen der Kettlebell beim Vorpendeln sollten Sie diese Übung so lange wiederholen, bis Sie eine sichere Rack-Position gefunden haben und die Kugel am entspannten Arm mit dem dicht am Körper bleibenden Ellenbogen locker nach unten »fallen lassen« können.

Erst wenn Sie dies mit beiden Seiten beherrschen, sollten Sie sich an den nächsten Schritt heranwagen. Haben Sie Geduld, Ihre Ellenbogen werden es Ihnen später danken.

SIcheres Absetzen der Kettlebell aus der Rack-Position

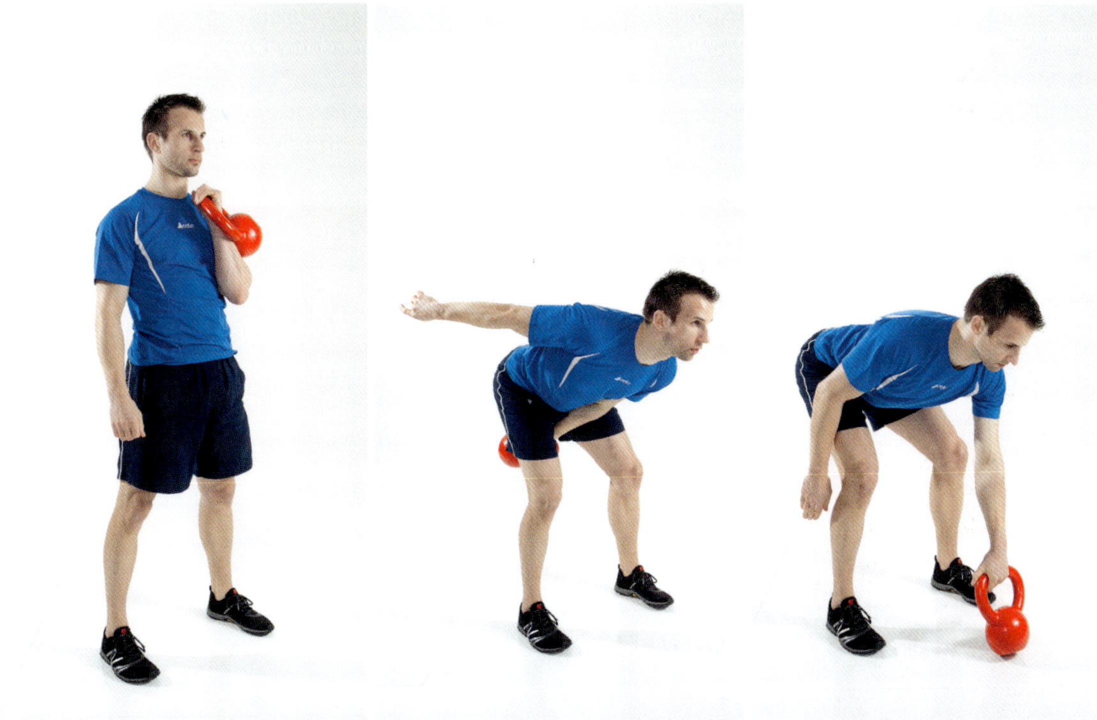

3. Schritt zum Clean: Üben Sie eine saubere und sichere Clean-Bewegung ein

Das Anheben der Kettlebell durch den Clean stellt exakt den umgekehrten Weg der Abwärtsbewegung dar, bereitet in der praktischen Umsetzung jedoch meistens die größten Schwierigkeiten. Das kann entweder daran liegen, dass die Schwungbahn der Kugel einen zu weiten Bogen nach vorne oben beschreibt oder dass das Timing der Unterarmdrehung nicht stimmt.

Deshalb gehen Sie am besten ähnlich wie beim Swing vor und starten mit einem einarmigen Sumo Deadlift (siehe Seite 27). Sie heben also die zwischen den Füßen unter dem Körper stehende Kettlebell wie beim Sumo Deadlift an, wobei die Schulter immer fest nach hinten unten gezogen bleibt. Wiederholen Sie die Bewegung 3- bis 5-mal.

Sobald Ihnen das gut gelingt, erhöhen Sie deutlich das Bewegungstempo (wie beim Swing) und setzen Sie die Kugel nicht mehr ab. Wiederholen Sie auch diesen Bewegungsablauf 3- bis 5-mal, so lange, bis Sie ein gutes Gefühl für die Bewegung entwickelt haben.

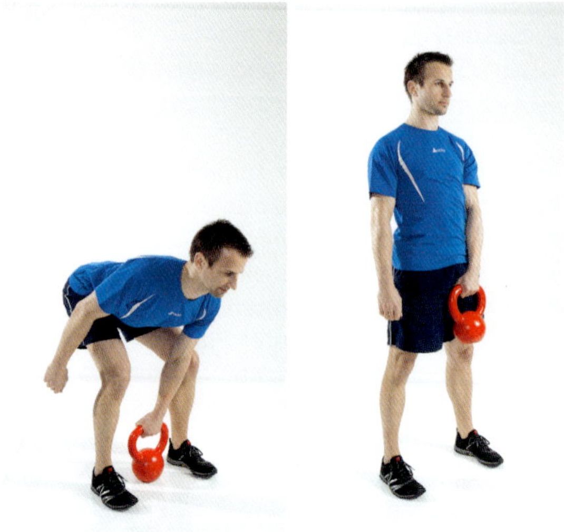

Erste Teilbewegung: einarmiger Sumo Deadlift

Im nächsten Schritt führen Sie zusätzlich die explosive Hüftstreckung aus, die die Kettlebell schnell nach oben befördert, und ergänzen eine Bewegung, die dem schnellen Zuziehen Ihres Jackenreißverschlusses gleicht. Der Ellenbogen bleibt eng am Körper und die Hand fährt am Körper hoch, bis sich die Kettlebell in der Rack-Position befindet. Dabei sollte das Gewicht mit möglichst geringem Kraftauf-

SO NICHT!

Versuchen Sie nicht, die Kugel mithilfe Ihrer Oberarmkraft mit einem negativen Bizeps-Curl abzusetzen, da dies die Ellenbogenstrukturen überlasten und verletzen kann. Der Arm muss wie ein loses Seil ohne Muskelspannung die Kugel zwischen die Beine »werfen«. Dabei wird das fallende Gewicht von den Hüften aufgefangen und nicht von den Armen! Die Schulterspannung verankert den Arm am Oberkörper, also bleibt die Schulter immer nach hinten unten gezogen.

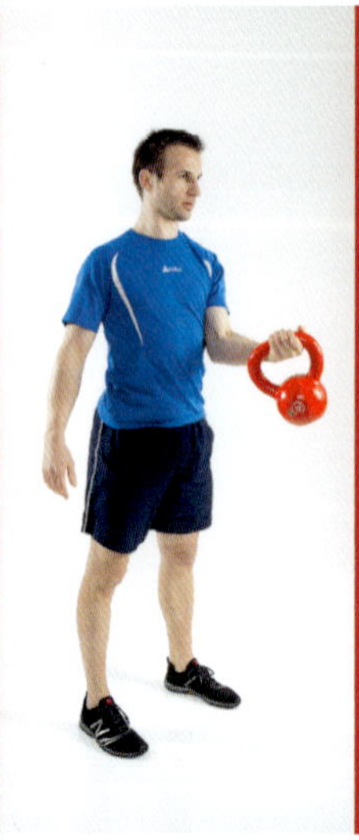

Schwingen Sie die Kettlebell nicht zu weit nach unten. Das Handgelenk soll die Oberschenkelinnenseite nahe der Leiste berühren.

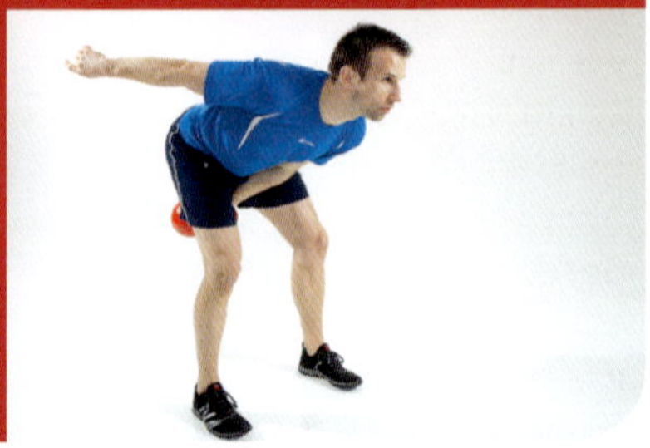

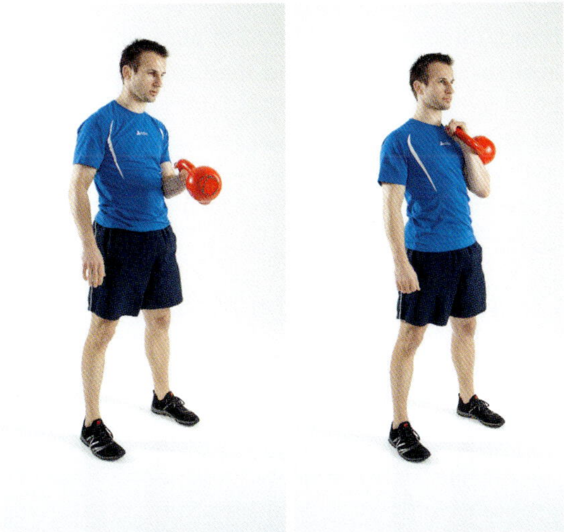

**Zweite Teilbewegung:
Hochfliegen der Kettlebell in die Rack-Position**

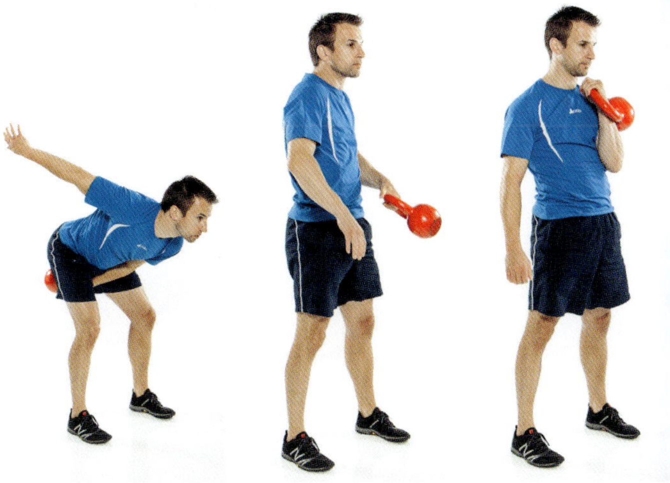

Kombinieren Sie beide Teilbewegungen mit dem Rückschwung zwischen die Beine

wand aus dem Arm heraus nahezu senkrecht nach oben bewegt werden. Die Hand nimmt den Schwung der explosiven Hüftstreckung nur mit und führt die Kettlebell in die Rack-Position. Auch hier bieten sich Intervalle von 3 bis 5 Wiederholungen an, um sich besser auf die Technikausführung konzentrieren zu können.

4. Schritt zum Clean: alles zusammenfügen

Sobald Sie auch hierfür ein gutes Bewegungsgefühl entwickelt haben, können Sie den Clean frei schwingend durchführen. Starten Sie dazu wie beim Swing hinter der Kettlebell stehend, ziehen Sie sie dann aggressiv unter das Gesäß (Daumen zeigt nach hinten) und setzen Sie sie dicht am Körper um. Der Rückweg erfolgt ebenfalls dicht am Körper, sodass der Ellenbogen fast am Körper »klebt«. Denken Sie an den Schwamm, den Sie die ganze Zeit über unter der Achselhöhle ausdrücken.

Durch die explosive Hüftstreckung wird die Kettlebell nach oben katapultiert. In dem Moment, in dem sich die Kettlebell fast schwerelos anfühlt, folgt die »Reißverschlussbewegung« des Armes. Sie können sich auch vorstellen, dass Sie dabei einen kurzen Aufwärtshaken aus dem Boxen durch den Kettlebellgriff hindurch ausführen, oder versuchen Sie, nach der Hüftstreckung möglichst schnell den Ellenbogen unter die Kettlebell zu bekommen. Drehen Sie die Hand nicht zu spät nach oben, sondern frühzeitig auf Hüft- bis Bauchnabelhöhe, sodass die Kugel nicht von oben herab in die Rack-Position »plumpst«, sondern direkt hineingezogen wird. Durch die Unterarmdrehung soll die Kettlebell »weich« um die Hand herumrollen und nicht fliegen. Im Moment des sanften »Aufpralls« sollte der ganze Körper wie in der oberen Swing-Position angespannt werden, also: Knie strecken und Beckenboden, Bauch und Po maximal anspannen – wie bei der Übung Körperbrett (siehe Kapitel 1, Seite 24). Die Atmung erfolgt wie beim Swing, das heißt also, dass Sie ganz unten, wenn die Kugeln zwischen den Beinen ist, ein- und oben ausatmen.

Jetzt heißt es üben, üben, üben. Lieber mehrmals kurz am Tag als einmal lange. Finden Sie den richtigen Punkt, den sogenannten Sweet Point, um die Kugel auf kürzestem Weg fast senkrecht in die Rack-Position zu

TIPP

Sollte die Kettlebell bei diesem Bewegungsablauf unangenehm gegen den Arm schlagen, befördern Sie sie wahrscheinlich nicht nah genug am Körper nach oben. Abhilfe kann ein Partner schaffen, der ein hängendes Handtuch vor Sie hält, das Sie nicht berühren dürfen. Je dichter Sie dabei vor dem Handtuch stehend den Clean ausführen können, desto besser ist Ihre Technik.
In der unteren Position sollte der Ellenbogen locker gestreckt sein, so als würden Sie die Kettlebell im Sand oder auf einer Wiese zwischen die Beine hindurch weit nach hinten schleudern wollen. Andernfalls können die Strukturen am Ellenbogengelenk überlastet werden.

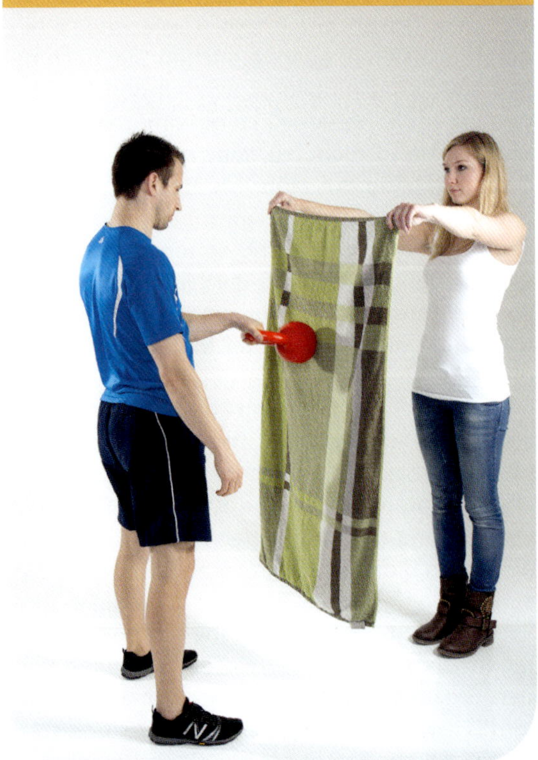

katapultieren, ohne dass Sie sie per Oberarmkraft anheben und ohne dass die Kugelhantel beim Umschwingen hart auf der Unterarmrückseite landet (kleine blaue Flecken sind zu Beginn nicht selten, sie können jedoch durch ein Schweißband reduziert werden).

Overhead Press oder Military Press

Wenn Sie den Clean sicher beherrschen, sind Sie bereit für die Overhead Press, auch Military Press genannt. Dies ist eine exzellente Übung für stabile Schultern und kann zum Beispiel Probleme mit der Rotatorenmanschette verbessern oder beseitigen. Außerdem ist sie hocheffektiv, um Kraft im gesamten Oberkörper zu entwickeln. Allein durch diese Übung konnten schon viele Sportler die Anzahl ihrer Klimmzüge verbessern oder mehr Gewicht beim Bankdrücken hochstemmen, ohne dass sie dies trainiert hatten.

Eine gute Military Press beginnt immer mit einem sauberen Clean. In der stabilen Rack-Position – Knie gestreckt, Beckenboden, Bauch und Po fest angespannt – atmet man kurz ein. Danach wird die Kettlebell in einer leichten Halbkreisbewegung nach oben hinten über den Kopf gedrückt. Der Unterarm wird stets senkrecht gehalten.

In der Endposition befindet sich der Oberarm auf Ohrhöhe, der Ellenbogen ist gestreckt und die Schulter wird zur Stabilisierung während der ganzen Bewegung aktiv nach hinten unten gezogen. Dies erfordert etwas Übung und Geduld, aber wer das nicht schafft, wird nie hohe Gewichte stemmen und eine stabile Schulter entwickeln können. Die Kettlebell beschreibt also eine sehr flache Halbkreisbahn von der Brust bis in die Überkopfposition am gestreckten Arm. Man nennt diese Endposition auch Lockout, weil dabei das Ellenbogengelenk gestreckt bzw. »verriegelt« wird und es in dieser Position am stabilsten ist, was die Übung sicherer macht, sodass höhere Gewichte über dem Kopf gehalten werden können.

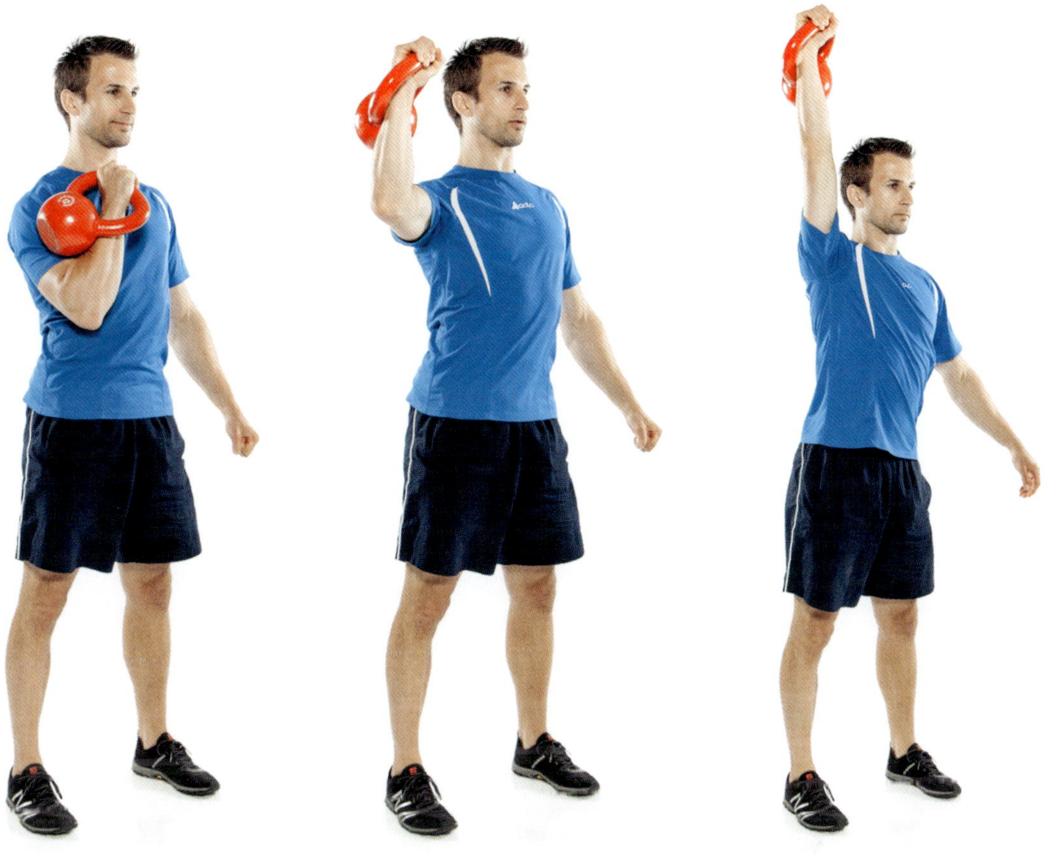

Die Military Press

Da jede Schulter anders gebaut ist, sollten Sie selbst für sich herausfinden, wie Sie den Arm am besten nach hinten oben bringen können.

Eine gute Übung für eine stabile, nach unten gezogene Schulter und einen gestreckten Ellenbogen ist es, die Kettlebell von der Rack-Position mit Schwung aus den Beinen und den Hüften heraus beziehungsweise mit beiden Händen nach oben zu stoßen (Push Press, siehe Seite 73) und sie in der Überkopfposition eine Weile zu halten. Wenn der Ellenbogen nicht gestreckt bleibt, wird die Kettlebell bald nach unten sinken. Für mehr Stabilität im Rumpfbereich können Sie in dieser Position auch umhergehen (auf Bauch- und Pospannung achten!).

Wenn Sie es nicht schaffen, den Ellenbogen zu strecken und die Schulter unten zu lassen, sollten Sie eventuell zunächst den Turkish Get-up üben, bis Sie es können – vorausgesetzt, Ihr Ellenbogengelenk ist gesund (Turkish Get-up siehe ab Seite 57). Erst dann wenden Sie sich wieder der Military Press zu.

Zu Beginn bietet es sich an, vor jeder Military Press einen Clean auszuführen. Später im Training genügt es, wenn Sie vor der ersten Wiederholung einen Clean machen und anschließend aus der Rack-Position heraus weitere Wiederholungen folgen lassen.

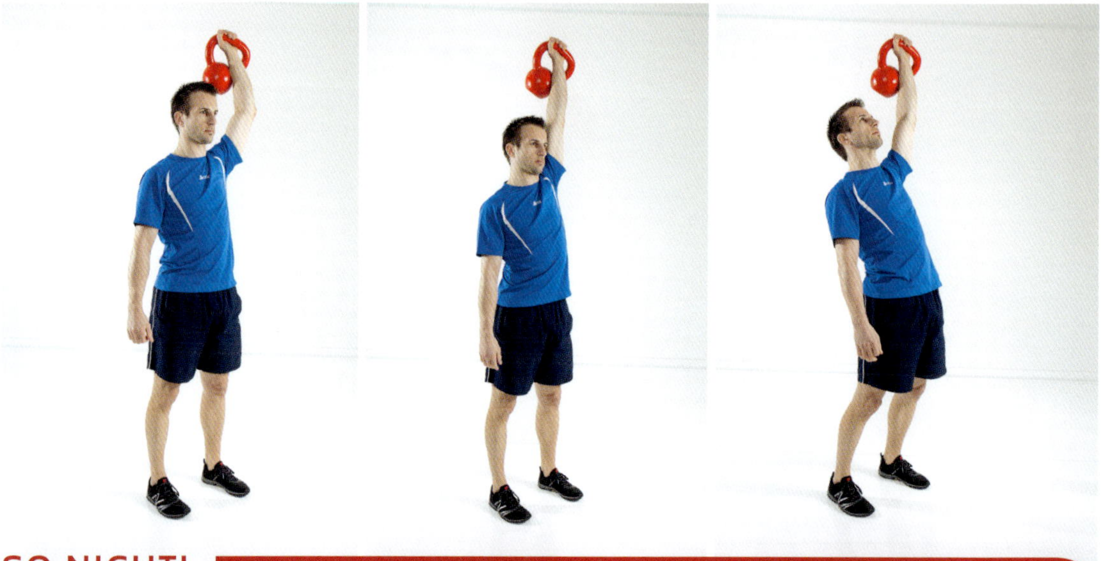

SO NICHT!

Wichtig: Die Schulter bleibt unten, die Faust wird um den Griff fest verschlossen, das Handgelenk bleibt gerade und der Ellenbogen muss gestreckt werden, wobei sich der Oberarm auf Ohrhöhe befindet.

Sie können sich auch mit dem Brustkorb etwas nach vorne lehnen. Wer den Ellenbogen überstrecken kann, was bei vielen Frauen der Fall ist, sollte diesen bei allen Übungen nur so weit strecken, dass der Arm gerade ist.

Weichen Sie nicht in die Rücklage aus, machen Sie also kein Hohlkreuz. Sollten Sie dies nicht umgehend korrigieren können, indem Sie das Becken aufrichten und den Po zusammenkneifen, setzen Sie sich zunächst auf eine flache Stufe oder einen Stuhl und üben Sie die Military Press im Sitzen.

Durch folgende Tipps können Sie noch mehr Kraft entfalten und Stabilität in die Schulter bekommen:

- Je mehr Sie die Knie strecken und Beckenboden, Bauch und Po anspannen (Bracing, siehe Kapitel 1, Seite 23), desto stabiler ist Ihre Basis und desto mehr Kraft können Sie bei der Military Press entfalten.
- Versuchen Sie, den Griff beim Hochstemmen der Kettlebell zu »zerquetschen«, und schließen Sie auch die freie Hand fest zur Faust. Dadurch werden weitere Muskeln dazu veranlasst, sich noch mehr anzuspannen. Das führt zu einer noch höheren Kraftentfaltung.
- Bei sehr schweren Gewichten können Sie Ihre Hüfte etwas nach außen schieben und so den Körperschwerpunkt weiter unter die Kettlebell verlagern. Dadurch fällt Ihnen das Hochdrücken leichter.
- Versuchen Sie, bei der Abwärtsbewegung die Kettlebell nicht einfach »herabplumpsen« zu lassen, sondern aktiv aus dem Latissimus

heraus herabzuziehen. (Der Latissimus ist der breite Rückenmuskel, der den hinteren Rand der Achselhöhle formt.) Stellen Sie sich vor, dass Sie einen einarmigen Klimmzug machen wollen oder dass die Kettlebell mit einem starken Gummiband an der Decke befestigt ist, welches Sie durch Herabziehen spannen müssen. Dies kräftigt nicht nur den Latissimus, sondern bewirkt auch eine größere Schulterstabilität sowie eine höhere Kraftentfaltung bei der anschließenden Aufwärtsbewegung.

Front Squat oder Goblet Squat

Die Front Squat ist die rückenfreundlichste Form der Kniebeuge, da das Gewicht nicht im Nacken liegt, sondern vor der Brust. Im Gegensatz zu einer vorne gehaltenen Langhantel werden mit der Kettlebell die Handgelenke praktisch nicht belastet. Die Front Squat fördert Gesäß- und Beinkraft und ist gleichzeitig eine hervorragende Übung für die untere Rumpfmuskulatur (Kraftzentrum, Core). Zusätzlich verbessert sie die Beweglichkeit in den Hüftgelenken. Der Bewegungsablauf ist nicht neu, da die wichtigsten Grundlagen für die Front Squat aus dem Deadlift bekannt sind.

Stellen Sie sich etwa schulterbreit hin und halten Sie eine Kettlebell mit beiden Händen vor der Brust, entweder aufrecht an den Seitenhörnern des Griffs oder wie einen Pokal: am Kugelkörper mit dem Griff nach unten bzw. dem Boden nach oben. Die Ellenbogen sollten dabei nach unten zeigen. Richten Sie das Brustbein auf, ziehen Sie die Schultern nach hinten unten, atmen Sie kurz durch die Nase ein und ziehen Sie dann unter hoher Bauchspannung (Bracing) den Po nach hinten unten, bis die Oberschenkel parallel zum Boden sind oder etwas tiefer. Das Gewicht wird stärker auf die Fersen verlagert und die Wirbelsäule bleibt so gestreckt und aufrecht wie möglich. Beim Hochdrücken können Sie »hinter die Bauchspannung« ausatmen. Spannen Sie dazu den Po fest an und versuchen Sie, die Füße maximal in den Boden zu drücken. Im Stand sind die Hüften und Knie gestreckt.

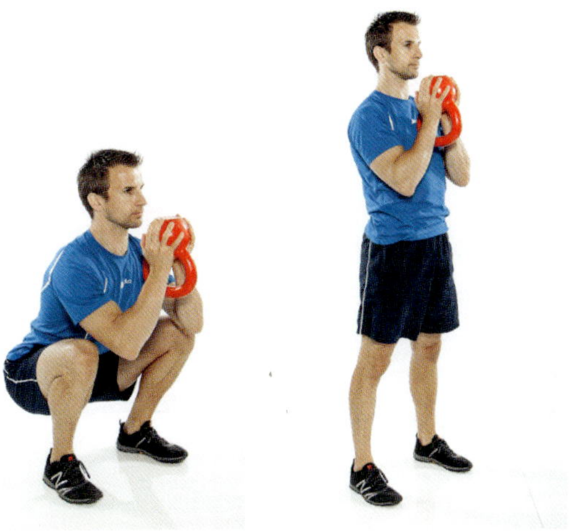

Die Front Squat oder Goblet Squat

Als Variante kann die Kettlebell auch in der Rack-Position gehalten werden. Das erfordert eine höhere aktive Rumpfstabilisation.

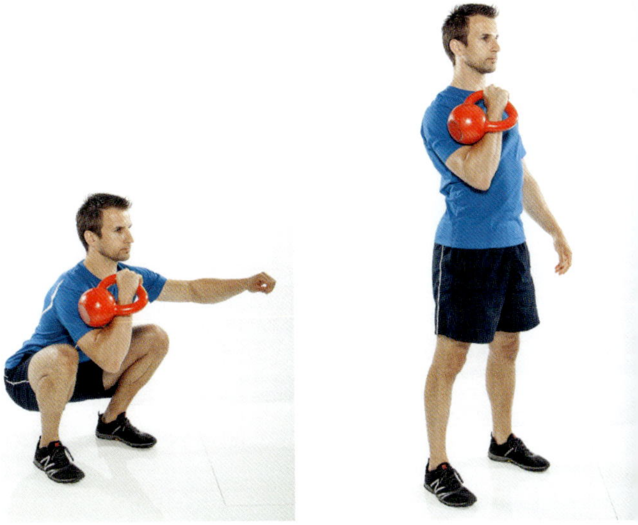

Die Front Squat mit Kettlebell in der Rack-Position

SO NICHT!

- Achten Sie darauf, dass Sie die Hüften nach hinten ziehen und nicht nur die Knie nach vorne schieben.
- Machen Sie leichte O-Beine. Die Knie müssen immer in Richtung Fußspitzen zeigen und sollten nicht nach innen in die X-Bein-Stellung ausweichen. Die Bewegung startet, wie so häufig, in den Hüften.

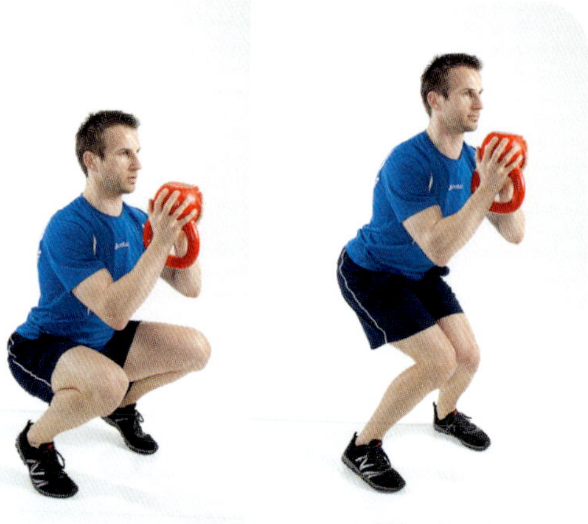

TIPP

Wie Sie eine noch tiefere Kniebeuge erreichen:

- Drücken Sie bei der Abwärtsbewegung die Knie leicht nach außen, um die Hüften zu »öffnen«. Dadurch bekommt das Becken mehr Platz, um nach unten sinken zu können.
- Aktivieren Sie vorher gezielt Ihre Hüftbeugemuskeln, indem Sie sich auf den Rücken legen und jeweils 3 mal 5 Sekunden lang so fest wie möglich die Hände und ein Knie gegeneinander drücken.
- Stellen Sie sich bei der anschließenden Kniebeuge vor, dass Sie an starken Gummibändern an der Decke aufgehängt sind und sich gegen deren Widerstand aktiv nach hinten unten ziehen müssen. Lassen Sie sich nicht einfach in die Kniebeugeposition »herabfallen«, sondern ziehen Sie die Knie aktiv V-förmig nach oben außen.
- Stellen Sie sich vor, dass sich beim Runtergehen der Kopf und das Steißbein auseinanderbewegen und die Wirbelsäule in beide Richtungen auseinandergezogen wird.

Lunge oder Ausfallschritt

Die Übung Lunge (Ausfallschritt) ist eine gute Vorbereitung auf einbeinige Kniebeugevarianten. Im Alltag und in den meisten Sportarten finden Aktionen meistens auf einem Bein oder aus der Schrittstellung heraus statt. Daher sollte dies auch im Training berücksichtigt werden. In der Schrittstellung wird ein Bein mehr belastet als das andere und die Hüftmuskeln müssen verstärkt stabilisieren, um das Gleichgewicht zu halten.

Beim Ausfallschritt macht man einen großen Schritt nach vorne, wobei die Füße maximal hüftbreit auseinander stehen. Beide Knie und Fußspitzen zeigen stets nach vorne. Das vordere Knie ist leicht gebeugt und befindet sich über der Ferse. Der hintere Fuß steht nur auf dem Ballen.

Halten Sie eine Kettlebell mit beiden Händen vor der Brust und senken Sie das hintere Knie senkrecht ab, während das vordere möglichst über der Ferse oder dem Mittelfuß bleibt. Halten Sie den Oberkörper aufrecht, spannen Sie den Po an und drücken Sie sich über die vordere Ferse wieder hoch.

Varianten bieten sich neben der Veränderung der Schrittlänge, der Bewegungsamplitu-

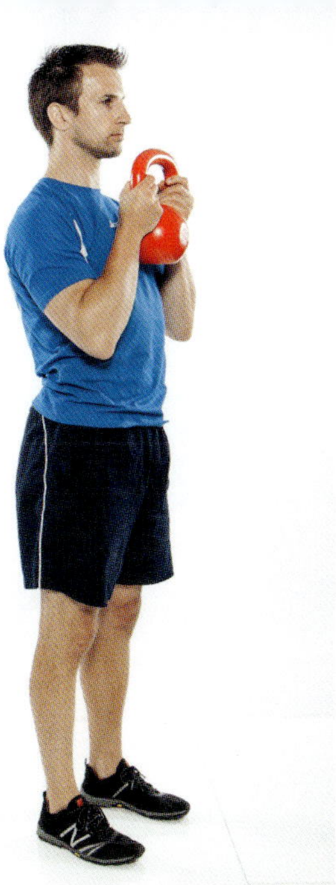

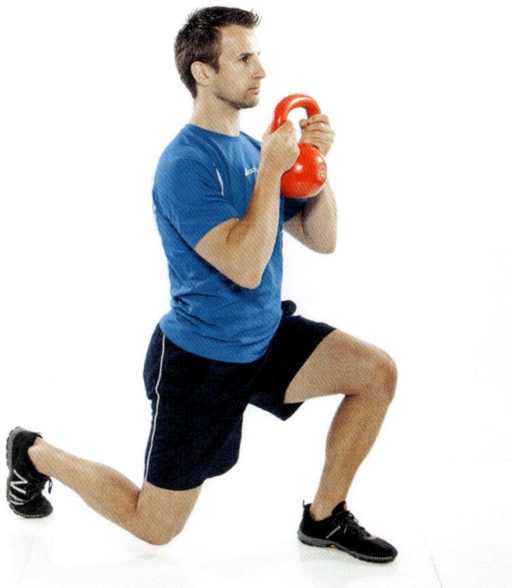

Der Lunge

de und der Bewegungsgeschwindigkeit in der Art der Kettlebellhaltung an. Sie kann auch einhändig gehalten werden: unten neben dem Körper, in der Rack-Position oder in der Lockout-Position, also über Kopf (etwas schwieriger). Siehe hierzu Seite 48 und 52. Sie können natürlich auch mit zwei Kettlebells üben.

PRAXIS

Sie können zunächst alle Wiederholungen mit einer Seite durchführen oder gleich links und rechts abwechseln. Starten Sie zunächst mit einem Ausfallschritt nach hinten, da dies die Muskeln weniger belastet und vom Gleichgewicht her einfacher ist.

Turkish Get-up oder Türkisches Aufstehen

Sie haben nun durch die Übungen Clean, Overhead Press und Split Squat alle Voraussetzungen gelernt, um sich an eine der komplexesten Ganzkörperübungen im Kettlebelltraining heranzuwagen: das Türkische Aufstehen oder Turkish Get-up, auch Get-up oder TGU genannt.

Diese Übung wurde bereits vor über 200 Jahren von türkischen Ringern durchgeführt und sorgt für eine hervorragende Beweglichkeit und Stabilität des ganzen Körpers, vor allem der Schultergelenke.

Während des gesamten Bewegungsablaufs hindurch muss die Lendenwirbelsäule kontinuierlich stabilisiert werden, während sich Arme und Beine in sämtliche Richtungen bewegen. Der TGU stellt also eine außergewöhnliche Ganzkörperübung dar.

TGU leichter lernen mit der Variation Reverse Turkish Get-up

Man kann die Übung aus der Rückenlage heraus am Boden beginnen und dann aufstehen. Die Erfahrung zeigt jedoch, dass es einfacher ist, mit dem Reverse Turkish Get-up zu beginnen, bei dem der Bewegungsablauf aus dem aufrechten Stand heraus startet.

Im Folgenden sind die einzelnen Schritte der Einfachheit halber nur für die linke Seite beschrieben.

Der Turkish Get-up

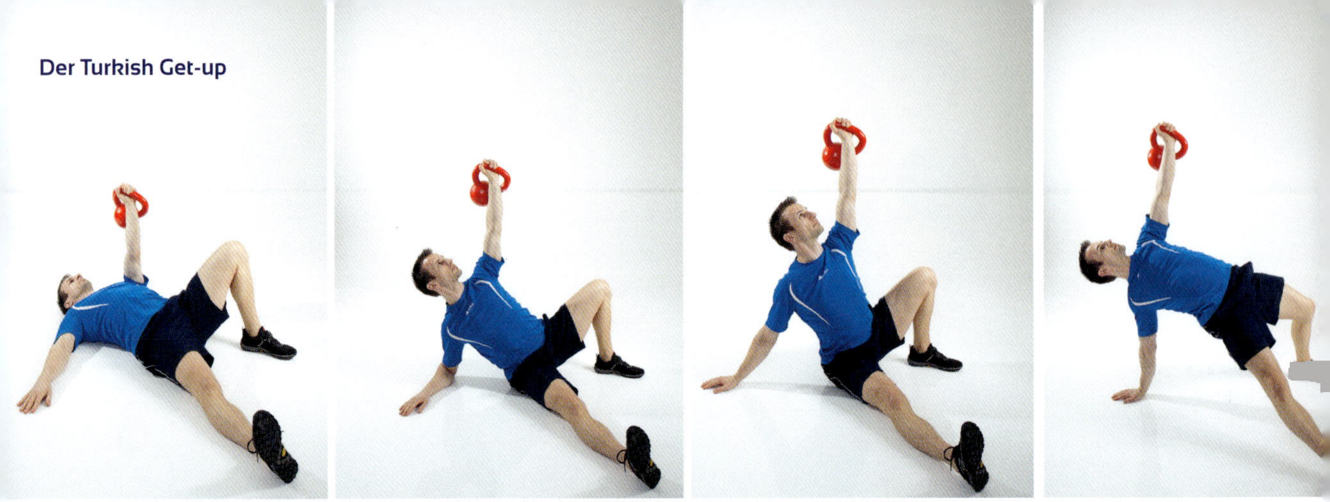

Der Reverse Turkish Get-up

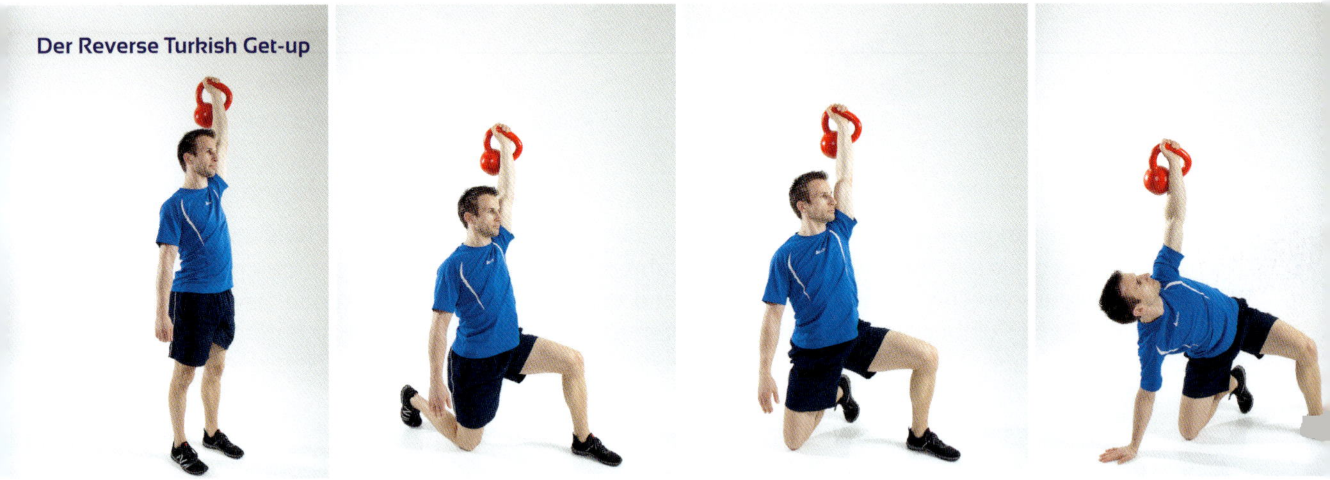

Halten Sie die Kettlebell links in der Überkopfposition und machen Sie mit rechts einen langen Ausfallschritt nach hinten.

Senken Sie dann das hintere Knie zum Boden ab und drehen Sie das Bein so, dass das hintere Knie im 90 bis Grad-Winkel nach außen zeigt. Der Oberkörper bleibt jedoch nach vorne ausgerichtet. Nun stützen Sie sich mit der freien rechten Hand in Verlängerung des hinteren Unterschenkels seitlich neben dem Körper ab. Die Hand befindet sich also in Verlängerung des hinteren Knies.

Drücken Sie jetzt die vordere Ferse und die aufgestützte Hand fest in den Boden, heben Sie das Gesäß weit nach vorne oben an und schieben Sie das untere Bein in eine gestreckte Position vor den Körper, sodass Sie in einer hohen Brückenposition landen. Die Hüfte ist voll gestreckt und der Po fest zusammengekniffen.

Senken Sie nun das Gesäß ab, sodass Sie aufrecht sitzen (Brustbein anheben, Schultern nach hinten unten ziehen).

Von dort aus senken Sie den gestreckten Oberkörper seitlich auf den rechten Unterarm/Ellenbogen herab.

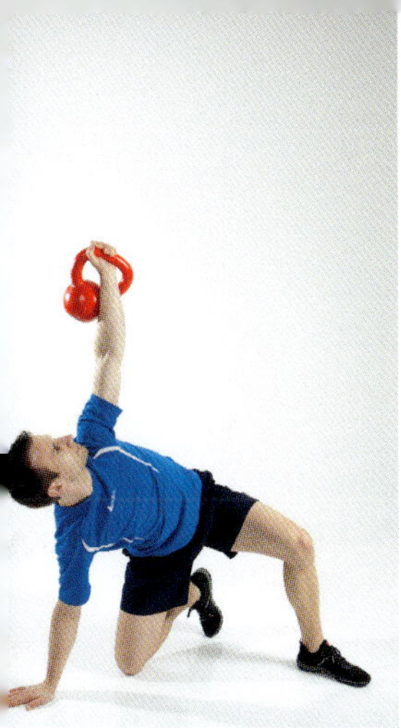
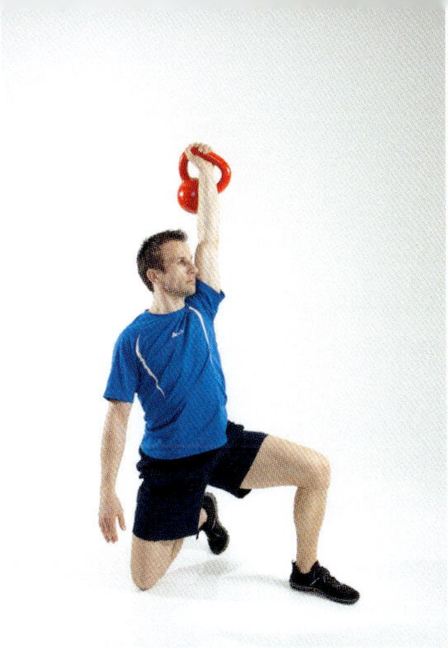
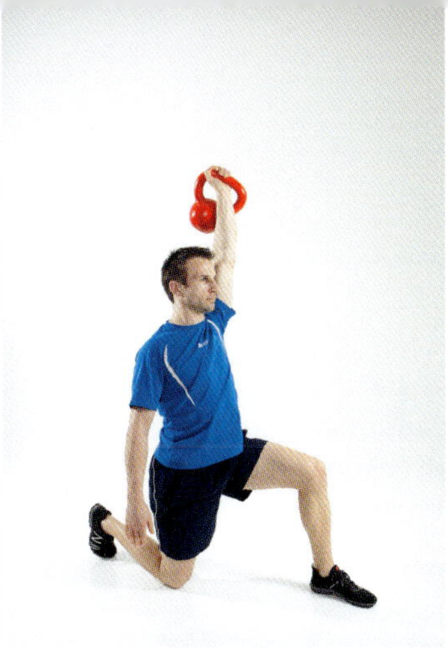
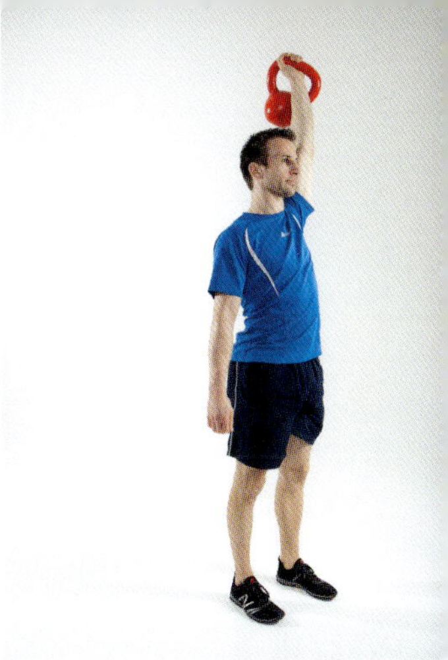
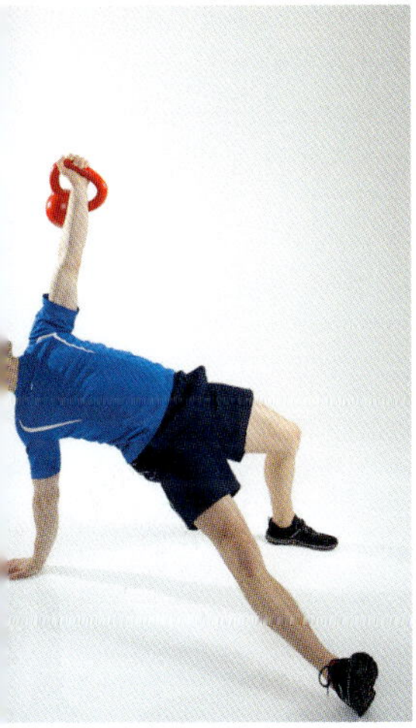
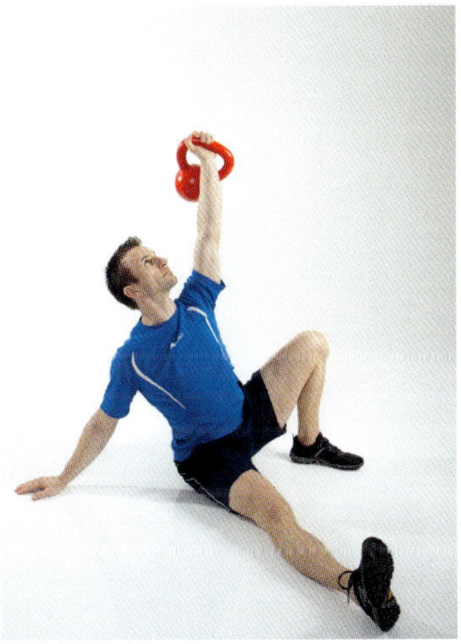
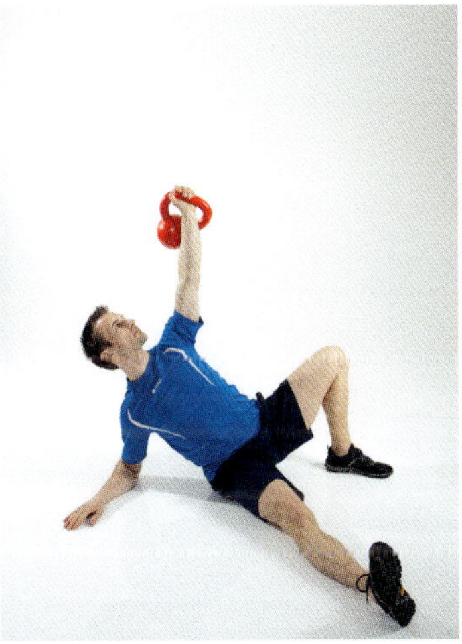
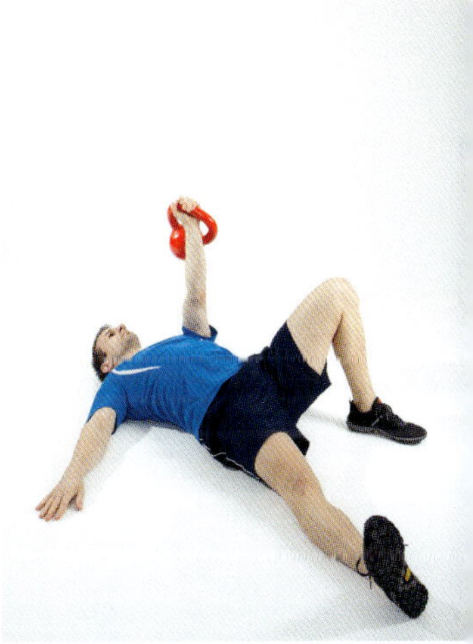

Im letzten Schritt der Abwärtsbewegung bringen Sie den gestreckten Oberkörper kontrolliert in die Rückenlage.

Anschließend erfolgt die Aufwärtsbewegung genau umgekehrt: Drücken Sie die aufgestellte linke Ferse und den rechten Unterarm fest in den Boden, sodass sich die linke Hüfte streckt und Sie leicht seitlich auf dem aufgestützten Unterarm landen, als ob Sie am Brustbein schräg nach rechts oben gezogen werden. Führen Sie dabei keine Crunchbewegung mit eingerolltem Oberkörper durch.

Im nächsten Schritt strecken Sie den unteren Arm so, dass Sie vom Unterarm auf die Hand in den aufrechten Sitz hochkommen. Drücken Sie sich über die vordere Ferse und die aufgestützte Hand weit in die Brücke hoch, bis der Körper ganz gestreckt ist, und ziehen Sie das vordere Bein in leichter Auswärtsdrehung mit dem Knie nach rechts hinten in Richtung Hand unter den Körper, sodass das Knie senkrecht unter dem Bauch den Rumpf abstützt. Von dort aus richten Sie sich über die seitlichen Rumpfmuskeln auf und verlagern das Gewicht mehr auf das vordere, aufgestellte Bein.

Drehen Sie das hintere Knie wieder nach vorne, korrigieren Sie gegebenenfalls Ihre Fußpositionen, sodass Sie sich kontrolliert und sicher über die vordere Ferse in den Parallelstand hoch-drücken können – wie beim Ausfallschritt. Damit haben Sie eine komplette Wiederholung geschafft: aus dem Stand in die Rückenlage und wieder zurück.

PRAXIS

Die wichtigsten drei Punkte während des gesamten Bewegungsablaufs lauten:
1. Ellenbogen strecken und den oberen Arm senkrecht halten,
2. Brustbein anheben, beide Schultern nach hinten unten ziehen,
3. Bauch anspannen (Bracing).

TIPP

Empfehlungen für das sichere Erlernen des TGU:

- Studieren Sie zunächst alle Übungsteilschritte gründlich ein. Am besten ohne Gewicht, bis die Bewegungen gut bekannt sind.

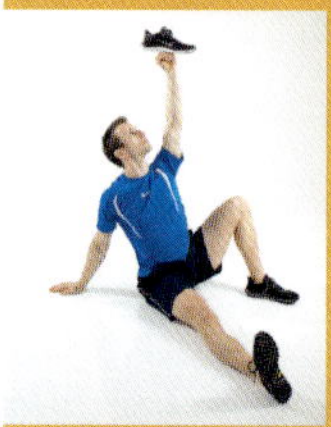

- Balancieren Sie während des gesamten Bewegungsablaufs einen Schuh auf der geschlossenen Faust bei geradem Handgelenk. Der gestreckte Arm sollte die ganze Zeit senkrecht zur Decke zeigen. Wenn der Schuh fällt, beherrschen Sie die Technik noch nicht ausreichend, um eine Kettlebell hinzunehmen zu können.

- Gelingt es Ihnen links und rechts sicher, den Schuh beim TGU nicht fallen zu lassen, können Sie die Bewegung mit einer leichten Kettlebell versuchen, die Sie mittels Clean und Overhead Press in die Überkopfposition bringen. Den Bewegungsablauf mit Gewicht sollten Sie zunächst zu zweit einüben: Ihr Partner hält dann während des gesamten Bewegungsablaufs beide Hände direkt unter die Kugel, um sie im Notfall schnell und sicher auffangen zu können.

Sicheres Aufnehmen der Kettlebell in der Bodenlage

Versuchen Sie nie, die Kugelhantel aus der Startposition mit einer Hand aufzunehmen. Das kann zu Ellenbogen- und Schulterverletzungen führen!

Um die Kettlebell sicher in die Ausgangslage bringen zu können, legen Sie sich seitlich daneben und drehen den ganzen Körper zu ihr hin (Embryostellung). Fassen Sie nun den Griff mit beiden Händen, ziehen Sie die Ellenbogen dicht an den Körper heran und drehen Sie sich mithilfe hoher Rumpfspannung wieder auf den Rücken.

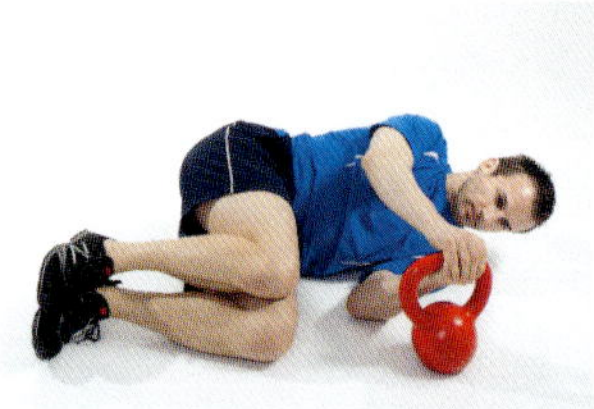

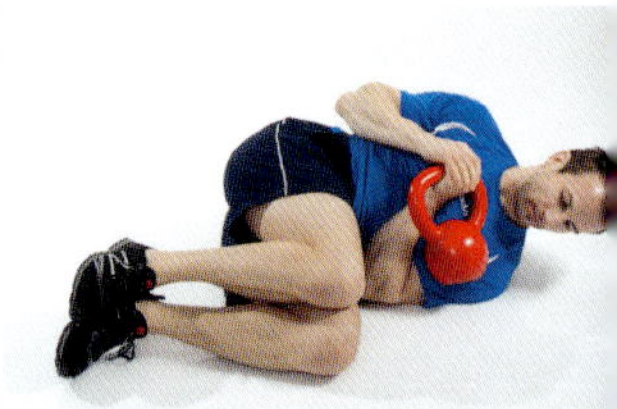

Aus der Rückenlage heraus drücken Sie die Kettlebell mit beiden Händen nach oben, bis der linke Arm gestreckt ist. Das gleichseitige Bein ist aufgestellt und etwa 45 Grad nach außen abgewinkelt. Den freien Arm legen Sie in circa 45 Grad abgewinkelt neben den Körper. Ziehen Sie die Schultern weit nach hinten unten, sodass man Ihren gestreckten Oberkörper aus der liegenden Position heraus am Arm hochziehen könnte, ohne dass dabei Ihre Schulter nach vorne kommt.

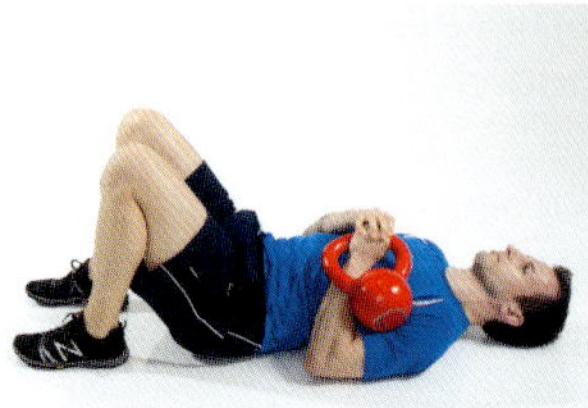

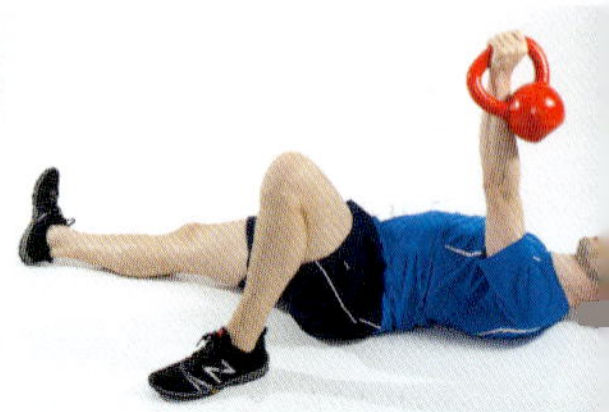

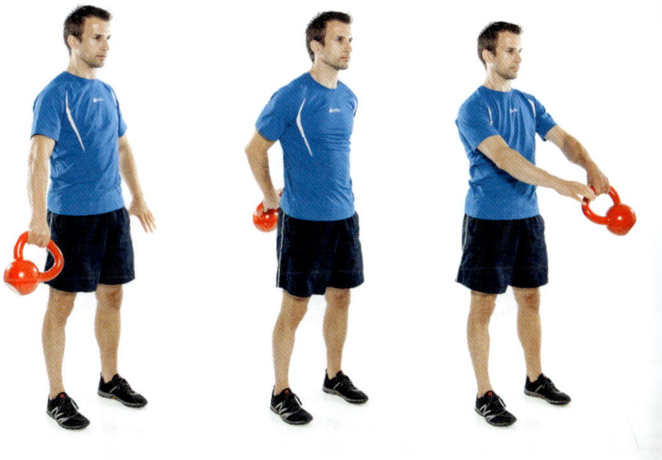

Der Sling Shot oder Around The Body Pass

HINTERGRUND

Allein die beiden Übungen Swing und Turkish Get-up ermöglichen ein hocheffektives Ganzkörperfitnessprogramm. Wenn Sie also mit wenig Zeitaufwand allgemein fitter, stabiler, kräftiger, beweglicher und ausdauernder werden beziehungsweise bleiben möchten, empfehle ich Ihnen eines der beiden Minimalprogramme, die auf den Seiten 62 und 63 vorgestellt werden.

Sling Shot oder Around The Body Pass

Der Sling Shot ist eine gute Übung, um den unteren Rumpf und die Schultern zu stabilisieren und die Griffkraft zu verbessern. Sie eignet sich aber auch als »Übergangsübung« zwischen zwei sehr anstrengenden anderen Übungen, um wieder etwas zu Atem zu kommen, ohne dass Sie die Bewegung unterbrechen müssen.

Stellen Sie sich so hin, dass Ihre Füße hüftbreit auseinander stehen. Lassen Sie eine Kettlebell um den Körper kreisen, die jeweils vor dem Bauch und hinter dem Rücken in die andere Hand übergeben wird. Halten Sie Ihre Arme möglichst gestreckt. Halten Sie die Kettlebell mit dem Griff quer vor dem Körper und lassen Sie mit einer Hand erst dann los, wenn die andere sicher zugegriffen hat! Kurze Fingernägel sind hier von Vorteil.

Heben Sie das Brustbein an, ziehen Sie die Schultern nach hinten unten und spannen Sie den Beckenboden, den Bauch und den Po fest an. Die Schulter- und die Beckenachse sollten immer parallel nach vorne zeigen, sodass sich der Körper bei der Übung nicht verdreht. Ihr Körper kann dabei gestreckt leicht vor- und zurückpendeln. Führen Sie die Übung in beide Richtungen aus.

Figure-8

Figure-8 stellt ebenfalls eine gute Möglichkeit dar, den unteren Rumpf zu stabilisieren. Sie eignet sich gut als »Übergangstraining« zwischen zwei anstrengenderen Übungen.

Die Füße stehen etwas mehr als schulterbreit auseinander und die Kettlebell wird, ähnlich wie beim Swing, mit einer Hand zwischen die Beine nach hinten geschwungen (Daumen zeigt nach hinten). Dort wird sie von der anderen Hand übernommen, außen um das Bein herum nach vorne geschwungen und wieder durch die Beine hindurch nach hinten in die andere Hand übergeben, sodass der Weg der Kugel eine liegende Acht beschreibt.

Denken Sie an die Bauchspannung und einen gestreckten Rücken. Verlagern Sie das Gewicht auf die Fersen, und schieben Sie das Brustbein vor.

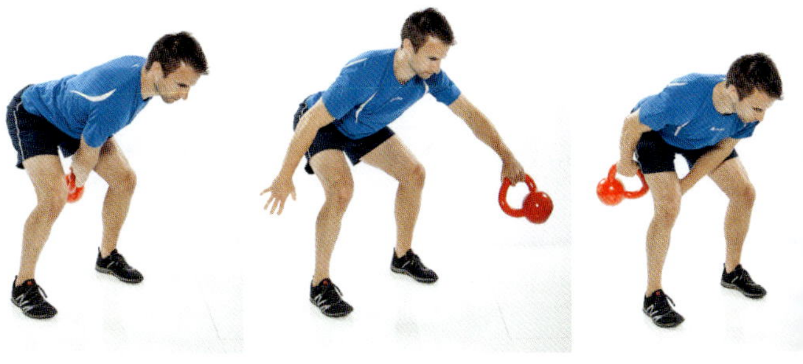

Figure-8

Trainingsprogramme

Trainieren Sie an 3 bis 5 Tagen in der Woche und bleiben Sie in der anderen Zeit auch möglichst viel körperlich aktiv.

Am besten ist es, wenn Sie 2 bis 3 kraftbetonte Trainingstage pro Woche einlegen, an denen Sie beispielsweise Military Press, Front Squat und Klimmzüge üben, und mindestens 2 Tage pro Woche ausdauerbetont trainieren, zum Beispiel mit Swing und Clean.

Sie können auch kraftbetonte und ausdauerbetonte Übungen an einem einzigen Tag durchführen. In diesem Fall sollten Sie das Krafttraining vor dem Ausdauertraining durchführen.

Die folgenden Trainingsprogramme helfen Ihnen dabei, die Grundlagen für ein effektives Kettlebelltraining zu festigen und die Fitness zu verbessern.

Wählen Sie vor jedem Training eines der bereits genannten Aufwärmprogramme (siehe Seite 30 ff.).

Minimalprogramm 1

Führen Sie dieses Programm ca. 3- bis 4-mal pro Woche für 10 bis 20 Minuten aus.

ÜBUNG	INTERVALL	ANMERKUNGEN
10 bis 15 Swings	Erhöhen Sie die Swings langsam bis auf 20 bis 40 Wiederholungen am Stück.	Versuchen Sie, die vorgegebene Anzahl der Wiederholungen zu schaffen. Brechen Sie die Wiederholungsserie nur nach einem korrekt ausgeführten Durchgang ab. Machen Sie keine Pausen.
im Wechsel mit Turkish Get-up	1 Wiederholung pro Seite	Lassen Sie sich Zeit: Es geht weder um die Wiederholungszahl noch um das Gewicht, sondern nur um die korrekte Bewegungsausführung. Bleiben Sie stets sicher in der Ausführung!

Minimalprogramm 2

Dieses Programm wird idealerweise 4-mal pro Woche 5 bis 12 Minuten lang ausgeführt, Programm Tag 1 und Tag 2 jeweils im Wechsel (modifiziert nach Pavel Tsatsouline).

	ÜBUNG	INTERVALL	ANMERKUNGEN	VARIANTEN FÜR DAS ERHOLUNGSINTERVALL
TAG 1	10 bis 20 Swings im Wechsel mit joggen oder tänzeln auf der Stelle (Erholungsintervall)	Machen Sie 12 Minuten lang Sätze von jeweils 10 Swings mit ausreichenden Erholungsintervallen dazwischen. Sobald Sie die Erholungsintervalle verkürzen können, steigern Sie die Anzahl der Swings pro Intervall langsam auf 20 bis 40 Wiederholungen am Stück.	Versuchen Sie, die vorgegebene Anzahl der Wiederholungen zu schaffen. Brechen Sie die Wiederholungsserie nur nach einem korrekt ausgeführten Durchgang ab. Machen Sie keine Pausen.	• strammes Marschieren (auf der Stelle) • Hampelmann • Schattenboxen • lockeres Seilspringen Kürzen Sie das Erholungsintervall (Joggen/Tänzeln) langsam (in 10-Sekunden-Schritten) auf 1 Minute oder weniger ab.
TAG 2	Turkish Get-up	Übungsdauer: 5 Minuten. Führen Sie abwechselnd rechts und links Wiederholungen durch, bis die Zeit um ist.	Lassen Sie sich Zeit: Es geht weder um die Wiederholungszahl noch um das Gewicht, sondern nur um die korrekte Bewegungsausführung. Bleiben Sie stets sicher in der Ausführung!	

Ausdauerprogramm für Einsteiger

Gehen Sie die folgenden fünf Übungsrunden der Reihe nach durch und legen Sie zwischen den Übungsrunden jeweils eine Pause von 30 bis 60 Sekunden ein.

ÜBUNGSRUNDE 1

ÜBUNG	WIEDERHOLUNG
2-Hand-Swing	10-mal
1-Hand-Swing re./li.	je 5-mal
Clean re./li.	je 5-mal
Liegestützvariante	5-mal

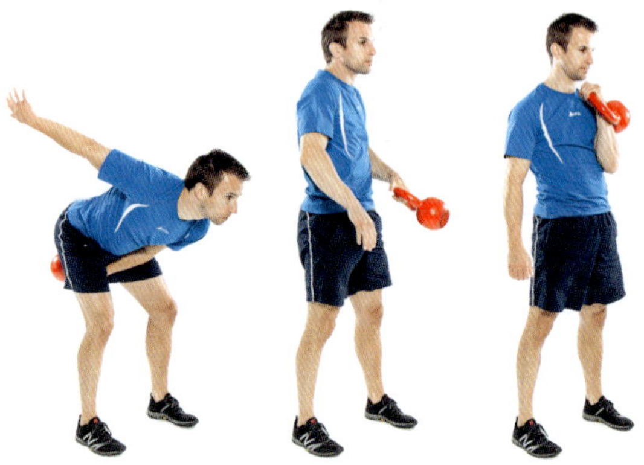

ÜBUNGSRUNDE 2

ÜBUNG	WIEDERHOLUNG
2-Hand-Swing	9-mal
1-Hand-Swing re./li.	je 4-mal
Clean re./li.	je 4-mal
Liegestützvariante	4-mal

ÜBUNGSRUNDE 3

ÜBUNG	WIEDERHOLUNG
2-Hand-Swing	8-mal
1-Hand-Swing re./li.	je 3-mal
Clean re./li.	je 3-mal
Liegestützvariante	3-mal

ÜBUNGSRUNDE 4

ÜBUNG	WIEDERHOLUNG
2-Hand-Swing	7-mal
1-Hand-Swing re./li.	je 2-mal
Clean re./li.	je 2-mal
Liegestützvariante	2-mal

ÜBUNGSRUNDE 5

ÜBUNG	WIEDERHOLUNG
2-Hand-Swing	6-mal
1-Hand-Swing re./li.	je 1-mal
Clean re./li.	je 1-mal
Liegestützvariante	1-mal

Rundum-Fitnessprogramm für Einsteiger 1

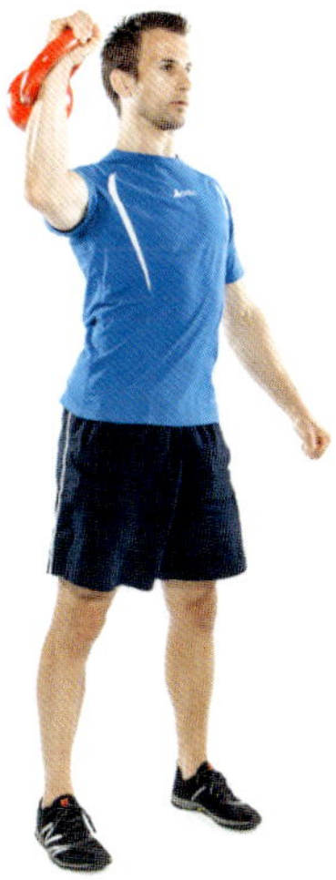

ÜBUNG	WIEDERHOLUNG
2-Hand-Swing	10-mal
1-Hand-Swing re./li.	je 10-mal
Clean re./li.	je 5-mal, 2 Sätze/Durchgänge
Turkish Get-up	je 3-mal
Military Press	je 5-mal, 2 Sätze/Durchgänge
Front Squat	5- bis 10-mal, 2 Sätze/Durchgänge

Rundum-Fitnessprogramm für Einsteiger 2

ÜBUNG	WIEDERHOLUNG
Clean	3- bis 5-mal pro Seite
Front Squat	3- bis 5-mal pro Seite
Military Press	3- bis 5-mal pro Seite
1-Hand-Swing	20- bis 30-mal, Handwechsel nach jedem Swing
Turkish Get-up	3-mal pro Seite
1-Hand-Swing	20- bis 30-mal, Handwechsel nach jedem Swing
Deck Squat (siehe Seite 91)	5- bis 10-mal
2-Hand-Swing	10- bis 30-mal

Ausdauerprogramm für Fortgeschrittene

ÜBUNG	WIEDERHOLUNG
1-Hand-Swing	30 Sekunden links, 30 Sekunden rechts, 30 Sekunden Pause: diesen Ablauf 15-mal wiederholen

Kraft- und Ausdauerprogramm für Fortgeschrittene

	ÜBUNG	WIEDERHOLUNG
Machen Sie drei Sätze von diesem Ablauf:	Clean	5-mal
	im Wechsel mit	
	Military Press	5-mal
Danach:	Swing	10 Minuten lang: so viele wie möglich

Rundum-Fitnessprogramm für Fortgeschrittene 1

RUNDE	ÜBUNG	WIEDERHOLUNG
1	Swing	30 Sekunden lang, dann 30 Sekunden Pause
2	Swing, Front Squat	je 30 Sekunden lang, dann 30 Sekunden Pause
3	Swing, Front Squat, Sling Shot	je 30 Sekunden lang, dann 30 Sekunden Pause
4	Swing, Front Squat, Sling Shot, Clean, Military Press	je 30 Sekunden (bei Clean und Military Press pro Seite), dann 1 Minute Pause

Ganzes Intervall 2- bis 4-mal wiederholen. Danach

RUNDE	ÜBUNG	WIEDERHOLUNG
5	Swing, Front Squat, Sling Shot, Clean, Military Press, Latdrücken	je 30 Sekunden lang, dann 30 Sekunden Pause

Rundum-Fitnessprogramm für Fortgeschrittene 2

Führen Sie alle Übungen hintereinander (ohne Pause) durch.
Machen Sie dann 1 Minute Pause, insgesamt 5 Sätze.

ÜBUNG	WIEDERHOLUNG
Front Squat	**5-mal**
Clean, Military Press	**je 5-mal pro Seite**
Swing	**20- bis 40-mal**

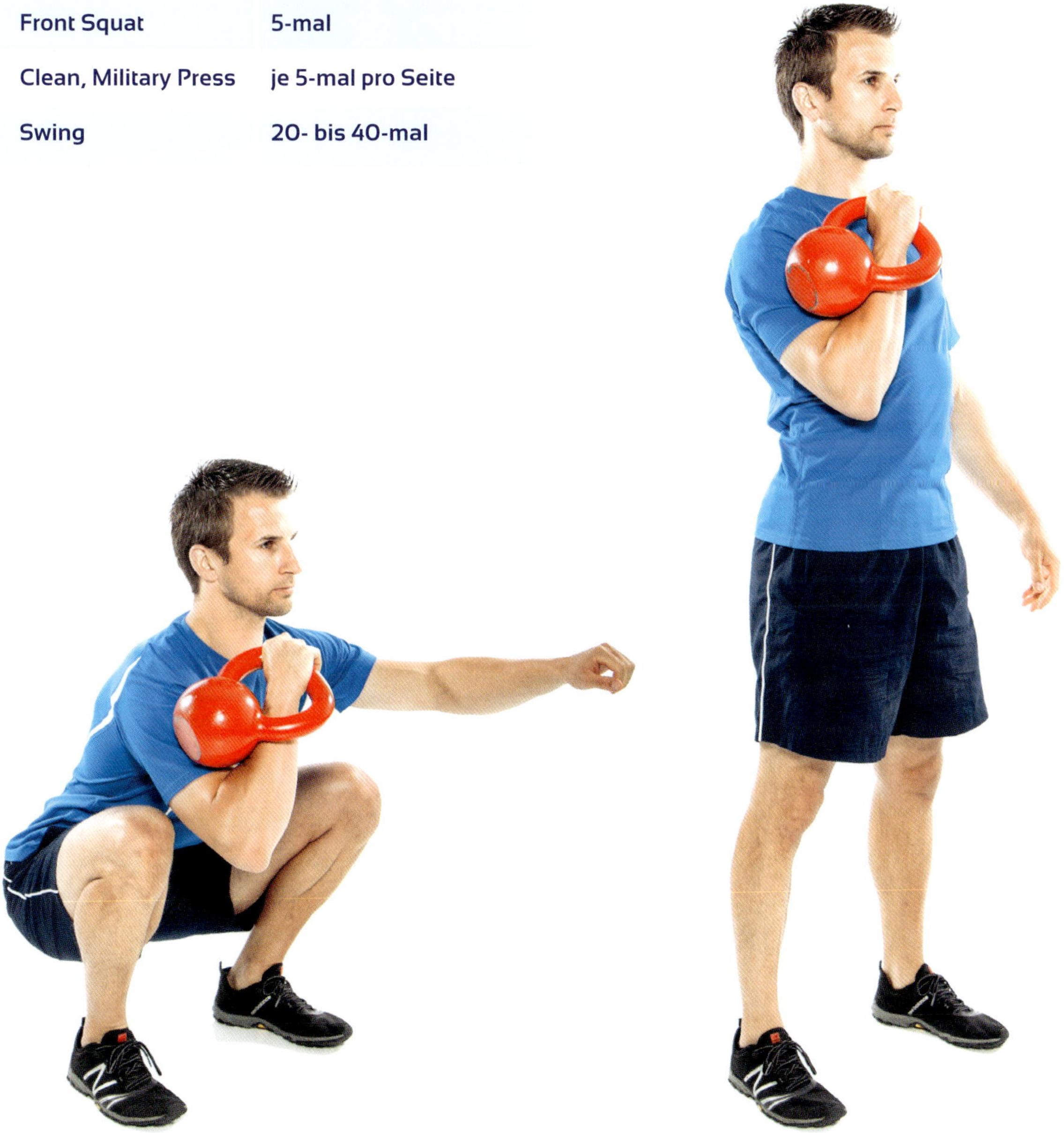

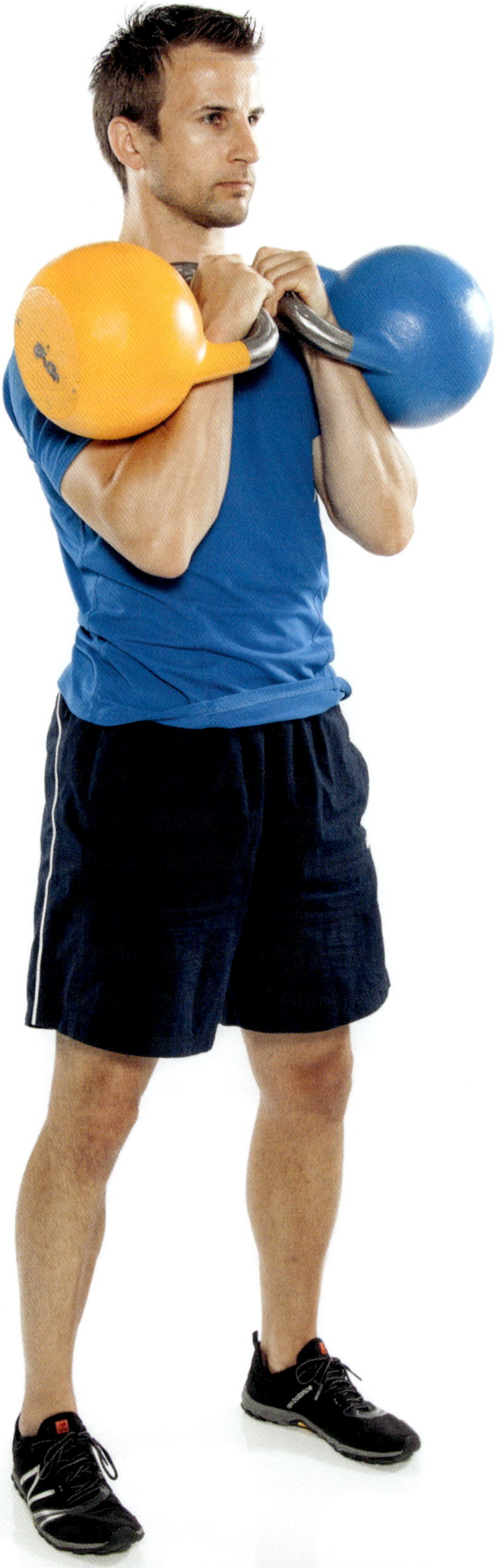

KAPITEL 3

KETTLEBELLTRAINING FÜR PROFIS

Wenn Sie die Übungen aus diesem Kapitel ausprobieren möchten, sollten Sie die Grundlagen des Kettlebelltrainings aus den vorherigen Kapiteln beherrschen. So können Sie sicher sein, ein solides Fundament zu haben, um die folgenden Übungen schnell und sicher zu erlernen.

Zusammengefasst gehören hierzu die Sicherheitsaspekte im Umgang mit Kettlebells sowie die folgenden Fähigkeiten:

- korrektes Anheben und Absetzen von Gewichten (Deadlift),
- Einnehmen einer neutralen Wirbelsäulenhaltung und die aktive Stabilisation der Lendenwirbelsäule, auch in der Bewegung (Turkish Get-up, Military Press, Swing),
- korrektes Überkopfhalten eines Gewichts in der Lockout-Position (gestreckter Ellenbogen) bei heruntergezogener Schulter (Turkish Get-up, Military Press),
- das Einleiten sämtlicher Übungen, die eine Hüftbeugung oder -streckung beinhalten, über die Hüftbewegung selbst (Swing, Clean, Front Squat).

Sollten Sie sich bei einem dieser Punkte noch nicht sicher fühlen, gehen Sie bitte wieder zu den ersten beiden Praxiskapiteln zurück und festigen Sie Ihre Technik noch mindestens 2 bis 3 weitere Wochen lang.

TIPP

Ein großer Fehler, der immer wieder begangen wird, ist, zu schnell zu Übungen überzugehen, die für Fortgeschrittene geeignet sind, ohne dass die Grundlagen des Kettlebelltrainings beherrscht werden. Dies verlängert nicht nur den Lernvorgang, sondern kann auch Überlastungen und Verletzungen hervorrufen. Beispielsweise sehe ich bei vielen Kettlebellsportlern, die zu schnell an den Snatch herangegangen sind, dass sie sich viel zu wenig mit dem Swing befasst haben, weil die Kraftentfaltung aus den Hüften heraus kaum umgesetzt wird. Das hat häufig zur Folge, dass die Schultern überlastet oder verletzt werden. Außerdem sieht man aufgrund dessen oft nur geringe Fortschritte im Trainingsverlauf.

Das Ziel des dritten Praxiskapitels liegt vor allem in der Vermittlung weiterer Übungen und Varianten von bereits bekannten Übungen sowie einer Vertiefung der Trainingsmethodik. Zudem erhalten Sie weitere Informationen rund um das Training mit Kettlebells. Hierdurch können Sie Ihr Training noch abwechslungsreicher gestalten, weitere Bewegungsabläufe erlernen, werden auf eine neue Art gefordert und machen weitere Trainingsfortschritte.

Die technisch anspruchsvollsten Varianten sind dabei sicherlich der Jerk (Stoßen), der Snatch (Reißen), die Windmill, die Pistol sowie andere einbeinige Übungen.

HINTERGRUND

Man benötigt nicht viel, um eine außergewöhnliche Kraft- und Ausdauerfitness zu erlangen. Vor einiger Zeit habe ich mit einem ehemaligen russischen Soldaten telefoniert, der Mitte der 1980er-Jahre in einer militärischen Spezialeinheit für ein achtmonatiges Ausbildungslager am Schwarzen Meer stationiert war. Alles, was sie an Trainingsgeräten hatten, waren eine Reckstange (für Klimmzüge und Bauchaufzüge) und ein paar Kettlebells. Er erzählte mir, dass diese acht Monate sehr hart waren, er aber nie wieder in seinem Leben so fit war wie am Ende dieser Ausbildungszeit. Es bleibt also dabei: Kettlebelltraining ist simpel, aber nicht einfach.

Zusatzübungen

Nach einiger Zeit des Trainings kann möglicherweise eine gewisse Monotonie aufkommen, obwohl es diverse Variationsmöglichkeiten gibt, wie zum Beispiel beid- und einhändige Varianten, und unterschiedliche Trainingsmethoden, die mithilfe von Frequenz, Intervall, Trainingsart und Übungskombinationen für Abwechslung sorgen. Mit den folgenden Übungen kommt jedoch ganz sicher keine Langeweile auf.

Swing-Varianten

Der Walking Swing

Der Swing stellt, wie anfangs beschrieben, die wichtigste Grundübung im Kettlebelltraining dar. Die Varianten des Walking Swings sorgen für Abwechslung beim Grundlagentraining.

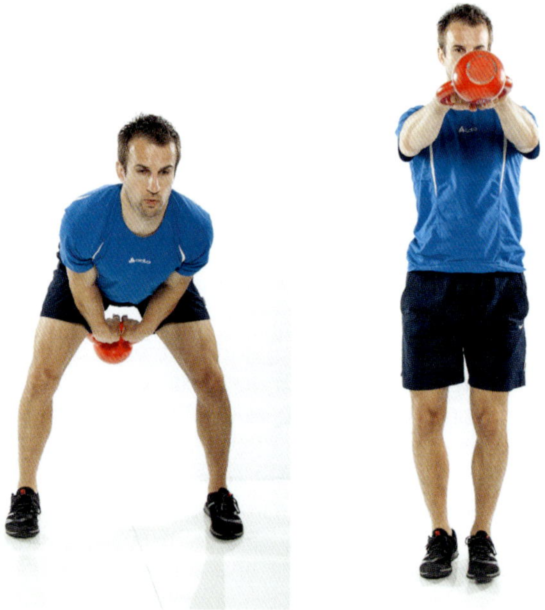

Der Walking Swing seitwärts

Den Walking Swing kann man ein- und beidhändig ausführen, man kann abwechselnd nach links und rechts gehen, zum Beispiel wenn wenig Platz vorhanden ist, und man kann für eine bestimmte Anzahl an Wiederholungen beziehungsweise eine bestimmte Zeitdauer die Richtung variieren.

Beim Walking Swing seitwärts zieht man mit dem Hochschwingen der Kettlebell ein Bein an das andere heran und leitet mit dem Abwärtsschwung den Schritt des anderen Beins zur Seite hin ein. Dies erfordert etwas Timing, lässt sich aber schnell erlernen.

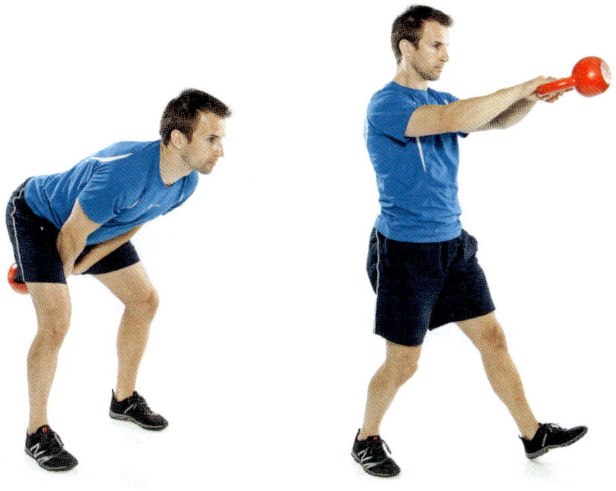

Der Walking Swing vorwärts

Eine weitere Variante ist der Walking Swing vorwärts. Hierbei gibt es zwei Möglichkeiten. Man kann der Kettlebell während des Schwungs nach vorne oben mit einem Schritt nach vorne folgen und rückt mit dem anderen Bein nach, wenn sich die Kugel für einen Moment quasi schwerelos am Umkehrpunkt (toter Punkt) befindet. Oder man wartet, bis die Kugel den Umkehrpunkt erreicht, und macht dann beide Schritte nach vorne.

Der Walking Swing rückwärts erfordert den umgekehrten Bewegungsablauf zum Walking Swing vorwärts. Er ist allerdings etwas schwieriger in der Ausführung: Der Schwung der Kettlebell nach vorne verkürzt die Schrittlänge etwas.

Girevoy-Sport-Swing oder GS-Swing/Fluid Style Swing

Der GS-Swing ist die Swing-Ausführung der Kettlebell-Wettkampfsportler. Beim Kettlebellwettkampf, auch Girevoy-Sport genannt, gibt es drei Disziplinen, bei denen es darum geht, möglichst viele Wiederholungen innerhalb von 10 Minuten auszuführen. Es sind also Kraftausdauerwettkämpfe. Die drei Disziplinen sind der Snatch, der Long Cycle Jerk (Kombination aus Clean und Jerk) und der Short Cycle Jerk (ein Clean, dann nur noch Jerks, siehe Seite 74 bis 77).

Kettlebells wurden ursprünglich vor allem für Kraftausdauer- oder ballistische Übungen verwendet, weil sie sich aufgrund ihrer Form ideal für Schwungübungen eignen. Um lange durchzuhalten beziehungsweise möglichst viele Wiederholungen in einer vorgegebenen Zeit zu schaffen, muss die Bewegung so ökonomisch und kraftsparend wie möglich ausgeführt werden.

Der GS-Swing wird im GS-Training vor allem verwendet, um die Ausdauer zu steigern. Die bisher beschriebenen Swing-Varianten eignen sich gut für (Leistungs-)Sportler: Sie verbessern Schnelligkeit, Explosivität und Spannungsaufbau. Aber auch Fitnesssportler profitieren: Hohe Muskelspannungen verbessern die Kraftfähigkeit und den Muskeltonus. Dass mehr Kalorien verbrannt werden, ist ein weiterer Vorteil für einige.

Der GS-Swing

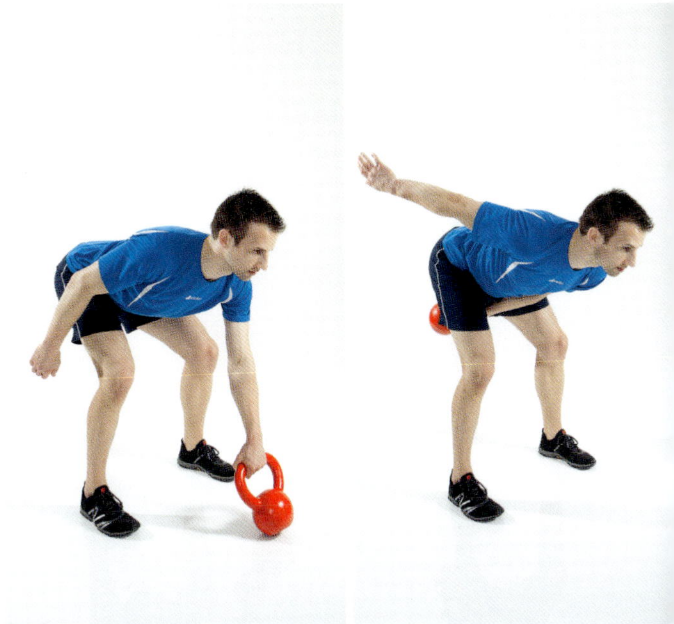

Um gezielt die Langzeitausdauer mit Kettlebells zu verbessern, sollte man möglichst energiesparend trainieren, um länger durchhalten beziehungsweise mehr Wiederholungen schaffen zu können. Hierzu ist der GS-Swing bestens geeignet. Vom bisher bekannten sogenannten Fitness-Swing unterscheidet er sich dabei in mehreren Punkten:

- Im GS-Sport ist der beidhändige Swing unbekannt, man schwingt nur einhändig.
- Die Kettlebell wird vor die Füße gestellt und so gedreht, dass der Griff in etwa 45 Grad zum Fuß einnimmt (siehe Abbildung unten links auf Seite 71). Zeigt der Griff zum linken Fuß, greift man mit rechts und umgekehrt. Der Griff wird mehr an der vorderen Rundung (Daumenseite) gefasst und möglichst überwiegend mit dem Daumen und Zeigefinger, wobei Letzterer über den Daumen haken sollte.
- Die Hüftstreckung wird nicht mit maximaler Explosivität ausgeführt.
- Es wird mehr aus dem Rücken heraus gearbeitet.
- Der schwingende Arm kann locker gebeugt gehalten werden.
- Der Blick ist nicht ständig nach vorne gerichtet, sondern folgt der Bewegung nach vorne und nach unten, was die Rückenmuskeln weniger unter Dauerspannung setzt. Die Lendenwirbelsäule bleibt jedoch in einer neutralen Position.
- Die Ausatmung erfolgt am unteren Umkehrpunkt der Kettlebell (zwischen beziehungsweise hinter den Beinen) und nicht am oberen Umkehrpunkt (wie beim maximal explosiv ausgeführten Swing).

Durch diese Unterschiede fühlt sich der Swing deutlich entspannter an und lässt sich wesentlich länger durchführen.

TIPP

Wenn Sie Einsteiger sind, mit schweren Gewichten arbeiten oder auf Kraft und Explosivität hin trainieren, sollten Sie die bisher beschriebene, spannungsbetonte Swing-Variante wählen (beid- oder einhändig). Hierzu gehört eine funktionelle Atmung, die Ihnen mehr Körperspannung ermöglicht. Das stabilisiert wiederum die Lendenwirbelsäule besser: Dazu atmen Sie am unteren Umkehrpunkt kurz und scharf durch die Nase ein und am oberen Umkehrpunkt kurz und scharf durch den Mund aus. Möchten Sie hingegen lange mit leichteren Gewichten schwingen, empfiehlt sich der GS-Swing zusammen mit der anatomischen Atmung wie oben beschrieben.

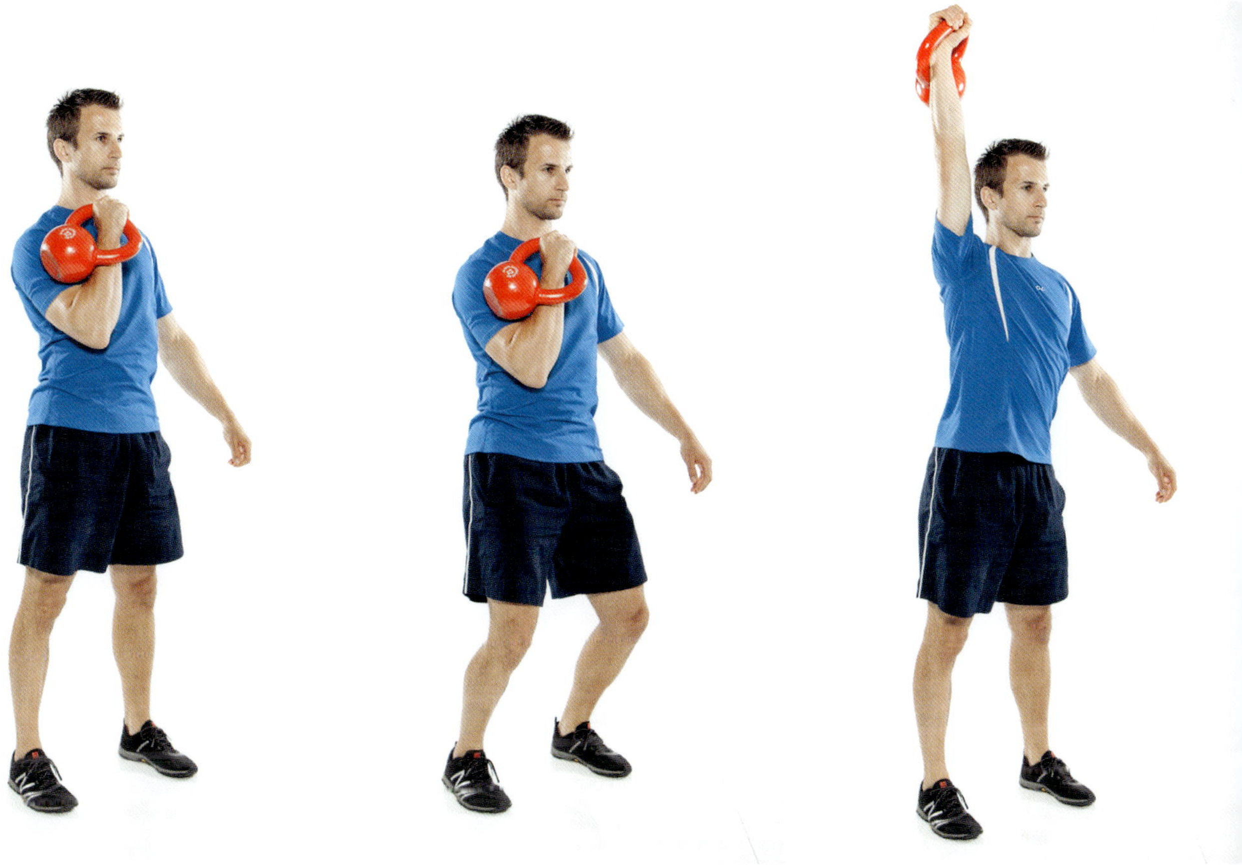

Die Push Press

Push Press

Die Übung Push Press ist eine Ganzkörperübung, die vor allem die Explosivkraft des Unterkörpers trainiert. Mit mittleren bis leichteren Gewichten wird sie auch als Kraftausdauerübung eingesetzt.

Im Gegensatz zu der Military Press, bei der die Kettlebell eine leicht halbkreisförmige Bahn verfolgt, bewegt sich das Gewicht bei der Push Press direkt nach oben. Der Unterarm bleibt also immer vor dem Körper.

Ausgangsposition ist die Rack-Position. Durch ein leichtes Beugen der Knie wird Schwung geholt, damit die Kettlebell im Anschluss daran durch ein explosives Strecken der Beine vor dem Körper in die Überkopfposition hochgestoßen wird. Dabei sollte die Kettlebell so wenig wie möglich aus den Armen heraus nach oben gedrückt, sondern nur in die Endposition geführt werden. Die Hauptkraft kommt aus den Beinen heraus, welche in der Endposition gestreckt sind.

Beim Absenken wird die Kettlebell nicht abgebremst, sondern direkt in die Rack-Position »fallen gelassen«. Durch das Anspannen der Bauchmuskulatur und das Abfangen mithilfe des gesamten Körpers wird die Kugel mit einer leichten Kniebeugung (wie nach einer Sprunglandung) sanft aufgefangen.

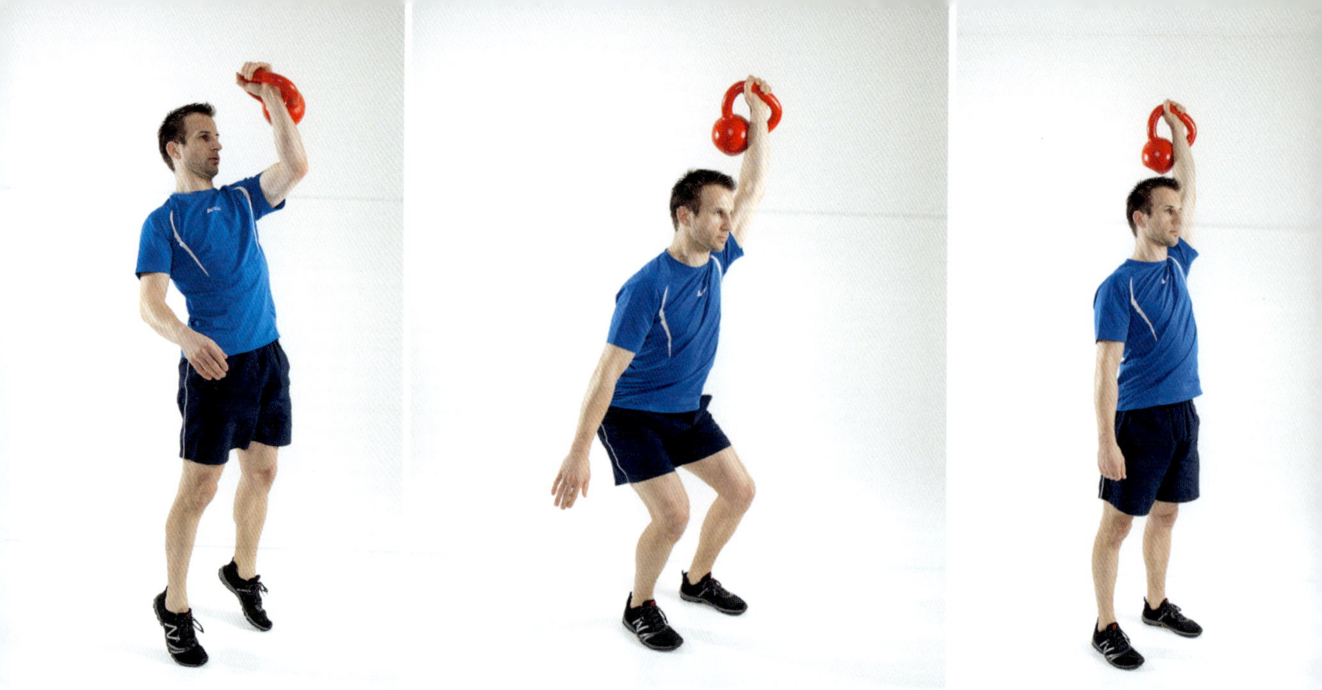

Der Jerk

Jerk

Der Jerk oder das Stoßen der Kettlebell in die Überkopfposition stellt einen koordinativ sehr komplexen Bewegungsablauf dar. Jerks gehören zu den ballistischen Wettkampfübungen und verbessern vor allem die aus den Beinen heraus aktivierte Explosivität. Leistungssportler setzen Jerks deshalb besonders gerne im Training ein.

Im Vergleich zur Push Press ist der Jerk technisch anspruchsvoller, da vor dem Erreichen der Endposition noch ein zweites Eintauchen in eine leichte Kniebeugung erfolgt. Der Jerk ist noch explosiver und lässt das Training mit höheren Gewichten zu. Um die Bewegungsabfolge zu erlernen, bietet sich ein schrittweises Herangehen – zunächst ohne Kettlebell – an.

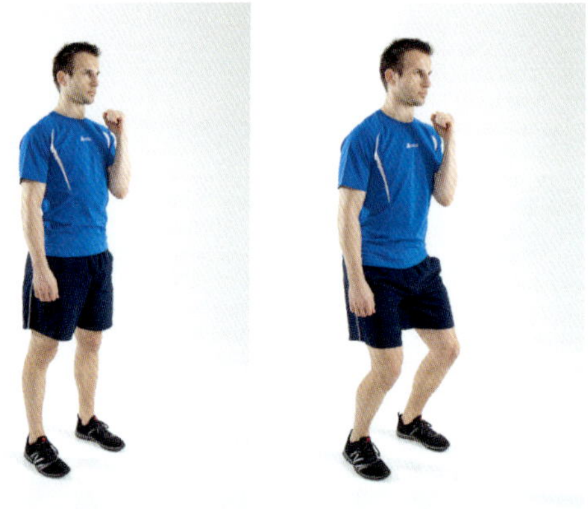

Machen Sie sich mit diesem Bewegungsablauf vertraut, indem Sie mehrere Male zwischen Stand und gebeugter Knieposition hin- und herwechseln.

Schritt 1: vorbereitendes Absenken

Nehmen Sie eine Position ein, die der Rack-Position gleicht und senken Sie Ihren Körperschwerpunkt etwas ab, indem Sie die Knie nach vorne schieben. Die Fersen sollten dabei auf dem Boden bleiben.

Schritt 2: vorbereitendes Abstoßen

Stoßen Sie sich aus den gebeugten Knien heraus explosiv nach oben ab, sodass sich Hüften, Knie und Sprunggelenke strecken und die Fersen sich vom Boden lösen. Durch dieses explosive Abdrücken wird der Arm mit leichtem

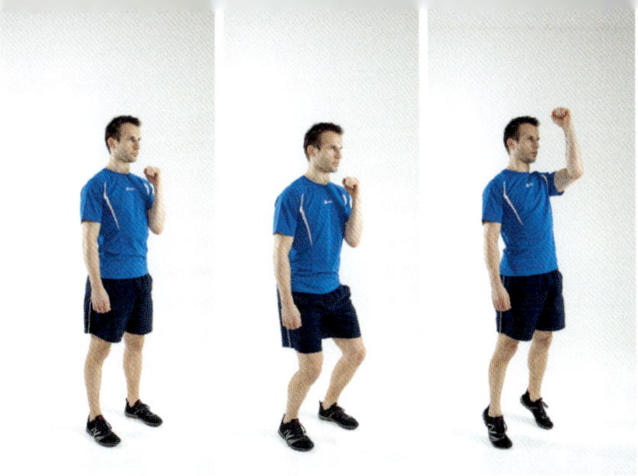

Schwung bis auf etwa Stirnhöhe angehoben. Dies geschieht mehr aus dem Schwung heraus als aus dem Arm selbst.

Machen Sie sich mit diesem Ablauf vertraut, indem Sie sich mehrmals von der gebeugten Knieposition kraftvoll nach oben hin abdrücken und wieder zurückkommen.

Schritt 3: vorbereitendes Untertauchen

In dem Moment, in dem der Arm aus dem Abdruckimpuls heraus leicht nach oben beschleunigt wird, müssen Sie aggressiv die Fersen nach hinten in den Boden drücken und den Po nach hinten unten ziehen, so als ob Sie sich schnell in eine Kniebeuge fallen lassen wollen. Sie tauchen förmlich unter der angehobenen Hand ein, sodass sich der Arm streckt.

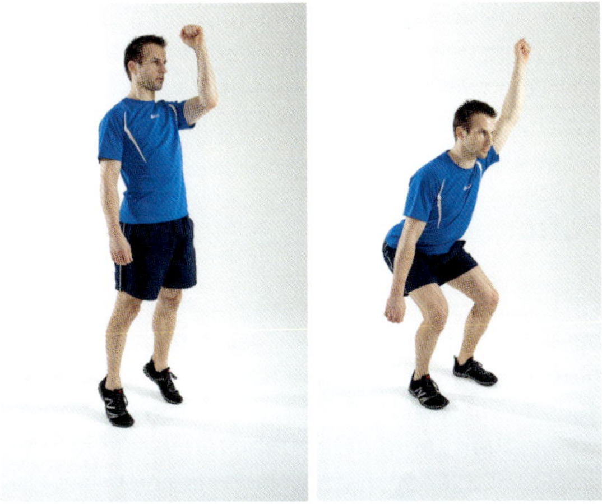

Wiederholen Sie die bisher vorgestellten drei Bewegungsabläufe, bis sie Ihnen vertraut werden.

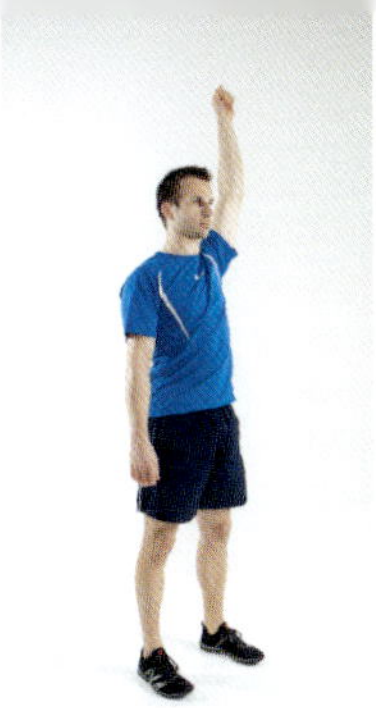

Schritt 4: Beine strecken

Die letzte Bewegung des Jerks besteht darin, die Knie und Hüften zu strecken, sodass Sie in der Überkopf-Lockout-Position stehen (siehe Military Press ab Seite 52).

Wiederholen Sie alle vier Teilbewegungen des Jerks, bis sie Ihnen vertraut werden.

Schritt 5: Absenken des Arms

Im Gegensatz zur Military Press wird die Hand, die die Kettlebell hält, nicht aktiv herabgezogen, sondern fällt quasi zurück in die Rack-Position. Der »Aufprall« kann mit einer abfedernden Kniebeugung abgefangen werden.

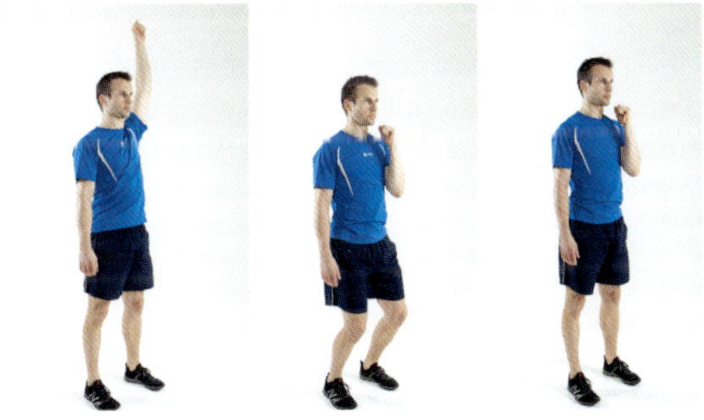

Eine andere Möglichkeit besteht darin, der Kettlebell auf dem Rückweg mit der Hüfte entgegenzukommen. Dazu gehen Sie noch einmal hoch auf die Fußspitzen, um die Kettlebell auf der Brust in der Rack-Position aufzufangen. Das gelingt Ihnen, wenn Sie den Aufprall mit einer zusätzlichen Kniebeugung weich abfangen.

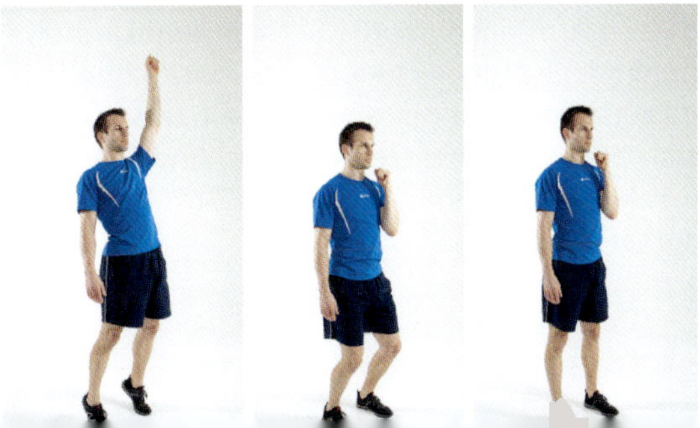

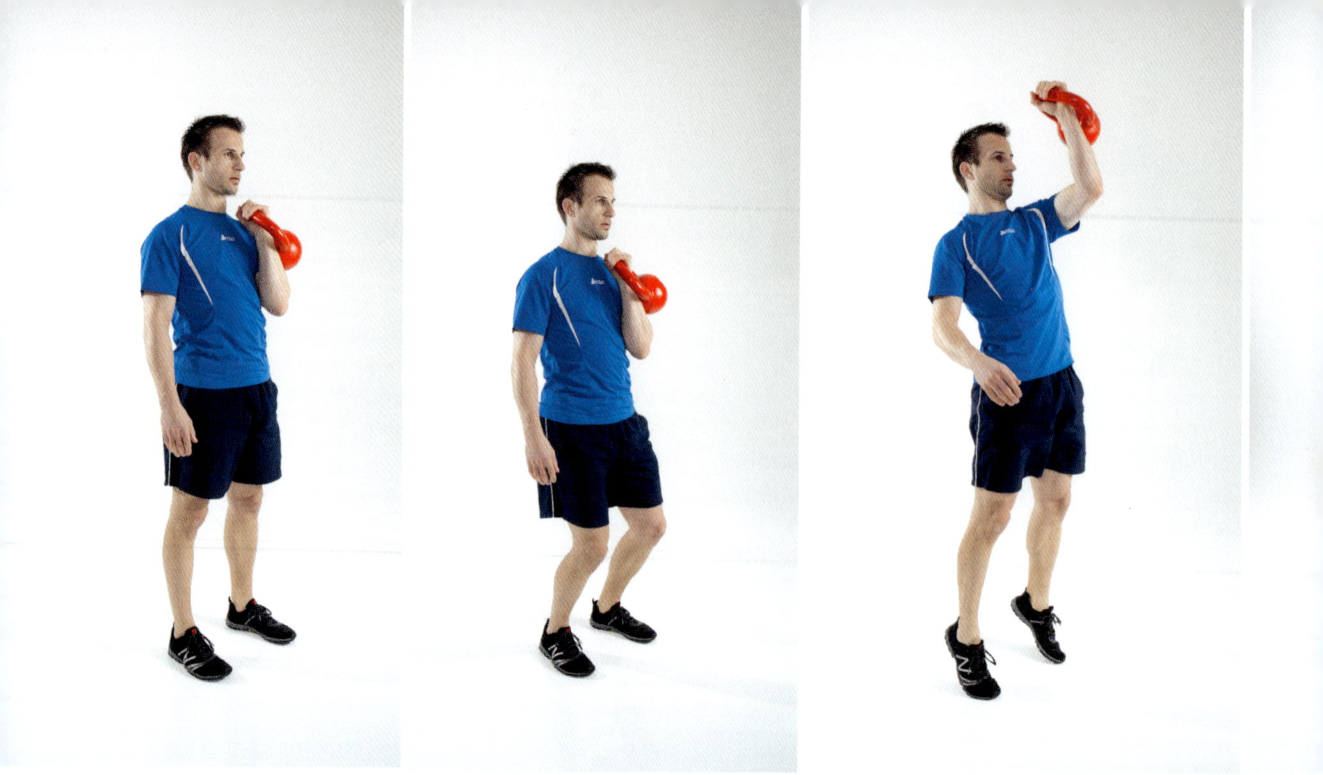

Hier sehen Sie alle Schritte des Jerks mit Kettlebell im Überblick

Üben Sie den Bewegungsablauf zunächst ausgiebig ohne Kettlebell und starten Sie dann mit einem leichten Gewicht. Beim Jerk wird die Kettlebell nicht aus den Armen heraus nach oben gestemmt, sondern aus der Beinstreckung heraus nach oben katapultiert. Anschließend wird sie nach dem zweiten Absenken des Körpers (dem Abtauchen unter den gestreckten Arm) durch die erneute Beinstreckung in die Überkopfposition gebracht.

Man startet in der Rack-Position. Entscheidend ist dann vor allem, dass in Schritt 2 bis 3 die Beine so explosiv gestreckt werden (ähnlich wie bei einem Strecksprung), dass die Faust mit der Kettlebell mindestens bis auf Stirnhöhe hochkatapultiert wird und fast wie »schwerelos« vor dem Gesicht nach oben fliegt. Man »lupft« sie quasi aus den Beinen heraus am lockeren Arm nach oben. Kurz vor dem Umkehrpunkt der Kettlebell taucht man blitzschnell mit dem Gesäß nach hinten unten ein, als ob man sich plötzlich hinsetzen möchte, und fängt die Kettlebell mit dem gestreckten Arm auf, bevor sie tatsächlich fällt.

Short Cycle Jerk und Long Cycle Jerk

Die Short- und Long-Cycle-Varianten des Jerks sind neben dem Snatch die Wettkampfübungen im Kettlebellsport (Girevoy-Sport). Beim Short Cycle wird die Kettlebell beziehungsweise werden zwei Kettlebells mittels eines Cleans in die Rack-Position gebracht und von dort aus wiederholt über den Kopf nach oben gestoßen, ohne dass ein weiterer Clean gemacht wird. Der Long Cycle Jerk beinhaltet vor jedem Jerk einen Clean.

Bottom-up Clean

Ein Bottom-up Clean ist eine Variante des Cleans, bei der die Hand beim Umsetzen nicht durch die Grifföffnung stößt, sondern die Kettlebell weiter gedreht wird, sodass die Kettlebell in der oberen Endposition umgekehrt gehalten wird, mit dem Boden nach oben. Sie legt sich also nicht am Unterarm an. Vielmehr müssen Sie hierbei den Griff gut festhalten, damit Sie die Kettlebell über dem Griff ausbalancieren können.

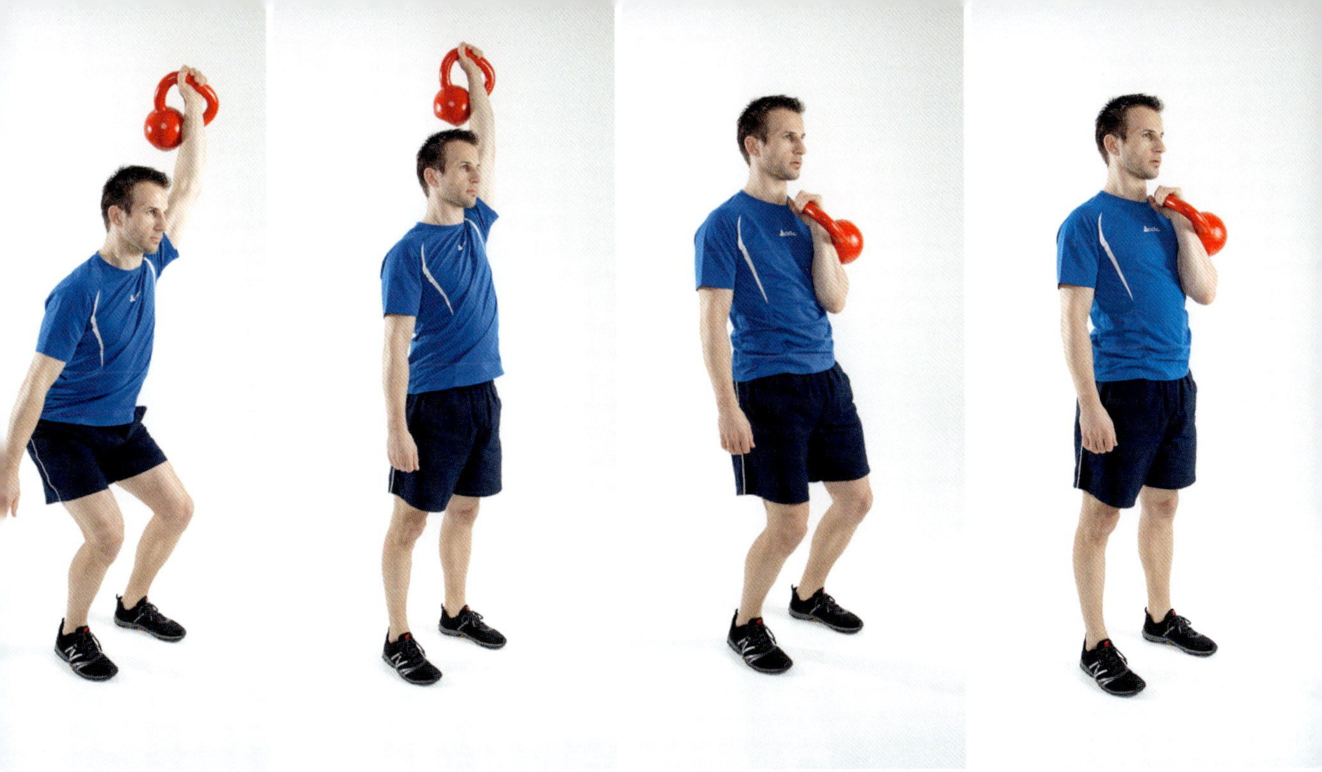

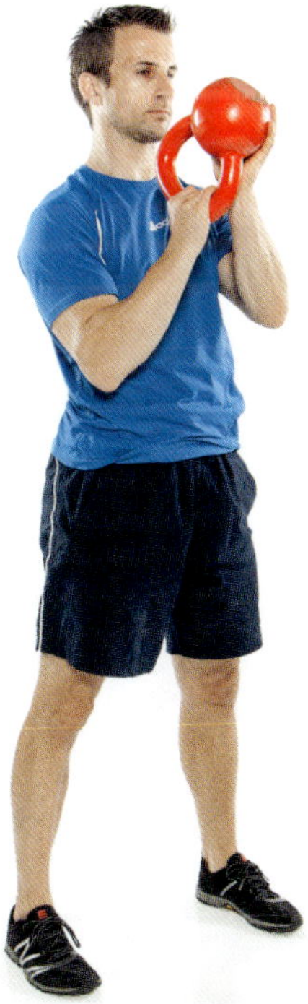

Endposition des Bottom-up Cleans

Der Bottom-up Clean erfordert Geschick, trainiert ausgezeichnet die Griffkraft und verbessert die Stabilität der Schulter und des Rumpfes. Aus Sicherheitsgründen sollte die freie Hand neben der Kettlebell gehalten werden, damit man gegebenenfalls die kippende Kugel abfangen kann. Sie könnte sonst gegen das Handgelenk oder den Arm schlagen beziehungsweise die Schulter verletzen.

PRAXIS

In der Bottom-up-Position kann man die Kettlebell zum Beispiel 20 bis 30 Sekunden lang halten oder dabei sogar umhergehen (Steigerung).

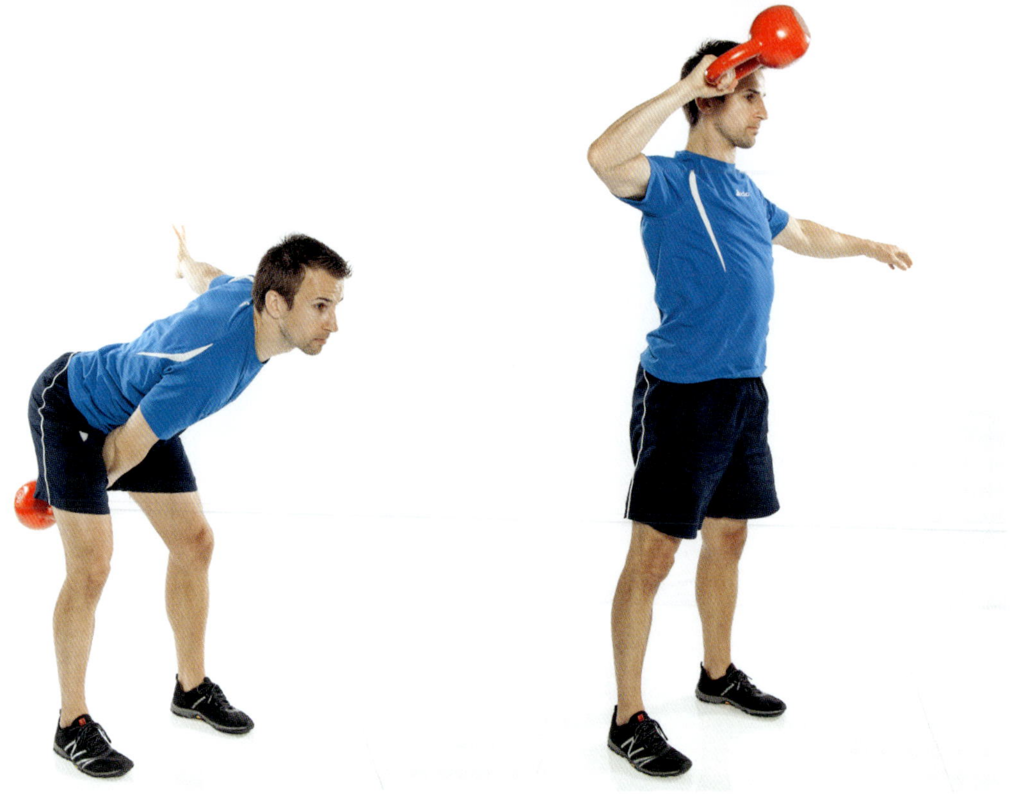

Der High Pull

High Pull

Der High Pull ist eine Vorübung für den Snatch, kann aber auch als eigenständige Ausdauerübung verwendet werden. Er beginnt wie ein Swing, nur dass der Arm am oberen Umkehrpunkt nicht gestreckt ist, sondern gebeugt nach oben hinten gezogen wird. Die Bewegung ähnelt der, die man beim Starten eines Rasenmähermotors oder eines Motorbootes ausführt. Wenn man sie mit einem Element aus dem Kampfsport vergleichen möchte: mit einem Ellenbogenschlag nach hinten über die Schulter.

Der erste Impuls, der die Kugel nach oben beschleunigt, erfolgt wie gehabt aus der Hüftstreckung. Der zweite Impuls kommt unmittelbar im Anschluss daran durch die nach hinten ziehende Schulter und den Ellenbogen zustande.

Am höchsten Punkt sollte die Kettlebell etwa auf Kopfhöhe in Verlängerung des Unterarmes schräg nach oben zeigen. Dabei lehnt man sich mit dem Brustkorb etwas nach vorne. Auf dem Rückweg wird die Kettlebell möglichst direkt wieder nach unten und zwischen die Beine befördert.

Stellen Sie sich dabei vor, dass Sie den High Pull dicht vor einer Wand stehend ausführen. Sie können die Kettlebell in diesem Fall nicht in einem weiten Bogen nach vorne schwingen, sondern müssen sie fast senkrecht nach oben ziehen. Je dichter dies vor der Wand gelingt, desto besser ist Ihre Technik.

TIPP

Im Training sollten Sie lieber einen Partner ein Handtuch hochhalten lassen, das von der Kettlebell nicht berührt werden darf. Je näher Sie herantreten, desto anspruchsvoller ist die Übung (siehe auch Kapitel 2, Seite 52 (Handtuchübung).

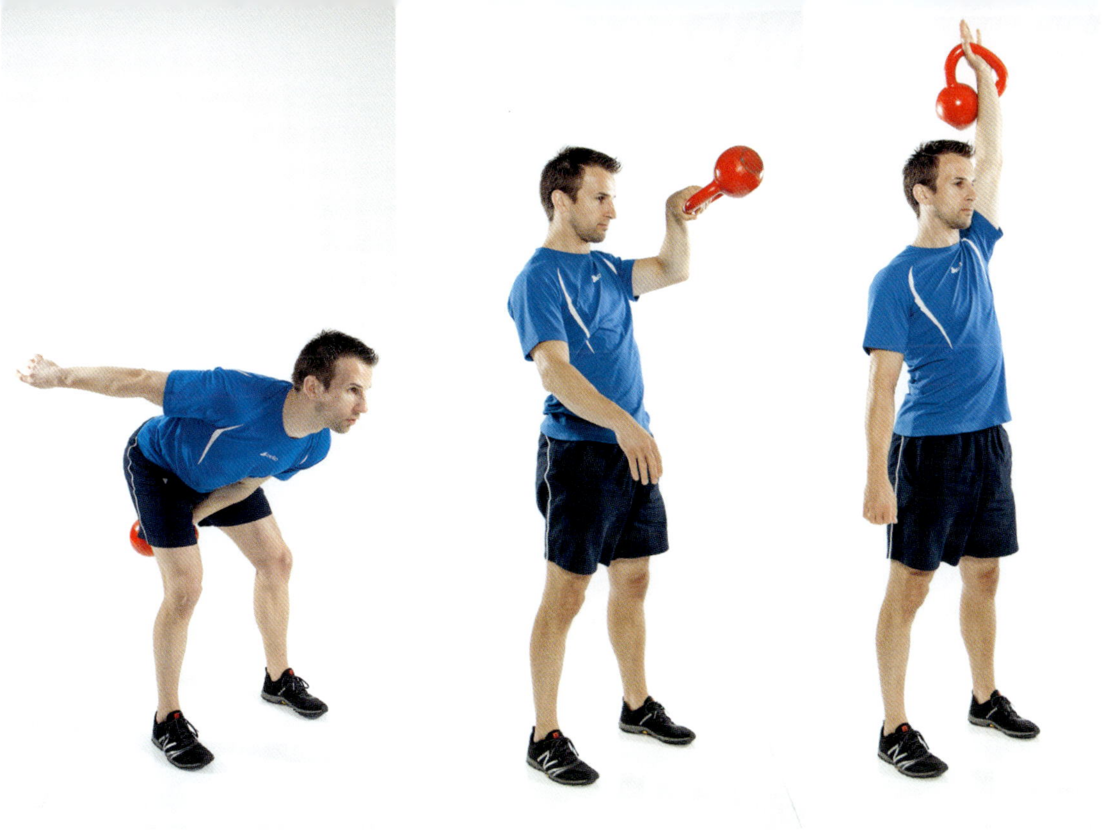

Der Snatch

Snatch

Der Snatch (Reißen über Kopf) gilt als der Zar oder der König unter den Kettlebellübungen. Er erfordert eine gute Technik, einen kräftigen Rücken, starke Schulter-, Hüft- und Beinmuskeln, kräftige Finger (Unterarme) und bewirkt eine unglaubliche Herz-Kreislauf-Fitness. Nicht selten werden hierbei Herzfrequenzen von über 200 Schlägen pro Minute erreicht!

Besonders im Militär und bei (Kampf-)Sportlern ist der Snatch nicht nur wegen seiner hohen Übertragbarkeit auf das Laufen, Springen, Treten, Werfen, Kämpfen und viele andere körperliche Anforderungen sehr beliebt, sondern auch, weil hohe Wiederholungszahlen die Willensstärke und Schmerztoleranz fördern. Manche sprechen sogar von einer gewissen charakterbildenden Wirkung.

Der Snatch beginnt wie der High Pull, allerdings werden Ellenbogen und Schulter nicht so weit zurückgerissen. Die Schulter ist hinten unten

HINTERGRUND

Beim russischen Militär stellt der Snatch die Basis für Fitnesstests dar. Er wird zunehmend auch beim US-Militär eingesetzt (zum Beispiel bei den Recon Marines, den Seals und anderen Sondereinheiten). Das US Secret Service Counter Assault Team hat einen eigenen Fitnesstest entwickelt, bei dem 10 Minuten lang Snatches mit einer 24-kg-Kettlebell gemacht werden müssen. 200 Wiederholungen gelten als respektable Leistung, die Besten nähern sich der 300-Marke.

und der Ellenbogen bleibt, wie beim Clean, lange eng am Körper, um die Kettlebell dicht vor dem Körper hochfliegen zu lassen (kein weiter Bogen wie beim Swing). Der Snatch ist praktisch ein Clean bis über den Kopf. Wenn die Kettlebell nach der sehr explosiven Hüftstreckung wie schwerelos von allein vor dem Kopf nach oben fliegt, wird sie durch die Streckung des Arms nur noch nach oben hinten begleitet. In der Endposition befindet sich der gestreckte Oberarm auf Ohrhöhe.

Fliegt die Kettlebell nicht wie von selbst am Kopf vorbei nach oben, dann arbeiten Sie zu wenig aus der Hüftstreckung beziehungsweise den Beinen heraus.

Die Armstreckung ist mit einem Fauststoß über den Kopf zu vergleichen, durch den sich die Hand, ähnlich wie beim Clean, unter der Kettlebell hindurch nach oben schiebt und die Kugel sanft an der Unterarmrückseite landet. Zu Beginn ist es normal, dass sich die Hand nicht um die Kugel bewegt, sondern umgekehrt: Die Kettlebell schlägt unsanft gegen das Handgelenk beziehungsweise den Unterarm und hinterlässt häufig blaue Flecken. Das liegt an der zu runden Flugbahn. Je dichter die Kugel fast senkrecht vor dem Körper hochfliegt, desto schneller legt sie sich sanft an den Unterarm an.

Zunächst sollte der Snatch mit einer deutlich leichteren Kettlebell trainiert werden als andere Übungen, bis die Technik sitzt - auch um die Schulter nicht zu überlasten. Trainieren Sie zunächst nur die Aufwärtsbewegung, bis sie sich gut anfühlt, ziehen Sie die Kettlebell dann immer erst in die Rack-Position zurück und lassen Sie sie dann wie beim Clean zurückschwingen. Später wird die Kettlebell beim Rückschwung (vergleichbar mit dem High Pull) dicht am Körper nach unten gebracht. Stellen Sie sich wieder vor, Sie stehen vor einer Mauer. Wie beim Clean und High Pull kann auch hier ein Partner mit einem Handtuch dafür sorgen, dass die Kettlebell nah am Körper bleibt. Das Handtuch sollte zur Sicherheit neben dem Körper gehalten werden.

TIPP

Um die Arbeit aus der Hüftstreckung heraus zu trainieren, machen Sie 5 einhändige Swings, von denen mindestens 3 die Kugel über Stirnhöhe fliegen lassen. Das gibt Ihnen das Gefühl der richtigen Hüftstreckung. Der anschließende Snatch wird sich viel leichter anfühlen.

VORSICHT!

Der Snatch stellt nicht nur höchste Anforderungen an die Herz- und Lungenfunktion, sondern auch an die Haut der Handflächen. Diese kann schnell einreißen oder Blasen entwickeln. Daher sollte der Griff so fest wie nötig, aber so locker wie möglich gehalten werden. Bei der Haltung über Kopf bietet es sich an, die Hand zu öffnen. Wie Sie das Problem von Blasenbildung eingrenzen können, lesen Sie in Kapitel 4 ab Seite 138).

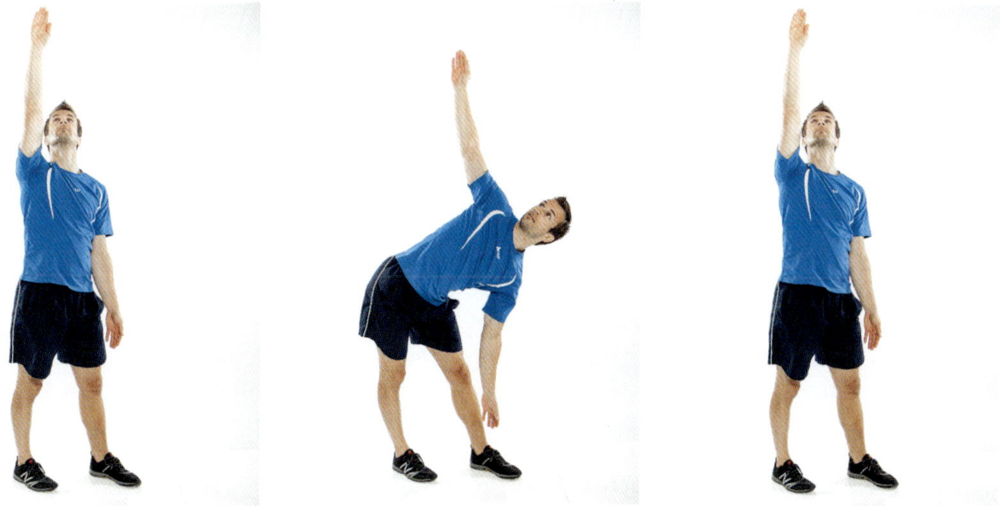

Die Windmill ohne Kettlebell

Windmill

Die Windmill ist auch aus dem Yoga bekannt. Sie fördert die Beweglichkeit in den Hüftgelenken und der Brustwirbelsäule und trainiert hervorragend die seitliche Rumpfmuskulatur. Bei den Überkopfvarianten kommt eine zusätzliche Schulterstabilisierung (ähnlich wie beim Turkish Get-up) hinzu.

Grundvoraussetzung ist die Fähigkeit, eine neutrale Wirbelsäulenposition einnehmen zu können, besonders im Bereich der Lendenwirbelsäule. Der untere Wirbelsäulenabschnitt sollte keinesfalls ins starke Hohlkreuz fallen oder sich gar nach hinten wölben (abrunden), da Sie sich sonst am Rücken verletzen können.

Üben Sie die Bewegung zunächst ohne Kettlebell und suchen Sie sich einen Partner, der darauf achtet, dass Ihre Wirbelsäule gerade bleibt. Im Notfall können Sie sich auch vor einen großen Spiegel stellen und überprüfen, ob Ihr Rumpf gestreckt bleibt. Nehmen Sie erst ein Gewicht (Kettlebell) hinzu, wenn Sie ein gutes Gefühl und ausreichend Körperbewusstsein für den korrekten Bewegungsablauf entwickelt haben. Lassen Sie sich das von einem Partner oder Ihrem Trainer bestätigen.

Starten Sie im Stehen, die Füße etwa hüft- bis schulterbreit parallel gestellt. Drehen Sie nun Ihre Fußspitzen um circa 45 Grad auf eine Seite, strecken Sie den hinteren Arm nach oben und verlagern Sie Ihr Gewicht auf die hintere Ferse, indem Sie die hintere Hüfte weit nach hinten außen schieben.

Atmen Sie kurz durch die Nase ein, spannen Sie den Bauch an und neigen Sie Ihren Oberkörper gestreckt zwischen den Füßen so weit nach vorne, wie Sie eine neutrale Wirbelsäulenposition aufrechterhalten können. Drehen Sie den Oberkörper zum hinteren Fuß hin auf. Der hintere Arm ist dabei nach oben gestreckt. Ziehen Sie Ihre Schulterblätter nach hinten unten und schauen Sie zur oberen Hand.

TIPP

Für eine leichtere Bewegungsausführung sollten Sie mit der vorderen (unteren) Hand von der Körpervorderseite aus außen am hinteren Oberschenkel entlangfahren, bis Sie von vorne die hinteren Kniesehnen fassen können. Dieser Trick sorgt in der Regel dafür, dass sich der Körper in die richtige Richtung bewegt (nach vorne innen). Schauen Sie immer nach oben, um den Rücken gerade und aufgedreht zu lassen!

Spannen Sie das Gesäß und die hinteren Oberschenkelmuskeln des hinteren Beins an, drücken Sie die hintere Ferse fest in den Boden und ziehen Sie Ihren Oberkörper aus den seitlichen Rumpfmuskeln, dem Gesäß und der Oberschenkelrückseite heraus zurück in den aufrechten Stand (wie beim Swing). Dabei können Sie leicht gepresst ausatmen (»Tssssssss«): Das stabilisiert die Wirbelsäule zusätzlich. Der obere Arm zeigt immer senkrecht zur Decke und das Schulterblatt bleibt nach hinten unten gezogen. Wiederholen Sie die Bewegung, wobei Sie kurz und scharf durch die Nase einatmen, weiterhin auf die obere Hand schauen und den bereits aufgedrehten Oberkörper kontrolliert schräg nach vorne unten absenken.

Versuchen Sie stets, die obere Brust weit nach oben zu drehen. Falls Sie Ihren Oberkörper aufgrund fehlender Beweglichkeit nicht so weit absenken können, dürfen Sie das vordere Knie etwas beugen. Das Körpergewicht sollte jedoch weiterhin überwiegend auf der hinteren Ferse ruhen (Hüfte rausschieben!).

Low Windmill

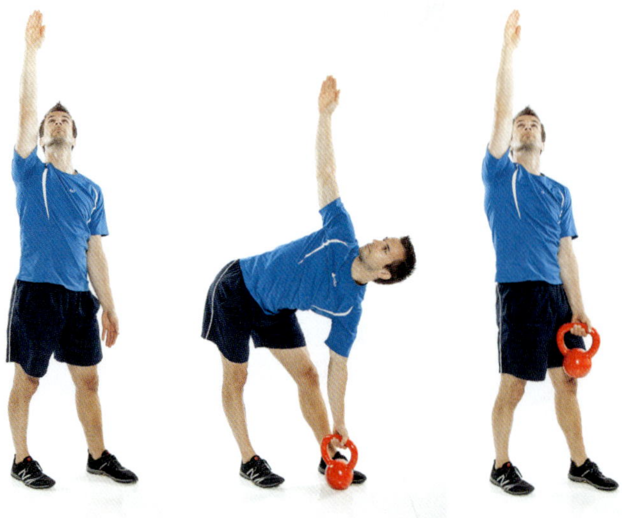

Die Low Windmill

Bei der Low Windmill stellen Sie sich eine Kettlebell an die Innenseite des vorderen Fußes, sodass der Griff parallel zum Fuß steht.

Senken Sie wie gehabt den Rumpf ab, wobei Sie nach wie vor zur oberen Hand schauen. Da Sie wissen, dass die Kettlebell innen neben dem vorderen Fuß steht, kann die untere Hand mit dem Handrücken innen am Bein entlang nach unten gleiten, den Griff der Kettlebell ertasten und umschließen. Drücken Sie die hintere Ferse in den Boden und ziehen Sie sich unter fester Rumpfspannung in den aufrechten Stand nach oben. Das Absetzen erfolgt wie das Anheben, nur umgekehrt, also auch kontrolliert und mit hoher Rumpfspannung.

High Windmill

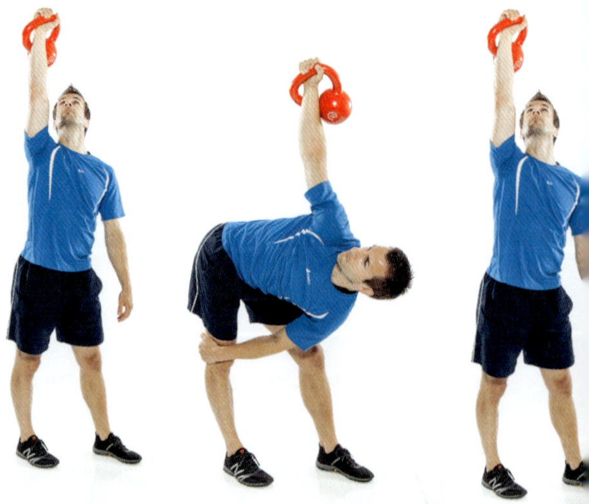

Die High Windmill

Bei der High Windmill stehen neben der Rumpfkräftigung die Stabilisierung und Kraftentwicklung der Schulter im Vordergrund.

Bringen Sie zunächst eine leichte Kettlebell mittels Clean und Military Press in die Überkopfposition und führen Sie dann die Windmill-bewegung wie gewohnt durch. Der freie Arm gleitet bei dieser Variante an der Beinrückseite ab, was eine gute Technik sicherstellt.

Steigern Sie erst das Gewicht, wenn Sie die Bewegung technisch sauber beherrschen.

Low und High Windmill lassen sich auch kombinieren zur Low/High Windmill, die bei den Übungen mit zwei Kettlebells näher beschrieben wird (siehe Seite 98).

Elevated Windmill

Eine mögliche Steigerung dazu stellt die Elevated Windmill dar. Wenn Sie so beweglich und kräftig sind, dass Sie den Rumpf noch weiter kontrolliert unter Spannung absenken können, platzieren Sie eine Kugelhantel zwischen zwei stabilen Stufen oder Ähnlichem. Sie können zum Beispiel zwei Aerobic-Steps mit einer etwa hüftbreiten Lücke nebeneinander stellen, die Kettlebell in die Mitte. Es können aber auch stabile Steinplatten sein. Stellen Sie sich dann mit je einem Fuß auf eine Stufe und heben Sie die Kettlebell in der Windmill-Bewegung vom Boden hoch. Natürlich sind auch bei dieser Abwandlung alle genannten Windmill-Varianten möglich: High und Low sowie High/Low Windmill.

Deadlift-Varianten

In Kapitel 1 (siehe Seite 27) habe ich bereits ausführlich den Sumo Deadlift beschrieben. Der Deadlift ist eine der besten Übungen überhaupt, weil er das grundlegende Bewegungsmuster zum Anheben schwerer Objekte darstellt und sämtliche Muskeln des Körpers trainiert. Da sich auf diese Weise allerdings schnell große Lasten heben lassen, reicht das Gewicht von Kettlebells, wenn überhaupt, bald nicht mehr aus, sodass man entweder auf Langhanteln umsteigen oder eine der folgenden Übungen durchführen muss, um weitere Trainingseffekte im Sinne von Kraftsteigerungen zu erzielen.

Suitcase Deadlift oder Kofferkreuzheben

Beim Suitcase Deadlift oder Kofferkreuzheben wird die Kettlebell wie ein Koffer seitlich vom Körper angehoben. Diese einarmige Deadlift-Variante erfordert eine höhere Anspannung der gegenüberliegenden Rumpfmuskeln, ist also ein gutes Training zur Stabilisation der Wirbelsäule. Beide Beine sollten dabei möglichst gleich belastet werden.

Weichen Sie nicht aus der Becken- und Schulterachse aus.

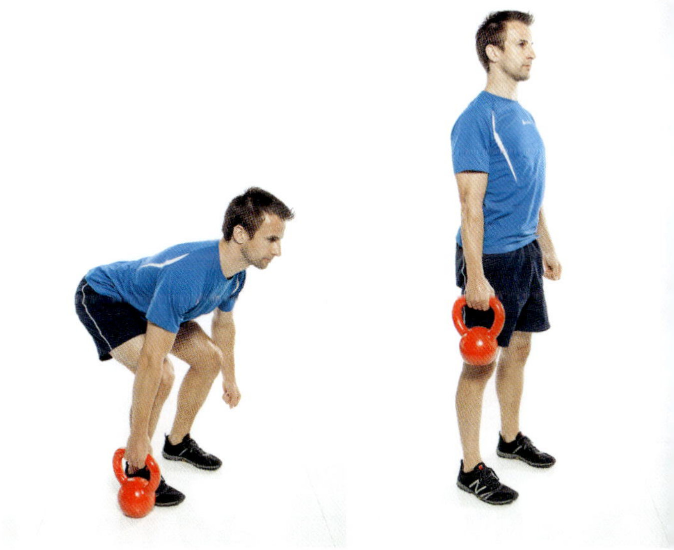

Der Suitcase Deadlift

Einbeiniger Deadlift

Eine andere Variante stellen die einbeinigen Deadlifts dar. Sie erfordern viel mehr Gleichgewichtssinn, trainieren diesen also hervorragend. Besonders Sportler und Rückenpatienten profitieren davon, da der Rücken aufgrund der kleineren Gewichte als beim beidbeinigen Deadlift weniger schnell überfordert werden kann und der Einbeinstand wesentlich sportspezifischer ist.

Einbeinige Deadlifts gehören in jedes seriöse Sportlertraining, da sie sämtliche Muskeln trainieren, eine hohe Rumpfstabilisation bewirken und die Hüftstreckung verbessern, die in den meisten Sportarten wichtig ist. Auch zur Prävention von und Rehabilitation bei Knie-, Hüft- und Rückenbeschwerden eignen sich einbeinige Deadlifts sehr gut.

Beim einbeinigen Deadlift sind vor allem die Hüftmuskeln des Standbeins gefordert. Versuchen Sie zunächst den einbeinigen Deadlift mit gebeugtem Standbein, da er einfacher ist. Das Spielbein können Sie am Anfang auch am Boden entlang nach hinten führen, um das Gleichgewicht besser halten zu können. Hierbei bietet es sich an, die Kettlebell zunächst mit beiden Händen zu halten.

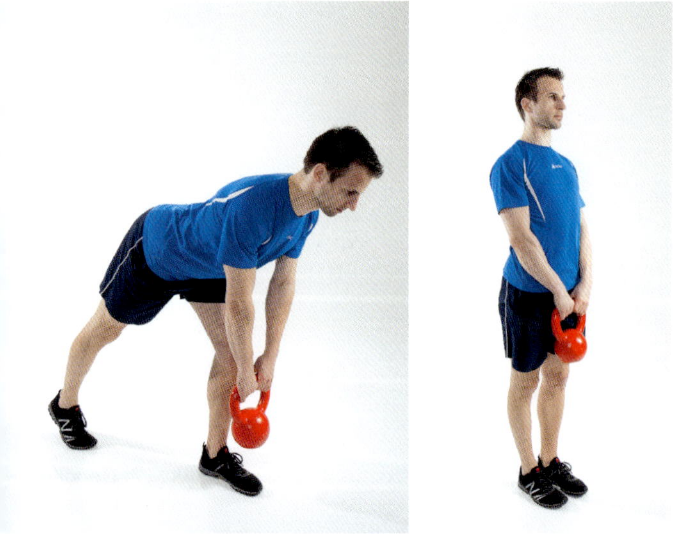

Anfängervariante des einbeinigen Deadlifts: Ziehen Sie das Bein am Boden entlang nach hinten

Stellen Sie sich mit hüftbreit voneinander entfernten Füßen hin, die Kettlebell steht zwischen Ihren Füßen. Atmen Sie kurz und scharf durch die Nase ein, bauen Sie Ganzkörperspannung auf, halten Sie den Atem an und heben Sie die Kettlebell beidhändig im beidbeinigen Deadlift an, wobei Sie kontrolliert ausatmen und die Körperspannung halten.

Dann verlagern Sie das Körpergewicht auf einen Fuß, senken die Kettlebell vor dem Standbein ab und halten sie immer über dem Standfuß, während das Spielbein am Boden nach hinten geschleift wird, bis der Fuß am gestreckten Bein mit der Fußspitze in den Boden gedrückt wird (Endposition). Das Gesäß zieht dabei nach hinten und die Schultern bleiben immer im Lot über oder kurz vor den Händen. Halten Sie den Rücken durchgehend gestreckt und die Schulterblätter nach hinten unten gezogen. Das Becken sollte nicht aufgedreht werden. Für die meisten Menschen reicht es aus, wenn die Kettlebell bis maximal zur Mitte des Schienbeins abgesenkt wird. Andernfalls steigt die Gefahr, dass der Rücken rund wird und man sich verletzt.

Zum Anheben kneifen Sie den Po zusammen, schieben ihn nach vorne (Hüftstreckung) und drücken sich vor allem durch die Ferse des vorderen Fußes wieder hoch in den Stand, während das hintere Bein wieder über den Boden zurück in den Parallelstand geschleift wird.

Wer diesen Ablauf sicher und stabil beherrscht, kann das Gewicht erhöhen oder das hintere Bein während der Bewegung gestreckt nach hinten bis in die Waagerechte anheben, ohne dass der Fuß dabei den Boden berührt (Romanian Deadlift).

Romanian Deadlift

Schwieriger ist der einbeinige Deadlift mit fast gestrecktem Standbein, auch Romanian Deadlift (RDL) genannt, da er höhere Anforderungen an die Stabilisationsmuskeln im Sprung-, Knie- und Hüftgelenk sowie im Rücken stellt. Hierbei ist es ebenfalls anspruchsvoller, das Becken nicht aufzudrehen, sondern parallel zum Boden zu halten.

Der Bewegungsablauf ähnelt dem beim einbeinigen Deadlift mit gebeugtem Bein, allerdings wird beim RDL das Standbein im Knie nur leicht gebeugt und der Fuß des Spielbeins bewegt sich in der Luft und nicht am Boden entlang nach hinten oben bis in die Waagerechte.

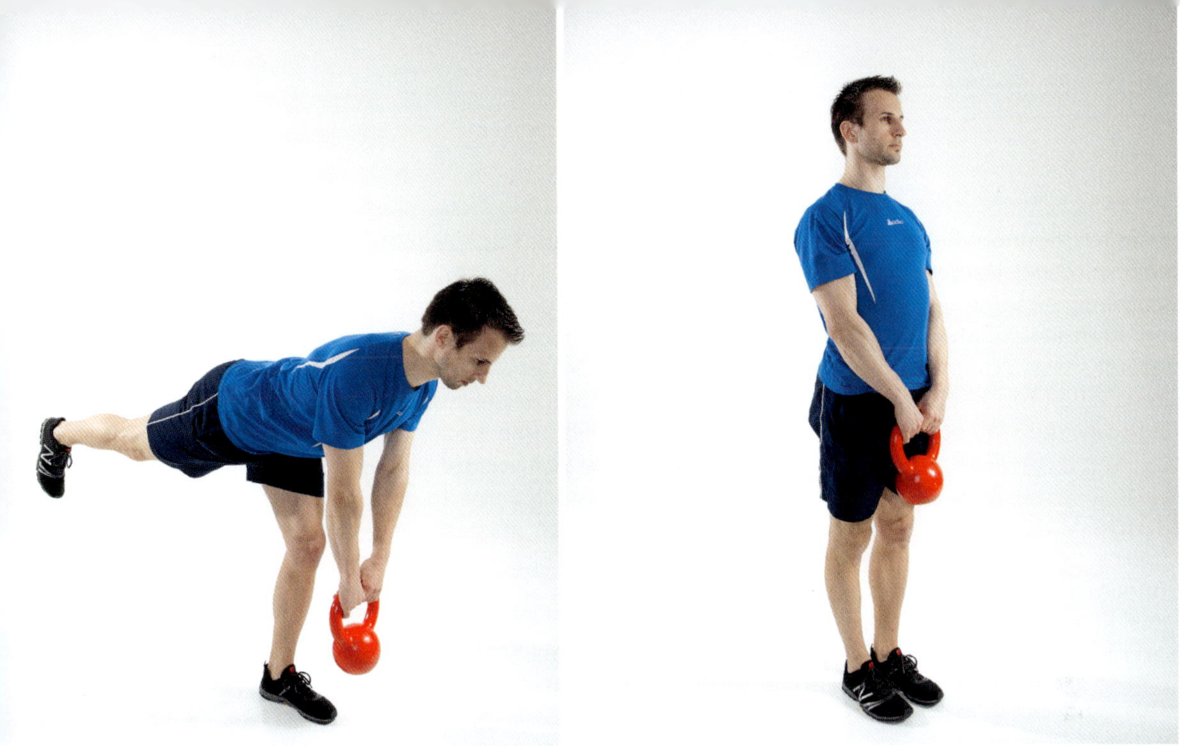

Der Romanian Deadlift

Die einbeinigen Deadlifts werden noch anspruchsvoller, wenn man die Kettlebell nur mit einer Hand anhebt, weil dadurch die Rumpf- und Hüftmuskeln gegen eine größere Rotationskraft arbeiten müssen. Dabei können Sie die Kettlebell auf der Seite des Standbeins oder auf der Spielbeinseite (diagonale Griffhaltung) halten. Letzteres erfordert eine höhere Stabilisationsfähigkeit im Körper (siehe hierzu die Bilder unten links).

Zunächst ist es vom Gleichgewicht her leichter, wenn man die hintere Fußspitze am Boden entlang nach hinten zieht (siehe Bilder unten rechts).

Einhändige Variante des einbeinigen Deadlifts, diagonale Griffhaltung

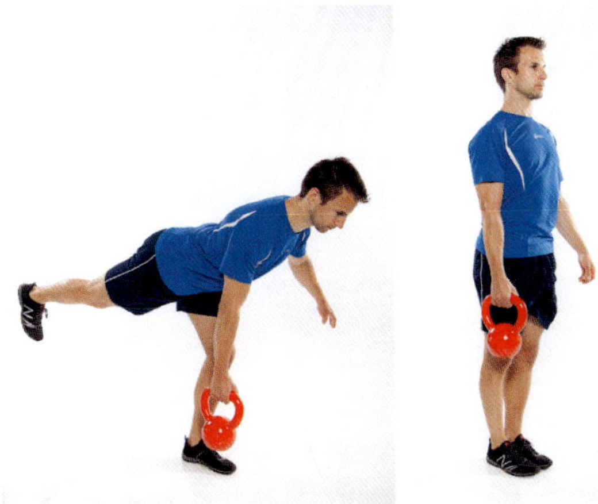

Anfängervariante: Ziehen Sie das Bein am Boden entlang nach hinten

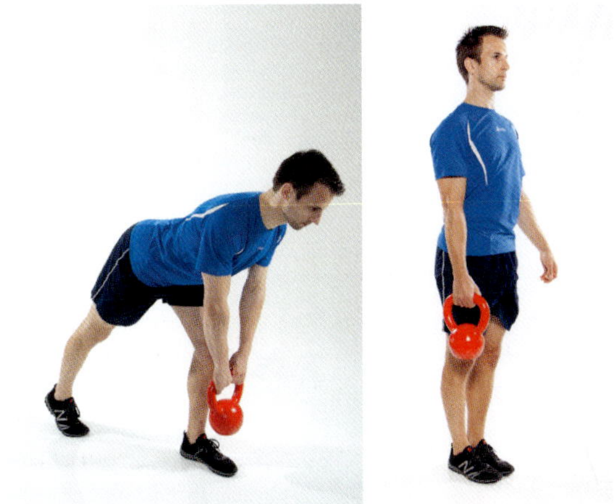

Natürlich können Sie alle Deadlift-Varianten auch mit zwei Kettlebells ausführen, um den Schwierigkeitsgrad zu erhöhen. Im Training von Kraftdreikämpfern hat sich zum Beispiel gezeigt, dass 20 Wiederholungen der Übung Kreuzheben mit zwei Kettlebells sehr gute Erfolge bewirken konnten.

Lunge-Varianten

Lunges oder Ausfallschritte lassen sich in sämtliche Richtungen ausführen. Zunächst sollten Sie die Rückwärts-Variante ausprobieren.

Lunge rückwärts

Machen Sie hierzu aus dem Stand mit der Kettlebell vor der Brust einen langen Schritt rückwärts, wobei sich das hintere Knie nach unten bewegt und die vordere Ferse belastet bleibt. Von dieser Position ausgehend drücken Sie sich wieder explosiv über die vordere Ferse nach vorne in den Parallelstand zurück. Sie können zunächst alle Wiederholungen mit einer Seite durchführen oder gleich links und rechts abwechseln.

Bei den Ausfallschritten vorwärts starten Sie aus dem Parallelstand mit einem langen Schritt nach vorne, wobei die vordere Ferse am Boden bleiben sollte. Denken Sie einfach daran, das Gewicht über der Ferse zu lassen, dann steht das Knie automatisch richtig. Drücken Sie sich dann wieder explosiv über den vorderen Fuß nach hinten in den Parallelstand zurück.

Der Lunge rückwärts

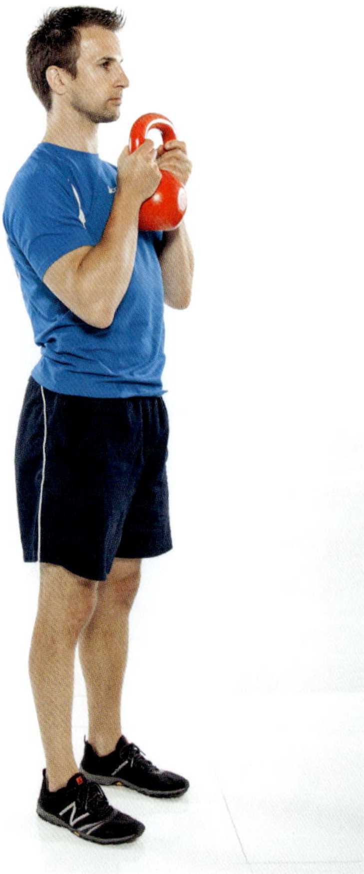

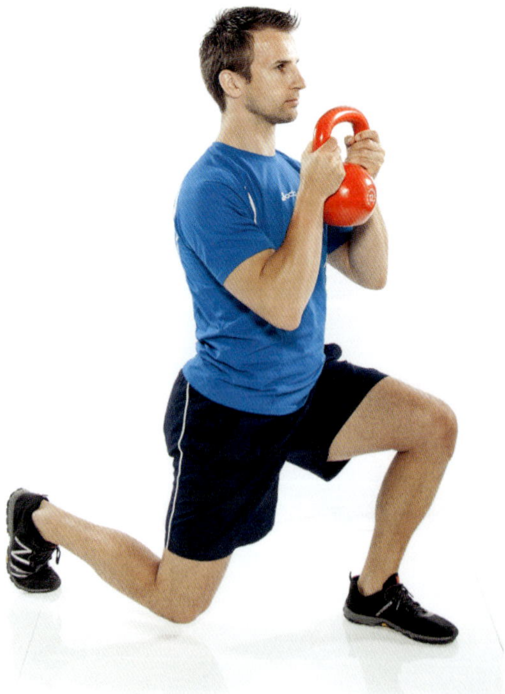

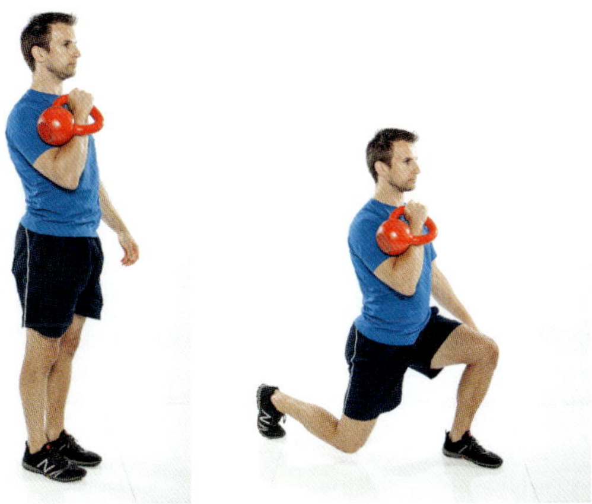

Racked Lunge mit Kettlebell in der Rack-Position

Racked Lunge

Eine Variante der Ausfallschritte sind die Racked Lunges, bei denen die Kettlebell in der Rack-Position gehalten wird.

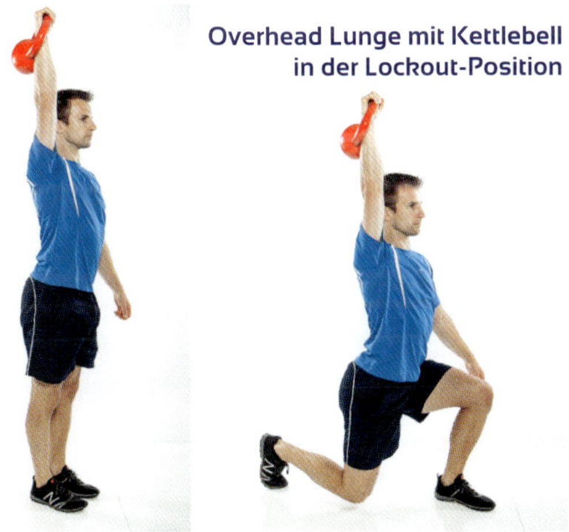

Overhead Lunge mit Kettlebell in der Lockout-Position

Overhead Lunge

Bei den Overhead Lunges wird die Kettlebell über Kopf in der Lockout-Position gehalten.

Beide Varianten erfordern eine sehr hohe Stabilisationsfähigkeit der Rumpf- und Schultermuskulatur. Je weiter oben die Kettlebell gehalten wird, desto höher ist der Anspruch an die Rumpf- und Schulterstabilisation.

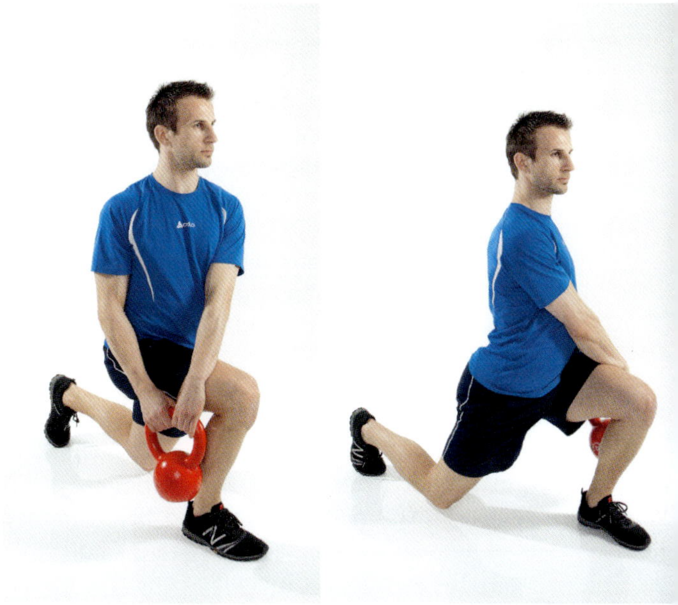

Rotational Lunge

Rotational Lunge

Rotational Lunges, also Ausfallschritte vor- oder rückwärts mit Rumpfrotation, bringen eine zusätzlich fordernde Gleichgewichtskomponente mit ein und stellen größere Anforderungen an die Rumpf- und Hüftstabilisation.

Halten Sie die Kettlebell mit beiden Händen vor dem Körper wie in der Endposition des Deadlifts, machen Sie einen Ausfallschritt nach hinten und führen Sie die Kettlebell dabei außen am vorderen Bein vorbei, sodass sie in der Endposition neben dem Oberschenkel gehalten wird. Der Oberkörper sollte aufrecht bleiben, die Schultern werden die ganze Zeit nach hinten unten gezogen. Der Blick ist nach vorne gerichtet. Zum Aufrichten in die Ausgangsposition drücken Sie sich kraftvoll aus dem vorderen Fuß heraus wieder zurück in den Parallelstand.

Sie können zunächst alle Wiederholungen mit dem einen und dann ebenso viele mit dem anderen Bein ausführen oder das Bein bei jeder Wiederholung wechseln.

Lunge seitwärts

Der Seitwärts-Lunge ist eine dynamische Variante des Ausfallschritts, die die Hüftstreckmuskeln (Po und Oberschenkelrückseite) stärker beansprucht.

Führen Sie hierzu aus dem Parallelstand heraus seitliche Ausfallschritte aus, die Kettlebell halten Sie mit beiden Händen vor der Brust. Machen Sie einen großen Schritt zur Seite, wobei das im Stand verbleibende Bein gestreckt wird. Beginnen Sie mit einer kleineren Schrittweite und gehen Sie zunächst nicht zu schwungvoll und zu tief nach unten. Das gebeugte Knie zeigt in Richtung Fußspitze und bleibt immer über dem Fuß. Damit dies gut gelingt, konzentrieren Sie sich darauf, mehr die Fersen zu belasten und den Po nach hinten unten zu schieben, als das Knie nach vorne zu bewegen. In der unteren Endposition spannen Sie dann den Po an und drücken sich explosiv durch die Ferse des gebeugten Beines wieder hoch in den Parallelstand.

Der Lunge seitwärts

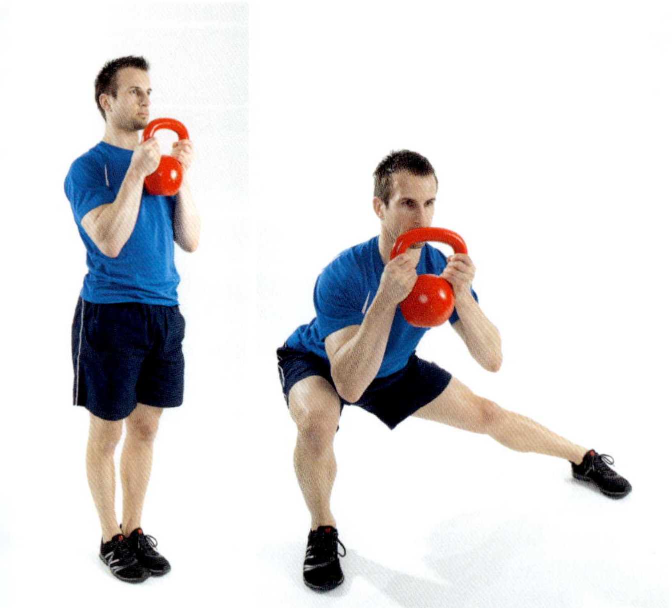

Um den Körper auf die ungewohnte Belastung der seitlichen Ausfallschritte vorzubereiten, empfiehlt es sich, zuvor erst mehrere Einheiten bis einige Wochen lang seitliche Ausfallschrittkniebeugen durchzuführen. Im Unterschied zum seitlichen Ausfallschritt wird diese Übung aus dem Grätschstand heraus ausgeführt. Die Füße werden während der ganzen Übung nicht vom Boden angehoben.

Stellen Sie sich dazu mit gegrätschten Beinen hin und verlagern Sie das Gewicht auf ein Bein, sodass es sich beugt. Das gebeugte Knie zeigt in Richtung Fußspitze und bleibt weiterhin über dem Fuß. Spannen Sie den Po an und drücken Sie sich durch die Ferse des gebeugten Beines heraus wieder hoch in den Grätschstand.

Die seitliche Ausfallschrittkniebeuge

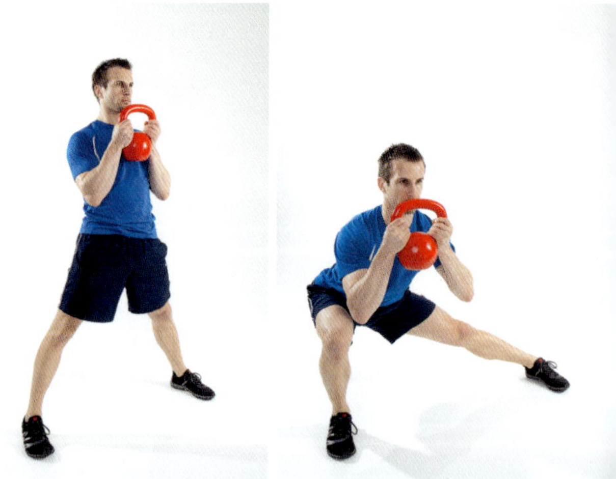

PRAXIS

Ausfallschrittkniebeugen sind eine gute Herz-Kreislauf-Übung: Sie bringen das Herz schnell auf Touren. Entscheiden Sie, ob Sie zunächst alle Wiederholungen mit einer Seite durchführen möchten oder gleich links und rechts abwechseln.

Pistol oder einbeinige Kniebeuge

Die Pistol oder einbeinige Kniebeuge stellt die Königsform der Kniebeugen dar. Keine andere Beinübung erfordert ein vergleichbares Maß an Koordination, Beweglichkeit, Kraft und dynamischer Stabilität. Jeder, der bei seiner Lieblingssportart laufen, treten, kurzzeitig auf einem Bein stehen oder springen muss, wird von dieser Übung enorm profitieren: Sie zeichnet sich durch eine hohe Übertragbarkeit auf diese Bewegungen aus.

Die Pistol wird im Prinzip wie die Front Squat ausgeführt, allerdings auf einem Bein. Bevor Sie die Pistol mit einer schweren Kettlebell ausführen, sollten Sie mindestens 10 Wiederholungen am Stück nur mit dem eigenen Körpergewicht schaffen, um die Technik zu schulen und allen Strukturen des Bewegungsapparates genügend Zeit zur Anpassung zu geben. Die Arme werden dabei nach vorne gestreckt.

VORSICHT!

Voraussetzung zum Üben der Pistol sind gesunde Knie, die sich unter Belastung maximal beugen lassen. Fragen Sie gegebenenfalls Ihren (Sport-)Orthopäden oder Physiotherapeuten um Rat.

Die Pistol

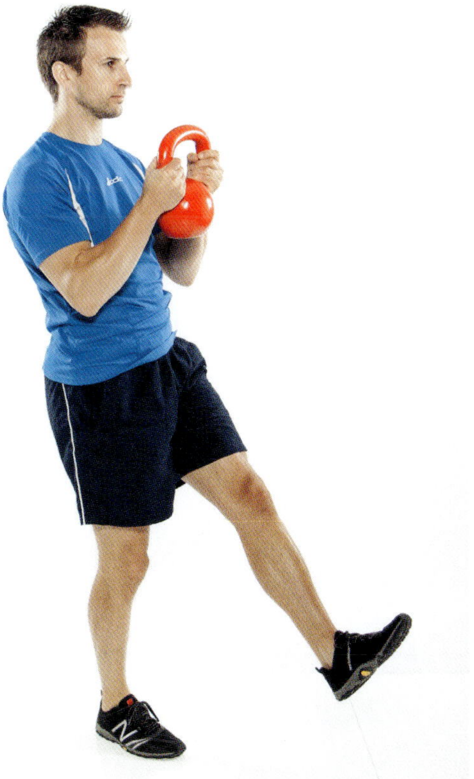

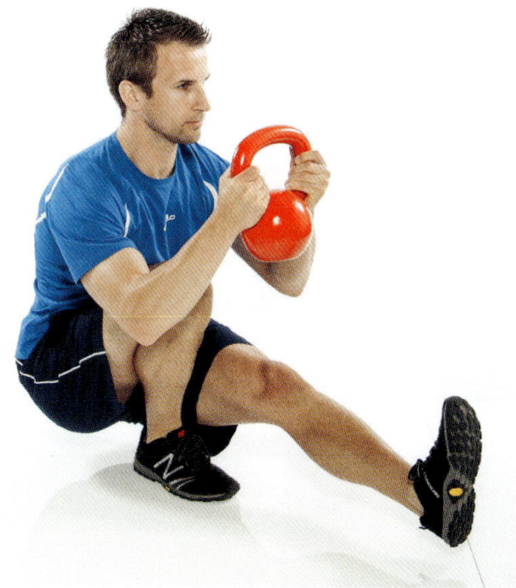

Stellen Sie sich aufrecht hin, atmen Sie kurz durch die Nase ein, spannen Sie den Bauch fest an, halten Sie ein Bein leicht nach vorne und ziehen Sie den Po aktiv nach hinten unten (Ferse des Standbeins belasten). Das Knie des Standbeins muss dabei immer in Richtung Fußspitze zeigen.

Um das Gleichgewicht leichter zu finden, hilft es zu Beginn, wenn man als Gegengewicht in jeder Hand eine 2 bis 3 Kilogramm schwere Kurzhantel oder eine 4 bis 6 Kilogramm schwere Kettlebell mit gestreckten Armen nach vorne hält.

In der unteren Position angelangt, müssen Sie den Bauch noch mehr anspannen und sich durch den Mittelfuß hindurch wieder in den Stand hochdrücken, bis das Knie und die Hüfte des Standbeins gestreckt sind. Dabei können Sie gepresst ausatmen, zum Beispiel mit einem »Tssssssss«-Laut, auch Power Breathing genannt.

In der Regel fehlt es den meisten Kettlebellsportlern zunächst an einer der folgenden Fertigkeiten: Gleichgewicht, Beweglichkeit und/oder Kraft. Da dies die korrekte Ausführung der Pistol behindert, gibt es drei sehr empfehlenswerte Herangehensweisen, um sich dem korrekten Bewegungsablauf anzunähern:

1. Pistol mit zwei Kurzhanteln oder einer kleinen Kettlebell (wie zuvor beschrieben)
2. Single Leg Pile Squat (siehe unten)
3. Single Leg Deck Squat (siehe Seite 92)

Probieren Sie alle Varianten aus und schauen Sie, mit welcher Sie am besten zurechtkommen.

Variante: Single Leg Pile Squat

Stellen Sie sich dicht vor einem Pfahl, einem dünnen Baum oder einem Türrahmen, an dem Sie sich festhalten, auf ein Bein. Wenn Sie einen Schlingentrainer haben, können Sie auch diesen verwenden. Senken Sie den Po langsam so weit wie möglich nach hinten unten ab und drücken Sie sich unter Bauch- und Pospannung durch den Fuß wieder hoch. Auf diese Weise verbessern Sie Ihre Beweglichkeit und Kraft, ohne nach hinten umzufallen. Versuchen Sie dabei, langsam immer tiefer zu kommen und sich immer weniger aus den Armen heraus zu helfen.

Sie können zunächst alle Wiederholungen mit einer Seite durchführen oder gleich links und rechts abwechseln.

Die Single Leg Pile Squat

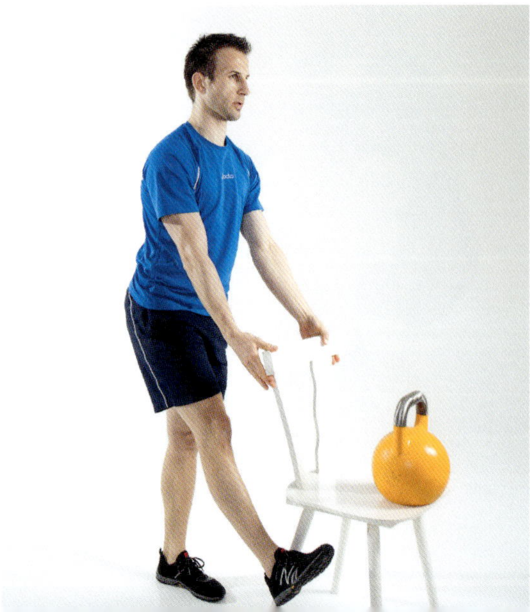

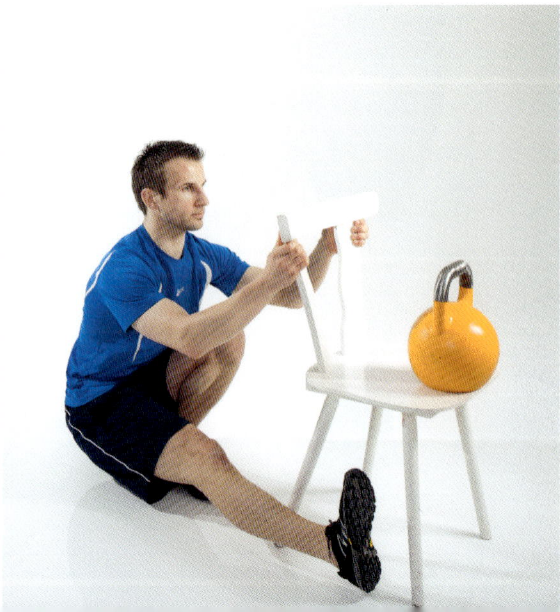

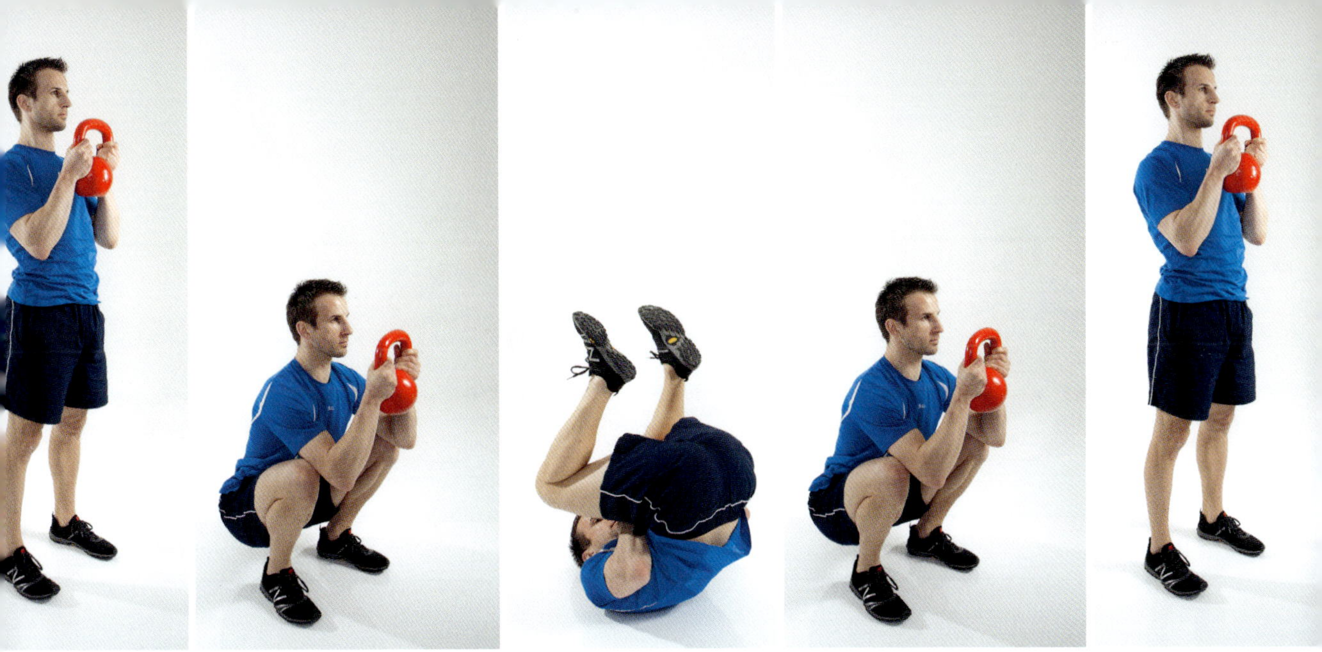

Die Deck Squat

Deck Squat

Die Deck Squat ist eine anstrengende Ganzkörper- und Herz-Kreislauf-Übung, die besonders den Unterkörper kräftigt und die Wirbelsäule mobilisiert. Sie kombiniert eine tiefe Kniebeuge mit einer Rolle rückwärts.

Im schulterbreiten Stand hält man eine Kettlebell an den Seitenhörnern vor der Brust, geht dann in eine tiefe Kniebeuge, setzt den Po ab und rollt nach hinten, bis die Schultern den Boden berühren. Die Knie werden dabei kopfwärts angezogen. Die Rückrollbewegung wird durch ein schwungvolles Vorbringen der Beine unterstützt, wobei die Kettlebell als Schwunghilfe nach vorne zwischen die Oberschenkel gebracht werden kann. Sobald die Füße wieder Bodenkontakt haben, drückt man sich möglichst über die Fersen hoch in den Stand. Üben Sie diese Bewegung zunächst ohne Zusatzgewicht wie auf den unteren Bildern dargestellt.

Die Deck Squat ohne Kettlebell

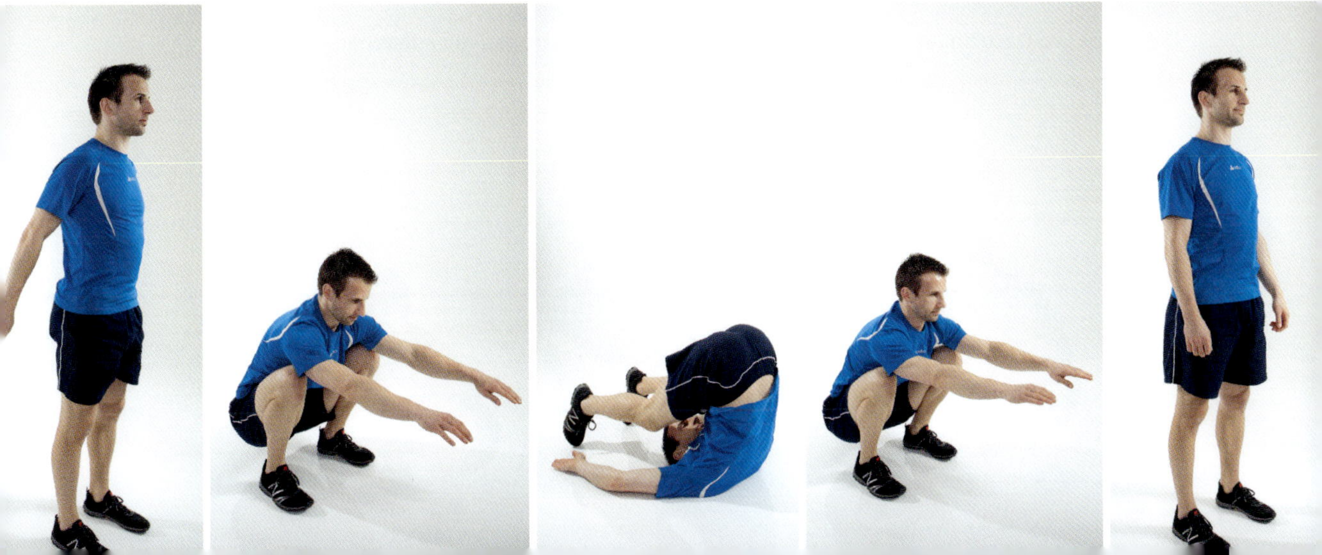

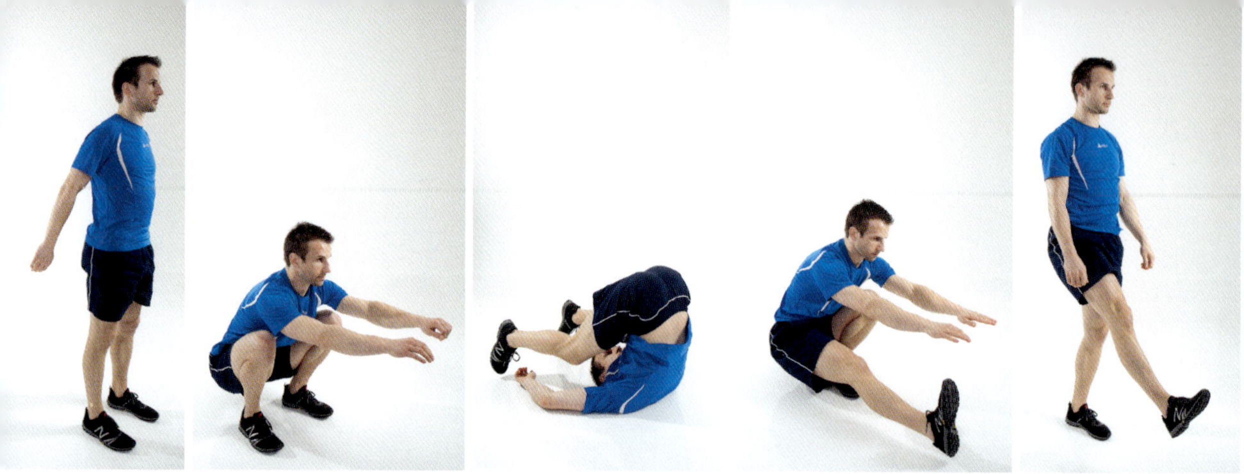

Die Basisvariante der Single Leg Deck Squat: beidbeinig absenken, einbeinig aufstehen

Single Leg Deck Squat

Durch die Möglichkeit der Schwungunterstützung eignet sich die einbeinige Variante der Deck Squat ebenfalls gut, um die Pistol zu erlernen. Viele Trainingseinsteiger haben anfangs noch nicht die Kraft, aus einem Bein aufzustehen. Das Vorrollen bei der Single Leg Deck Squat gibt genügend Schwung, der beim Hochdrücken helfen kann. Führen Sie diese Vorbereitungsübung ohne Kettlebell aus.

Machen Sie eine tiefe beidbeinige Kniebeuge, bei der Sie die Arme nach vorne ausstrecken, und rollen Sie dann am Boden über Po und Rücken nach hinten, wobei die Beine über den Kopf nach hinten schwingen. Schwingen Sie nun beide Beine wieder explosiv nach vorne, winkeln Sie ein Bein in der Luft an und setzen Sie den Fuß nah am Gesäß auf. Das andere Bein nehmen Sie gestreckt nach vorne. Es bleibt gestreckt und angehoben, während Sie sich mit der anderen Ferse in den Stand hochdrücken. Sehr hilfreich ist es, wenn Sie Ihre Arme zur Schwungunterstützung zwischen die Beine hindurch gestreckt nach vorne nehmen. Dies trainiert das Gefühl für die Bewegung und die Kraft, die benötigt wird, um sich aus der tiefen Position einbeinig hochzudrücken.

Die Single Leg Deck Squat lässt sich auf zwei verschiedene Arten steigern:

Bei Steigerung 1 starten Sie einbeinig – das andere Bein ist leicht vom Boden angehoben – und ziehen Ihren Po kontrolliert so tief wie möglich nach hinten unten. Kurz bevor Sie sich nicht mehr halten können, setzen Sie den Fuß mit auf oder rollen gleich über den Rücken nach hinten ab, wobei die Beine über

Die Single Leg Deck Squat – Steigerung 1: einbeinig absenken, beidbeinig aufstehen

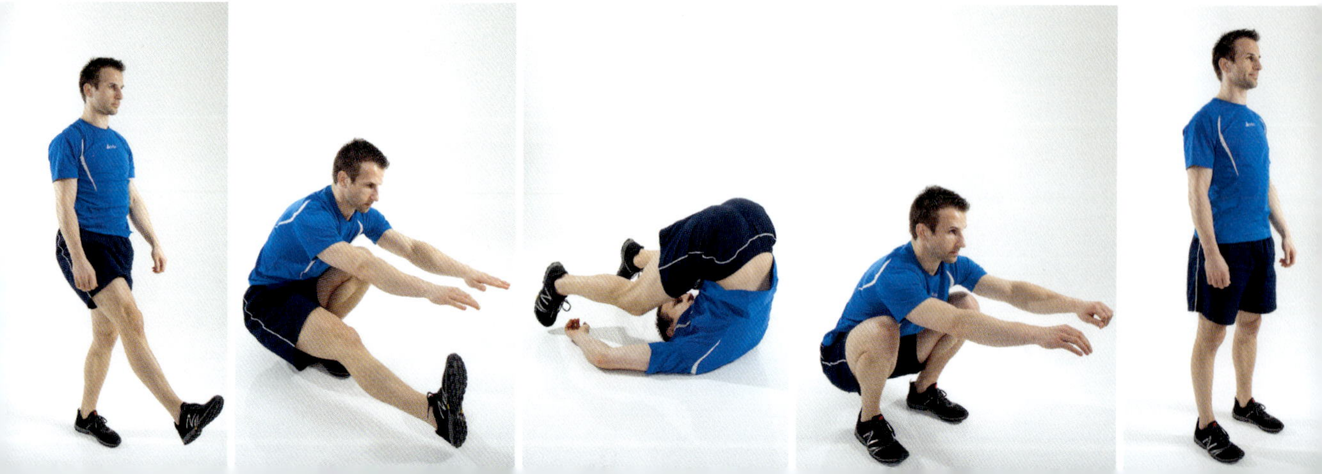

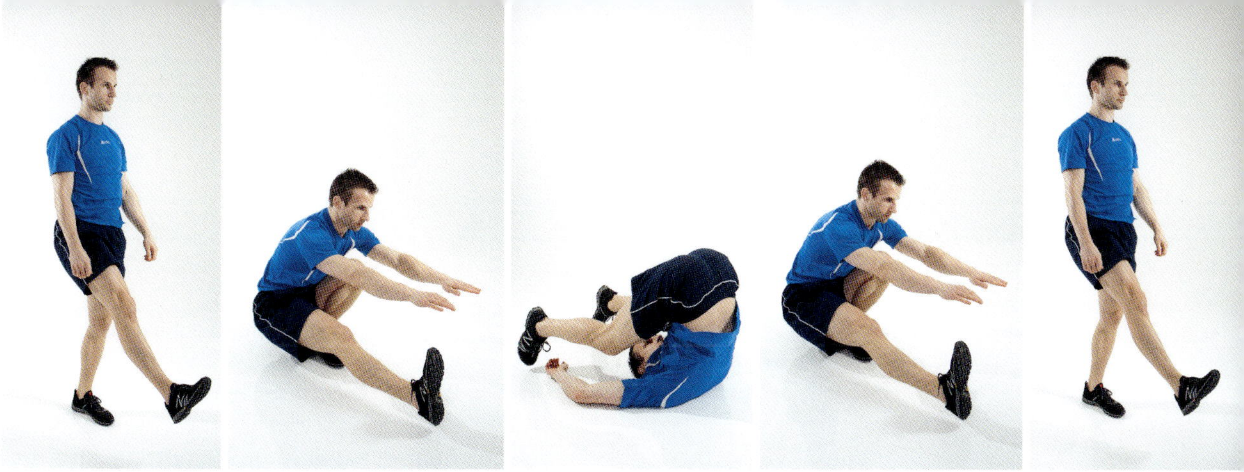

Die Single Leg Deck Squat – Steigerung 2: einbeinig absenken, einbeinig aufstehen

den Kopf mit nach hinten schwingen. Schwingen Sie danach beide Beine wieder explosiv nach vorne, bis Sie im hüft- bis schulterbreiten Parallelstand aufsetzen. Drücken Sie sich durch beide Fersen wieder in den Stand hoch.

Vermeiden Sie X Beine: Die Knie zeigen immer in Richtung der Fußspitzen. Es ist außerdem sehr hilfreich, wenn Sie Ihre Arme zur Schwungunterstützung zwischen den Beinen hindurch gestreckt nach vorne nehmen. Dies baut besonders die Kraft auf, die beim kontrollierten Absenken benötigt wird, und verbessert das Gleichgewicht.

In Steigerung 2 der Single Leg Deck Squat verbinden Sie beide Teilübungen, indem Sie schon einbeinig Ihr Körpergewicht absenken und sich auch einbeinig wieder hochdrücken. Dabei können Sie Ihren Körper zunächst über ein Bein absenken und mit dem anderen aufstehen. Später führen Sie das Absenken und Hochdrücken mit dem gleichen Bein aus. Nach einer gewissen Zeit gelingt es Ihnen immer besser, eine richtige tiefe einbeinige Kniebeuge (Pistol) sicher auszuführen.

Die volle Bewegung (einbeinig runter in die Deck Squat und einbeinig wieder hoch) kann für Könner auch eine interessante Kraftausdauerübung innerhalb eines Zirkeltrainings sein.

Sie können zunächst alle Wiederholungen mit einer Seite durchführen oder gleich links und rechts abwechseln.

Bent-over Row oder vorgebeugtes Rudern

Die Übung Bent-over Row oder vorgebeugtes Rudern trainiert vor allem die Kraft und Stabilität der Schultern beziehungsweise der oberen Rückenregion. Die folgenden Varianten beschreiben die Schwierigkeitsgrade von der einfachsten zur schwersten Version.

Bent-over Row an der Hantelbank

Beim Bent-over Row an der Hantelbank (oder am Sofa oder Bett) stützen Sie sich seitlich mit einem Knie und einer Hand auf eine Hantelbank auf. Das andere Bein ist auf dem Boden aufgestellt und die freie Hand hält eine Kettlebell. Der freie Arm und der Rücken sind gestreckt, Schulter- und Beckenachse stehen parallel zum Boden und die Schulter auf der Kettlebellseite ist weit nach hinten unten gezogen.

Ziehen Sie nun den Ellenbogen eng am Körper nach hinten oben, bis die Faust den oberen Bauch berührt. Senken Sie das Gewicht anschließend wieder ab, ohne dabei die Schulterspannung zu verlieren.

Der Bent-over Row an der Hantelbank

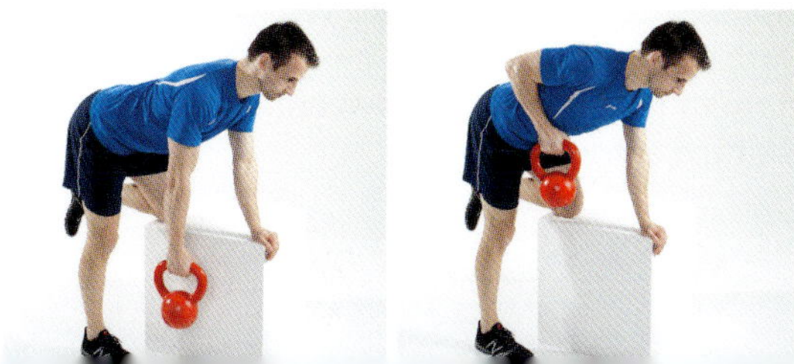

Bent-over Row im abgestützten Stand

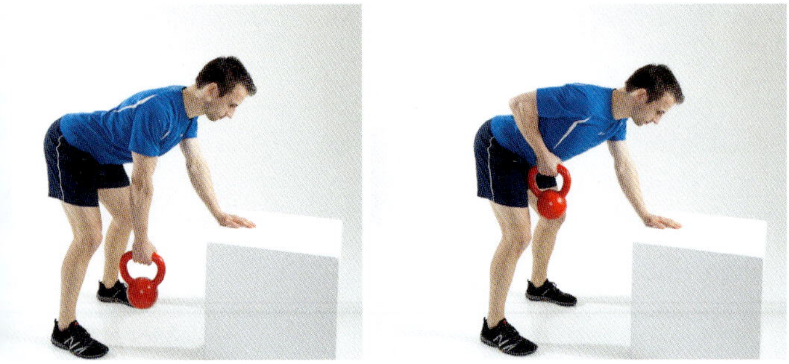

Der Bent-over Row im abgestützten Stand

Beim Bent-over Row im abgestützten Stand bleibt die Bewegungsausführung gleich, nur mit dem Unterschied, dass beide Füße schulterbreit im Parallelstand auf dem Boden stehen und Sie sich mit der freien Hand an einer Hantelbank, einem Stuhl oder Ähnlichem abstützen. Die Ausgangsposition gleicht ansonsten der tiefen Swing-Position (Gesäß weit hinten, Oberkörper parallel zum Boden, siehe Seite 40, Bild unten links).

Frei stehender Bent-over Row

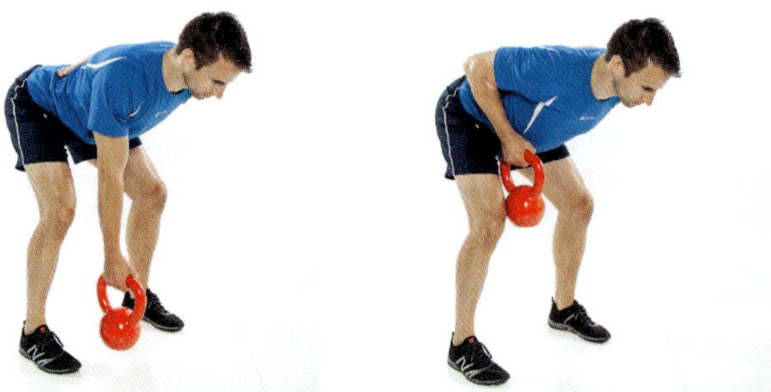

Der frei stehende Bent-over Row

Die Position beim frei stehenden Bent-over Row gleicht der im abgestützten Stand, nur können Sie sich jetzt nicht mehr abstützen. Sie können den freien Handrücken auf die Lendenwirbelsäule legen, um sicherzustellen, dass Sie keinen runden Rücken machen und sich nicht seitlich aufdrehen.

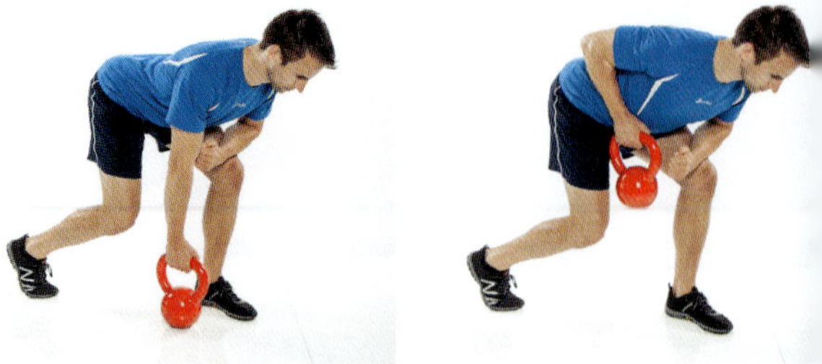

Der Bent-over Row in Schrittstellung

Bent-over Row in Schrittstellung

Beim Bent-over Row in Schrittstellung gehen Sie in eine leichte hüft- bis schulterbreite Schrittstellung, wobei der hintere Fuß nur auf der Fußspitze stehen sollte. Stützen Sie sich mit einem Unterarm auf dem vorderen Oberschenkel ab und achten Sie darauf, dass der Rücken gestreckt ist und die Becken- und die Schulterachse parallel zum Boden stehen (Achtung: nicht seitlich aufdrehen!). Führen Sie von dieser Position aus die Ruderbewegung durch.

One Leg Row

Der One Leg Row oder das einbeinige Rudern ist im Prinzip eine Mischung aus einbeinigem Deadlift (siehe ab Seite 83) und einarmigem vorgebeugtem Rudern. Zu Beginn können Sie sich mit der freien Hand gerne an einer Wand, einem Stuhl oder Ähnlichem abstützen.

Neigen Sie den gestreckten Oberkörper nach vorne (maximal waagerecht), schieben Sie die Ferse des angehobenen Beines weit hinaus und starten Sie den Ruderzug, indem Sie das Schulterblatt nach hinten ziehen. Führen Sie dann den Ellenbogen dicht am Körper so weit nach oben, bis die Kettlebell den oberen Bauch berührt. Versuchen Sie, das Schulterblatt auch beim Absenken des Gewichts weiter nach hinten zu ziehen. Das Becken sollte dabei parallel zum Boden zeigen und nicht aufgedreht werden.

Der One Leg Row

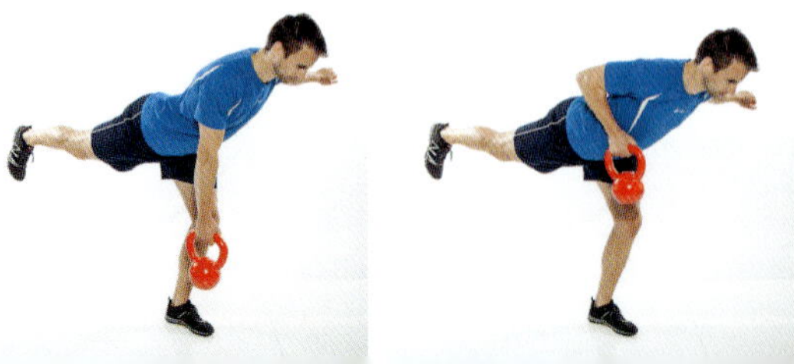

Übungen mit zwei Kettlebells

Sämtliche Trainingseffekte, die sich mit einer Kettlebell erzielen lassen, erreichen Sie mit zwei Kettlebells sogar noch besser und schneller, da Sie auf diese Weise mehr Arbeit in der gleichen oder in kürzerer Trainingszeit verrichten. Sie können die gleichen Übungen mit mehr Gewicht durchführen und somit mehr Muskelmasse einsetzen. Ihre Ausdauer, Kraft und Explosivität verbessern sich also noch schneller und Sie verbrauchen mehr Kalorien.

Um sicher und effektiv mit zwei Kettlebells trainieren zu können, müssen jedoch eine gute Basis an Kraft und eine saubere Technik mit einer Kettlebell vorausgesetzt sein.

Der Hauptunterschied zum Training mit einer Kettlebell liegt neben dem höheren Gewicht vor allem in der Bewegung der Gewichte. Mit einer Kettlebell trainieren Sie eher die hintere Muskelkette der Beine und des Rückens, da Sie eher hüftbetont arbeiten wie beim Deadlift. Mit zwei Kettlebells ist die Schwungbewegung kürzer, da der Stand breiter ist. Hier schwingen die Kettlebells in kleinerem, engerem Bogen vor dem Körper hoch. Das Training ähnelt somit eher den Übungen aus dem olympischen Gewichtheben.

Das Training mit zwei Kettlebells bietet viele der Vorteile des olympischen Gewichthebens mit einer Langhantel, nur dass es weder die große Ausrüstung noch eine vergleichbar intensive Schulung erfordert, da es technisch weniger komplex ist. Weitere Plusfaktoren sind die zusätzliche Verbesserung der Ausdauer und die geringere Gelenkbelastung bei höherer Muskelbelastung im Vergleich zum Gewichtheben. Zwei Kettlebells verzeihen auch eher Technikschwächen als eine Langhantel. Man könnte dieses Training auch als »olympisches Gewichtheben für Nichtathleten« bezeichnen.

Im Folgenden stelle ich Ihnen einige Übungen mit zwei Kettlebells vor.

Double Swing

Wenn Swings mit einer Kettlebell zu einfach werden, kann man eine schwerere nehmen oder zwei kleinere, falls Sie keine schwerere haben. Bis auf den dafür benötigten breiteren Stand, durch den die inneren Oberschenkelmuskeln mehr beansprucht werden, bleibt technisch alles wie beim normalen beidhändigen Swing (siehe Seite 40). In der Ausgangsposition sollten die Kettlebells vor Ihnen mit den Griffen ein offenes »V« bilden, sodass Sie sie mit den Daumen nach hinten zeigend greifen können.

Achten Sie beim Üben auf eine besonders hohe Schulter- und Rumpfspannung. Wenn Sie Ihre Schwungübungen ab und zu mit schweren Gewichten durchführen, werden Sie das beim Trainieren anderer Sportarten bald merken. Sie bekommen einen stabileren Rumpf, eine höhere Antrittsgeschwindigkeit und laufen schneller.

Der Double Swing

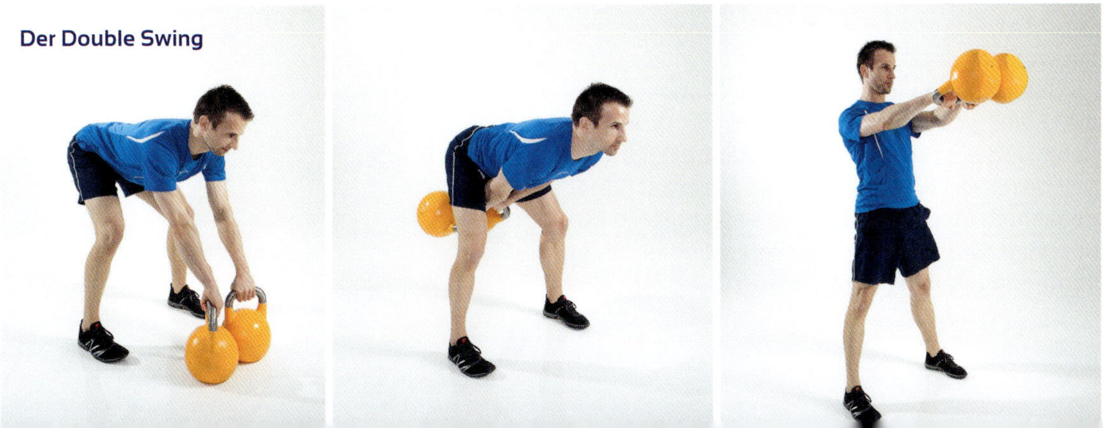

Der Double Clean

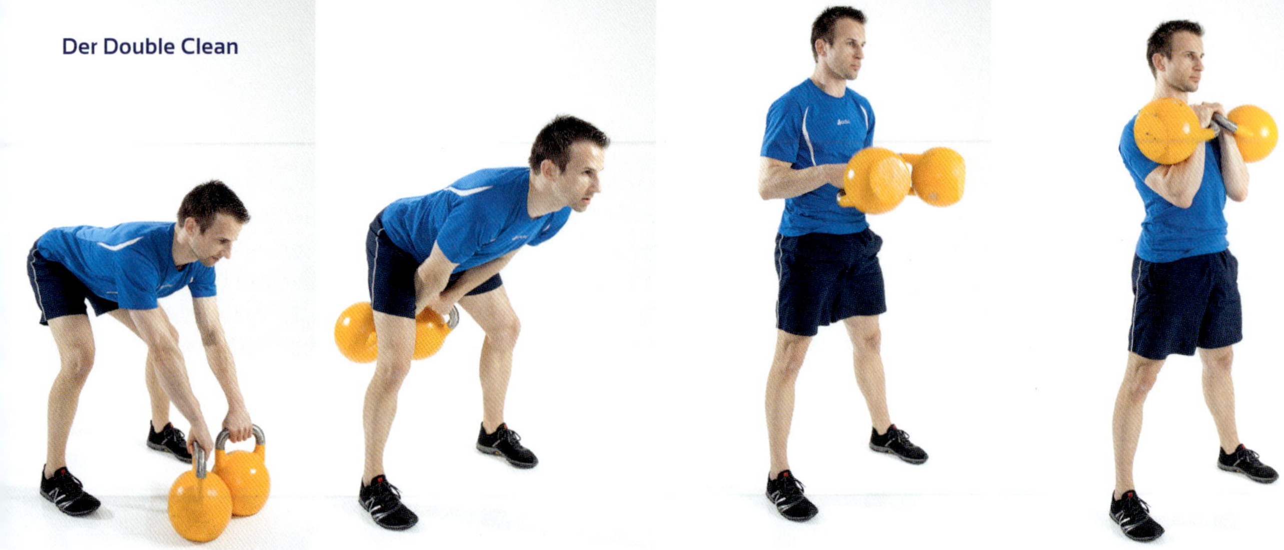

Double Clean

Hier gilt das Gleiche wie beim Double Swing: Die Füße müssen zwangsläufig etwas weiter auseinander stehen als bei der Variante mit nur einer Kettlebell. Die Kettlebells sollten so vor dem Körper stehen, dass die Griffe ein »V« formen. Beim Greifen sollten die Daumen nach hinten zwischen die Beine zeigen. Sonst ändert sich an der technischen Ausführung nichts gegenüber dem einfachen Clean. Achten Sie unbedingt darauf, dass Sie sich in der Double-Rack-Position nicht die Finger einklemmen.

Versetzter Double Clean

Übungen im versetzten Stand erfordern eine höhere Körperstabilität, vor allem im Hüft-, Becken- und unteren Rumpfbereich. Sie stellen eine sehr gute Vorbereitung auf einbeiniges Krafttraining dar, bieten aber noch mehr Stabilität.

Der versetzte Stand kann auch bei Kniebeugen, beim Deadlift oder beim Ruderzug verwendet werden.

Bei Übungen im versetzten Stand stehen die Füße schulterbreit voneinander entfernt, dann wird ein Fuß um eine Fußlänge nach hinten gezogen, sodass die Fußspitze auf einer gedachten Linie mit der Ferse des vorderen Fußes liegt. Die Ferse des hinteren Fußes bleibt immer angehoben, damit etwa 70 Prozent des Körpergewichts auf den vorderen Fuß verlagert werden können.

Es empfiehlt sich bei Übungen mit versetztem Stand auch, das Gewicht zunächst im Parallelstand anzuheben, da dies stabiler ist und weniger Beweglichkeit erfordert.

Der versetzte Double Clean ist eine explosive Kraftübung für sehr Fortgeschrittene, die den Double Clean bereits sicher beherrschen. Im Gegensatz zum Double Clean werden die Kettlebells im versetzten Stand jedoch nicht nach hinten geschwungen, sondern direkt vom Boden hoch in die Double-Rack-Position umgesetzt. Das Anheben vom Boden erfordert eine noch größere Rumpfspannung, da die Masse der Gewichte zunächst beschleunigt werden muss.

Der versetzte Double Clean

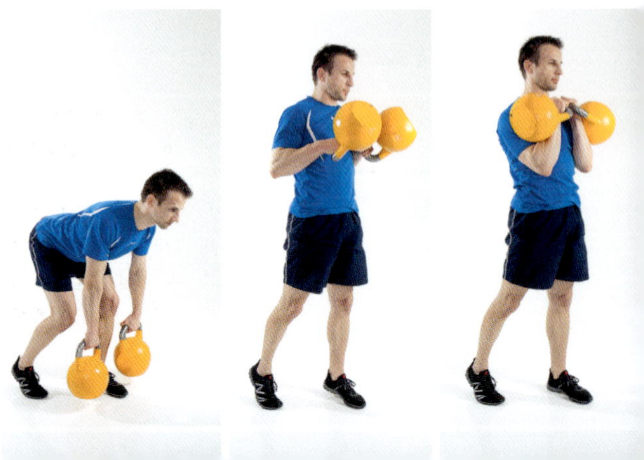

Double Front Squat

Die Double Front Squat ist eine exzellente Übung zum Kraftaufbau im ganzen Körper, da hier sehr hohe Körperspannungen über einen langen Zeitraum (Time under Tension) auf den Körper einwirken. Für den Muskel- und Kraftaufbau gehört sie zu den effektivsten Übungen.

Die Double Front Squat beginnt mit einem Double Clean, dann können die Finger beider Hände vor der Brust verschränkt oder die Finger einer Hand über die der anderen Hand gelegt werden, um die Kettlebells stabiler in der Rack-Position halten zu können.

Aus der Double-Rack-Position heraus atmen Sie kurz und scharf durch die Nase ein, spannen den Rumpf fest an und halten diese Spannung, während Sie sich nach hinten unten in die tiefe Kniebeuge ziehen. Beim Hochdrücken können Sie mittels des Power Breathings (forciertes Ausatmen bei fast verschlossenen Lippen) die Rumpfspannung weiter erhöhen und damit die Bewegung unterstützen.

Halten Sie Ihr Brustbein stets angehoben und ziehen Sie die Schultern nach hinten unten. Die Ellenbogen zeigen immer nach unten. Gehen Sie nur so tief runter, dass Ihre Lendenwirbelsäule noch in ihrer natürlichen Haltung (leichtes »Hohlkreuz«) gehalten werden kann.

Die Double Front Squat

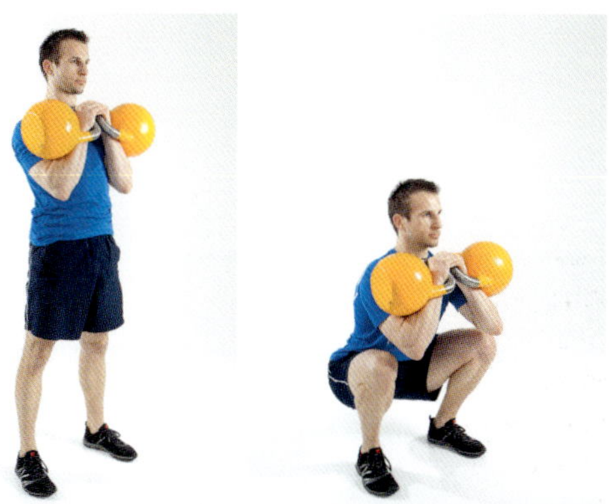

Double Military Press

Wenn Sie die Military Press technisch sauber beherrschen, also die Schulter während des gesamten Bewegungsablaufs unten lassen und den Ellenbogen strecken können, können Sie die Double Military Press ausprobieren.

Aufgrund des größeren Gewichts der beiden Kettlebells stellt diese Übung eine höhere Gesamtbelastung für den Körper dar, was sich zum Beispiel positiv auf einen gewünschten Kraft- und Muskelzuwachs auswirken kann. Ein weiterer Vorteil: Diese Übungsvariante ist im Vergleich zur einhändigen Version in der Hälfte der Zeit absolviert.

Die Double Military Press

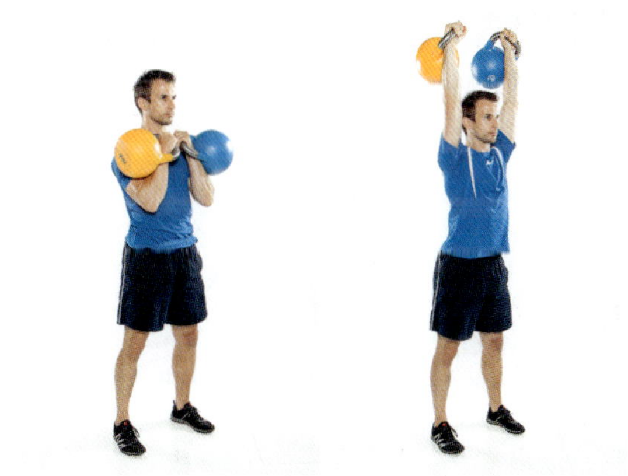

Alternating Military Press

Bei der Alternating Military Press wird abwechselnd immer nur eine Kettlebell nach oben gedrückt. Die andere ruht währenddessen in der Rack-Position.

Die Alternating Military Press

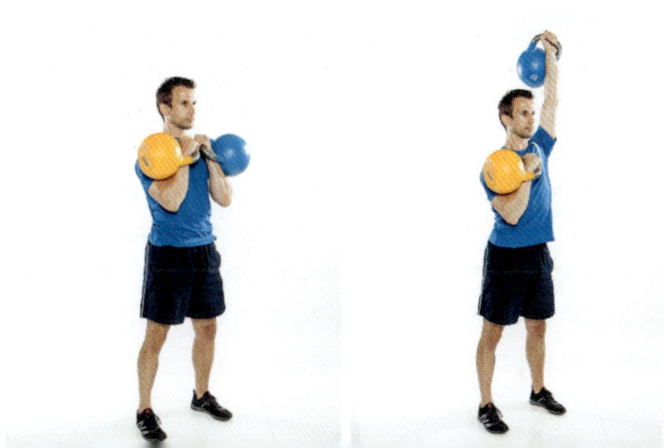

High/Low Windmill

Die High/Low Windmill verbindet die Vorzüge der beiden Windmill-Varianten. Dabei halten Sie eine Kettlebell über dem Kopf und heben die zweite von der Fußinnenseite her an. Aufgrund des höheren Gewichts ist diese Übung anspruchsvoller. Außerdem müssen Sie sich noch mehr auf die Stabilisierung der Schulter und der (Lenden-)Wirbelsäule konzentrieren.

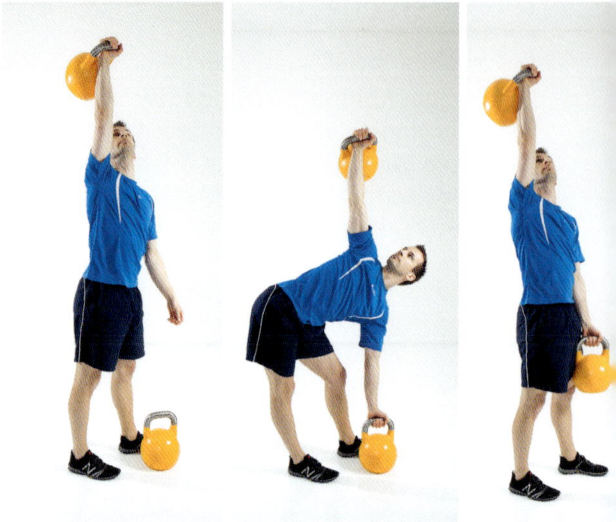

Die High/Low Windmill

Sea Saw Press

Die Sea Saw Press ist koordinativ und von der Kraft her eine anspruchsvollere Variante der Alternating Military Press, bei der sich die Kettlebells synchron und gegengleich bewegen – wie eine Wippe. Während die eine nach oben gedrückt wird, zieht man die andere aktiv nach unten.

Double Snatch

Für den Double Snatch gilt wie für den Double Swing (siehe ab Seite 95): Die Füße müssen zwangsläufig etwas weiter auseinander stehen. Lassen Sie niemals beide Kettlebells ganz runterschwingen, sondern wählen Sie für die Abwärtsbewegung immer die Double-Rack-Position als Zwischenschritt!

Diese Übung ist technisch sehr anspruchsvoll und erfordert eine sehr hohe Stabilisationsfähigkeit des Rumpfes. Bevor Sie nicht den einhändigen Snatch gemeistert haben, sollten Sie sich nicht an diese Version heranwagen. Sie ist nur für sehr fortgeschrittene Sportler geeignet.

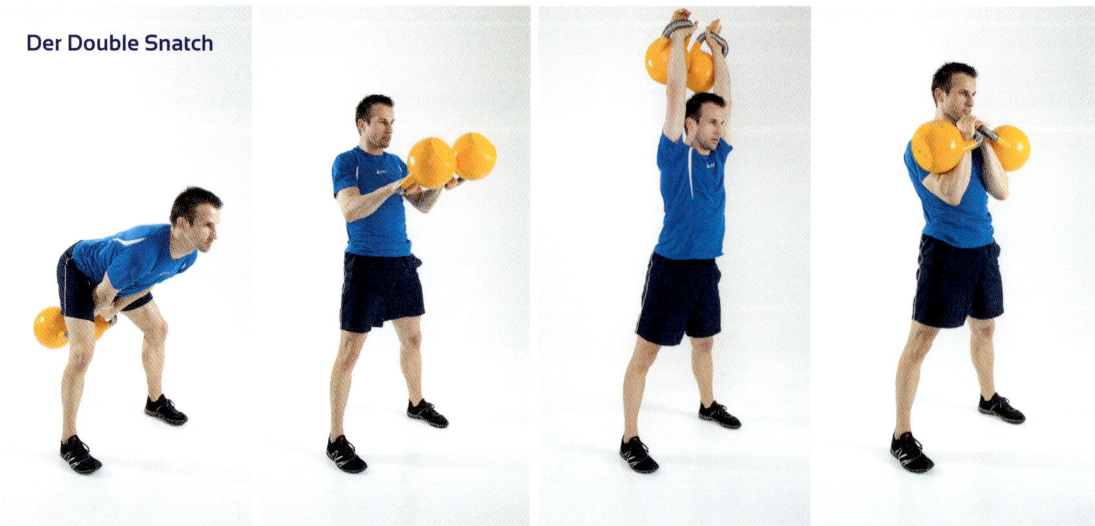

Der Double Snatch

Double Bent-over Row

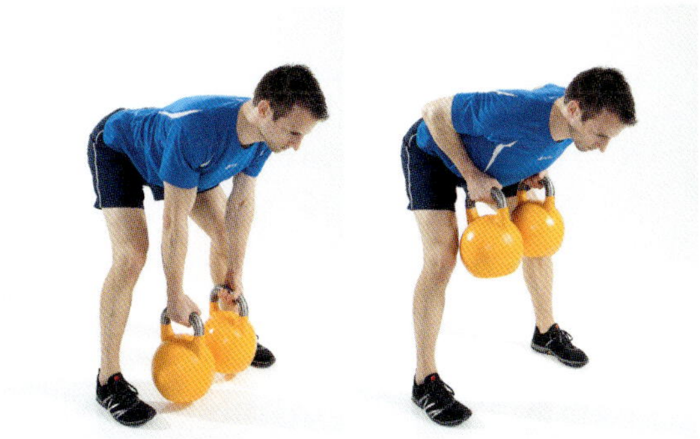

Der Double Bent-over Row

VORSICHT!

Aus Sicherheitsgründen sollten für den Renegade Row mindestens 12 bis 16 Kilogramm schwere Kettlebells verwendet werden, da leichtere aufgrund der kleineren Unterseite zu schnell umkippen können. Alternativ ist die Verwendung von Wettkampfkettlebells möglich, die in allen Größen eine ausreichende Standfläche haben.

Der Double Bent-over Row entspricht dem einarmigen vorgebeugten Rudern im Parallelstand, allerdings mit zwei Kettlebells. Sie können die Kettlebells entweder gleichzeitig, abwechselnd oder gegengleich hochziehen.

Renegade Row

Der Renegade Row oder das Liegestützrudern ist eine ausgezeichnete Ganzkörperübung, die eine hohe Bauchspannung erfordert. Ausgangsposition ist die Liegestützstellung auf zwei unter den Schultern stehenden Kettlebells. Dabei stehen die Füße mindestens schulterbreit auseinander.

Verlagern Sie das Gewicht stärker auf einen Arm und drücken Sie mit diesem kräftig und senkrecht in den Kettlebellgriff. Versuchen Sie nun, die andere Hand vom Griff zu lösen und anzuheben. Sobald dies gut gelingt, sind Sie bereit für die Übung und können die Kettlebell wie beim einarmigen Ruderzug anheben. Beim Renegade Row hebt man die Gewichte abwechselnd rechts und links an.

Besonders anspruchsvoll ist die einbeinige Variante, bei der diagonal zum Arm zusätzlich ein Bein angehoben wird. Sie erfordert eine besonders hohe Fähigkeit zur Ganzkörperstabilisation.

Schultern, Hüften und Knie sollten eine Linie bilden. Viele machen den Fehler, dass sie mit den Hüften nach hinten (oben) ausweichen. Ganz wichtig: Das Becken darf sich nicht bewegen. Andernfalls mogeln Sie und können Ihre Lendenwirbelsäule noch nicht ausreichend stabilisieren. Wenn Sie es richtig machen, werden Ihre Bauchmuskeln sich freuen.

Der Renegade Row

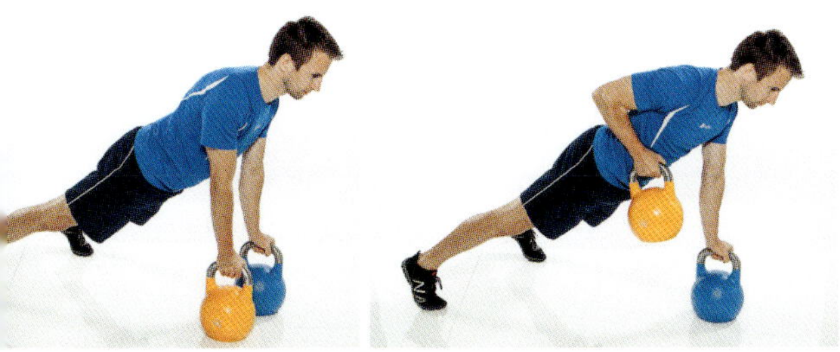

Einbeinige Variante des Renegade Row

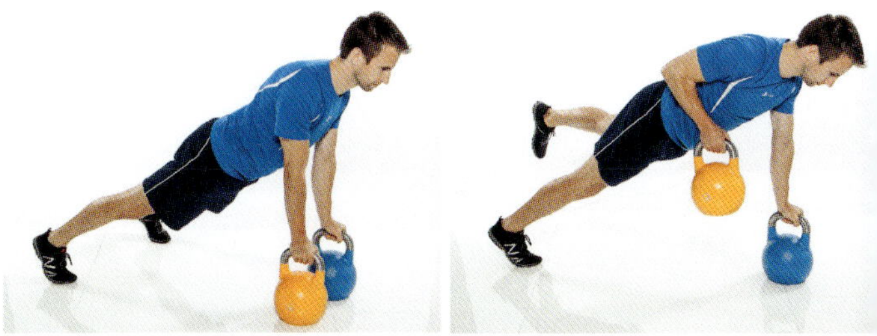

Farmer's Walk

Der Farmer's Walk ist eine alte Technik aus den Strongman-Wettkämpfen und eine ausgezeichnete Übung zur Verbesserung der Haltung, der Kraft und der Rumpfstabilität.

Heben Sie mittels Deadlift zwei relativ schwere Kettlebells an und ziehen Sie bei angehobenem Brustbein die Schultern nach hinten unten. Gehen Sie nun mit angespannten Bauch- und Gesäßmuskeln umher, bis es deutlich anstrengend wird. Sie werden schnell spüren, wie Sie in die aufrechte Haltung gezwungen werden.

Der Farmer's Walk

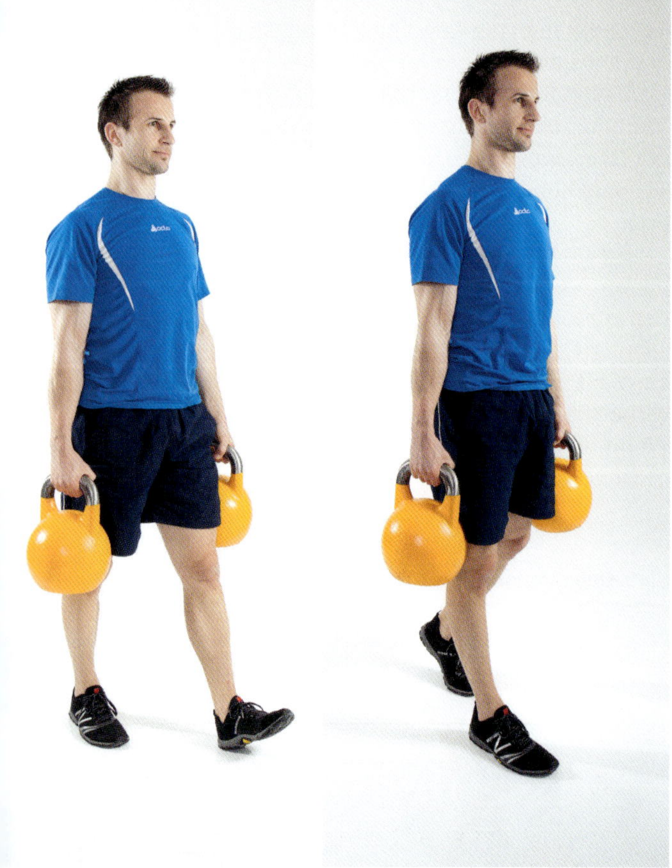

PRAXIS

Der Farmer's Walk ist eine intensive Ganzkörperkraftübung, insbesondere bei hohen Gewichten. Wählen Sie die Gewichte so hoch, dass Sie sie maximal 30 bis 60 Sekunden lang tragen können.

Overhead Walk oder Waiter's Walk

Beim Overhead oder Waiter's Walk wird eine Kettlebell in der Lockout-Position über Kopf gehalten. Dabei geht man umher. Diese Übung trainiert hervorragend die Kraft und Stabilisierungsfähigkeit in Schulter und Rumpf.

Der Overhead Walk

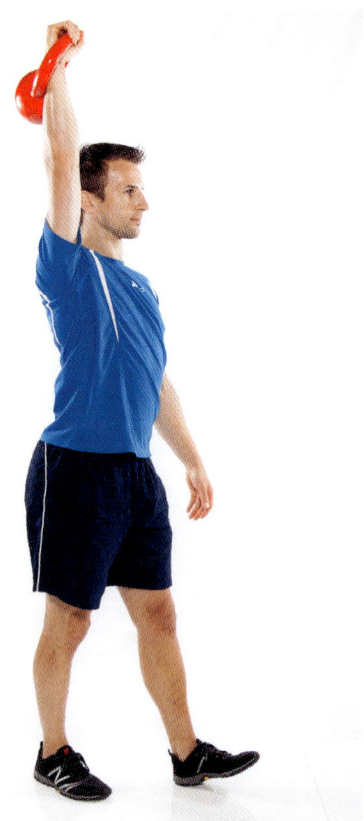

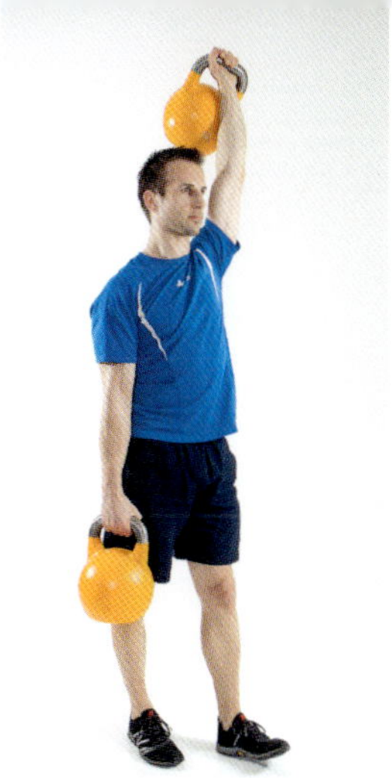

Kombination aus Farmer's Walk und Overhead Walk

Eine interessante Variante ist die Kombination aus Farmer's Walk und Overhead Walk. Dabei halten Sie beim Gehen eine Kettlebell oben und eine in der anderen Hand unten.

Rack Walk

Beim Rack Walk halten Sie eine oder zwei Kettlebells in der Rack-Position. Er stellt eine weitere Alternative zum Farmer's Walk dar. Natürlich können Sie auch eine Kettlebell in der Rack- und die andere unten oder in der Überkopfposition halten.

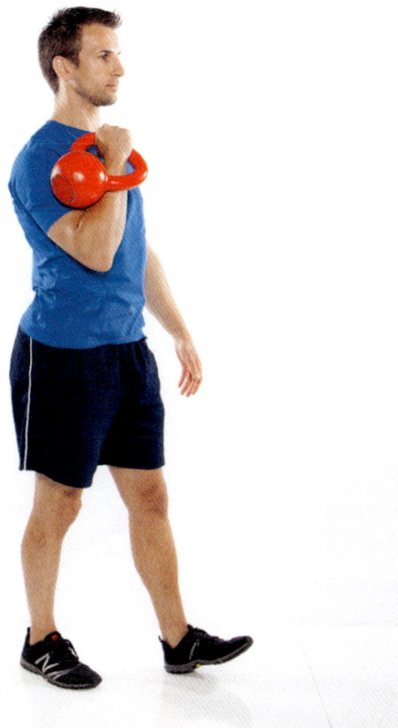

Der Rack Walk

Hand-to-Hand-Übungen

Hand-to-Hand-Übungen sind Techniken, bei denen die Kettlebell von einer Hand in die andere gereicht wird. Die hohe Schule ist dabei das Juggling, bei dem die Kettlebell kurzzeitig eine Hand verlässt, frei in der Luft fliegt und wie beim Jonglieren von der anderen Hand wieder aufgefangen wird. Dabei können sogar Saltos der Kugel in alle Richtungen eingebaut werden.

Diese Trainingsform für Fortgeschrittene macht nicht nur viel Spaß und fördert die Koordination (zum Beispiel die Auge-Hand-Koordination), sondern bereitet den Körper auch hervorragend auf plötzliche, schnelle Bewegungen im Alltag und im Sport vor.

Bei Hand-to-Hand-Übungen lernt der Körper, seine (Stabilisations-)Muskeln reaktiv und schnell anzuspannen.

Figure-8 to a Catch

Im Warm-up mit Kettlebell habe ich bereits zwei Hand-to-Hand-Übungen vorgestellt: den Sling Shot (siehe Seite 34) und die Figure-8 to a Catch (siehe Seite 35). Die Figure-8 to a Catch stellt eine koordinativ anspruchsvollere Variante der Figure-8 (siehe Seite 61) dar.

Hierbei wird die Kettlebell mit einer Hand von vorne durch die Beine nach hinten geschwungen und dort in die andere Hand übergeben. Diese schwingt die Kugelhantel außen um das Bein herum und nach oben (Achtung: Denken Sie an die explosive Hüftstreckung wie beim Swing!). Hier stoppt die erste Hand den Gewichtskörper auf Schulterhöhe kurz ab: Eine Hand hält den Griff, während das Gewicht in der Handfläche der anderen Hand liegt. Von dort aus wird die Kettlebell wieder wie beim

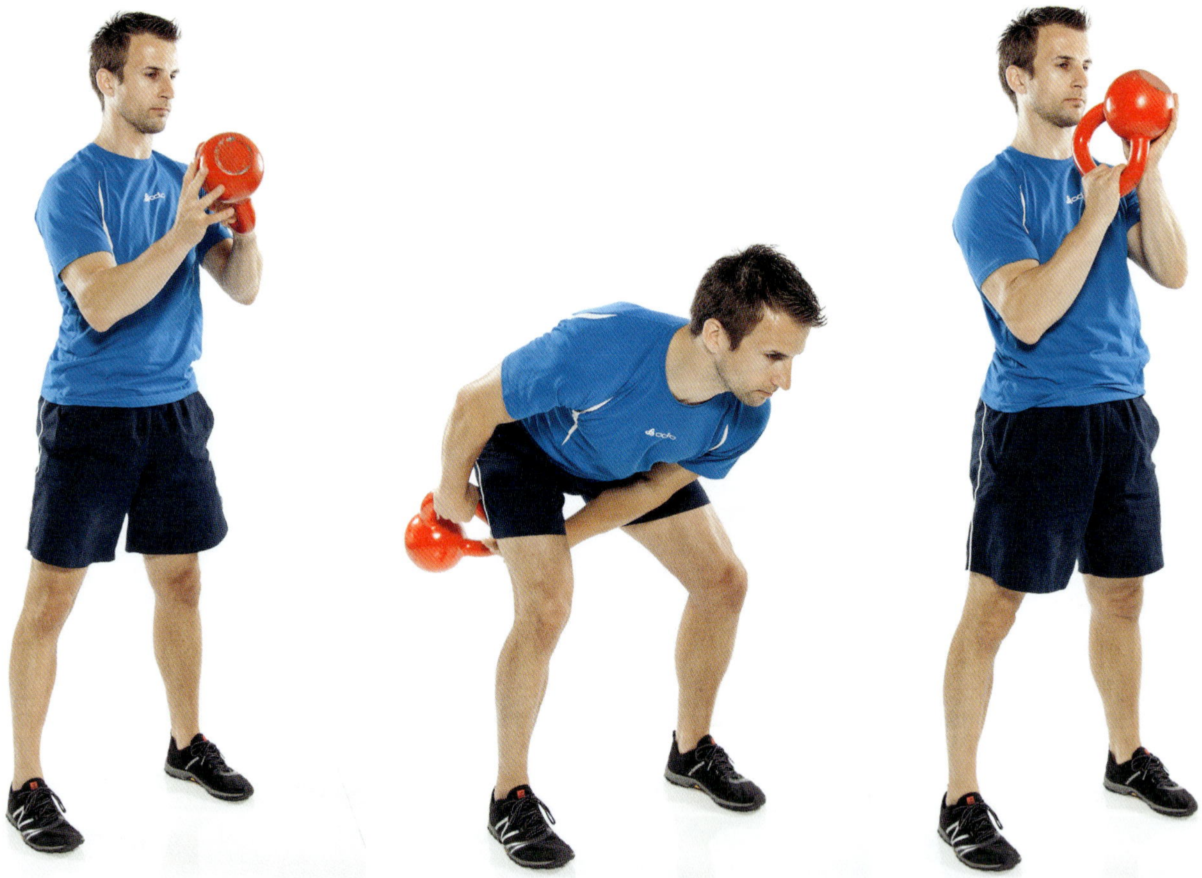

Figure-8 to a Catch

einhändigen Swing zwischen den Beinen hindurch nach hinten geschwungen und in die andere Hand übergeben. Anschließend wird sie wiederum außen um das Bein herum und nach oben auf Schulterhöhe geschwungen, wo sie bereits von der Handfläche der anderen Hand erwartet wird.

Die Körperbewegung gleicht dabei der beim Swing. Verlagern Sie das Gewicht auf die Fersen und halten Sie unbedingt den Rücken gestreckt.

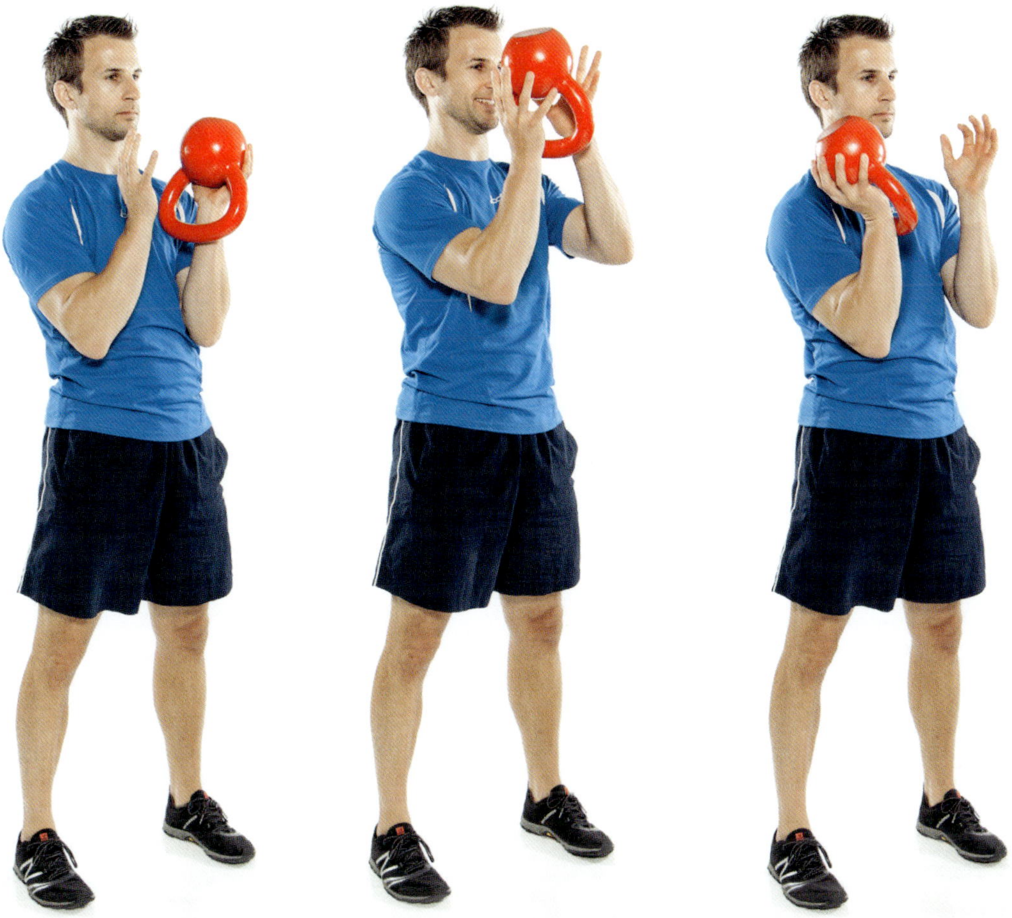

Die Hot Potato

Hot Potato

Die Hot Potato ist eine prima Übung zur Stabilisation von Schultern und Wirbelsäule, weil die kleinen Stabilisationsmuskeln dabei gezwungen werden, sich reaktiv anzuspannen.

Halten Sie eine Kettlebell am Kugelbauch so in der Hand, dass sich der Bauch in Schulterhöhe befindet und der Griff rechtwinklig zum Körper nach unten zeigt. Spannen Sie Bauch und Po an und werfen Sie die Kettlebell in die andere Hand. Halten Sie dabei unbedingt die Ellenbogen dicht am Körper, ziehen Sie die Schultern nach hinten unten und lassen Sie die Hände nicht zu weit nach außen kommen. Achten Sie darauf, dass sich die Schulter in Außenrotation befindet. Die Bewegung sollte nun immer schneller erfolgen, so als ob Sie eine heiße Kartoffel von Hand zu Hand werfen. Sie können die Dauer, das Tempo und die »Wurfdistanz« variieren.

PRAXIS

Beim Üben werden Sie schnell merken, wie sich eine gute Rumpf- und Schulterspannung aufbaut. 20 bis 60 Sekunden sind hierbei die übliche Belastungszeit. Sobald Sie diese Übung sicher beherrschen, können Sie langsam auf eine größere Kettlebell umsteigen oder die Belastungszeit verlängern.

Verbund-/ Kombinationsübungen

Bei Verbund- oder Kombinationsübungen werden wenigstens zwei Einzelübungen so kombiniert, dass sie ohne Pause hintereinander ausgeführt werden und somit einen fließenden Übungsverbund bzw. eine neue Einzelübung bilden. Beispiele wären eine Kombination von Clean und Overhead Press oder von Clean, Overhead Press und Squat.

Grundsätzlich kann bei der Ausführung zwischen einem Übungskomplex und einer Übungskette unterschieden werden.

Ein **Übungskomplex** ist eine Serie von Verbundübungen, die der Reihe nach mit dem gleichen Gewicht und ohne Pause durchgeführt werden. Alle Wiederholungen einer Übung werden beendet, bevor man zur nächsten Übung innerhalb des Komplexes übergeht.

Beispiel für einen **Übungskomplex**:
5 x Clean
5 x Overhead Press
5 x Squat
= 1 Satz oder Übungsdurchgang

Eine **Übungskette** ist ebenfalls eine Serie von Verbundübungen, die der Reihe nach mit dem gleichen Gewicht und ohne Pause durchgeführt werden. Allerdings wird hier jede Übung innerhalb des Durchgangs nur einmal ausgeführt. Jeder Übungsdurchgang wird als eine Wiederholung gezählt.

Beispiel für eine **Übungskette**:
1 x Clean
1 x Overhead Press
1 x Squat
= 1 Wiederholung
mehrere Wiederholungen der Kette (z. B. 3 bis 5) = 1 Satz

Übungskomplexe eignen sich aufgrund der höheren Körperspannung generell mehr für das Ziel des Muskelaufbaus. Übungsketten scheinen den Körper im Ganzen etwas mehr zu belasten, weil sich der Rhythmus und das Tempo der Übungsreihenfolge schneller verändern. Generell werden Übungsketten als anstrengender für das Herz-Kreislauf-System empfunden, können aber ebenfalls sinnvoll im Muskelaufbautraining eingesetzt werden.

Empfohlenes Trainingsschema

Die im Folgenden vorgestellten Verbundübungen lassen sich in vielen Varianten ins Training einbauen, mit anderen Übungen kombinieren oder stellen eine hervorragende eigene Trainingseinheit dar. Im Folgenden finden Sie einige Beispiele dafür, wie sich verschiedene Übungen miteinander kombinieren lassen. Grundsätzlich können Sie alle vorgestellten Varianten als Übungskomplex oder als Übungskette durchführen.

Bei **Übungskomplexen** werden meist 3 bis 5 Wiederholungen pro Einzelübung innerhalb des Komplexes hintereinander durchgeführt. Die Anzahl der Trainingssätze variiert je nach Trainingsstand, Trainingsziel und der Anzahl von Einzelübungen innerhalb des Komplexes, liegt aber meist zwischen 3 und 8.

Das Trainingsgewicht richtet sich immer nach der Einzelübung innerhalb des Komplexes, bei der Sie am schwächsten sind. Häufig ist es die Military Press. Wenn Sie z. B. Clean, Military Press und Squat als Komplex mit je 5 Wiederholungen trainieren wollen, sollten Sie ein Gewicht wählen, das Sie etwa 8- bis 10-mal über den Kopf drücken können. Falls sich das als zu leicht erweisen sollte, können Sie das Gewicht immer noch erhöhen.

Übungsketten werden in der Regel mit 3 bis 5 Wiederholungen durchgeführt. Die Anzahl der Trainingssätze variiert je nach Trainingsstand, verwendetem Gewicht, Trainingsziel und der

Anzahl der Einzelübungen innerhalb der Kette, liegt aber meist ebenfalls bei 3 bis 8, wenn Sie eher kraftorientiert trainieren. Wenn Ihr Schwerpunkt auf der Verbesserung der Kraftausdauer liegt, kann die Wiederholungszahl auch höher sein. Das hängt aber auch wieder von dem verwendeten Gewicht und der Anzahl der Einzelübungen innerhalb der Kette ab.
Das Trainingsgewicht richtet sich auch hier nach der Einzelübung innerhalb des Komplexes, bei der Sie am schwächsten sind. Sie sollten alle Übungen immer technisch sauber ausführen können.

Teilweise werden Übungskomplexe und -ketten auch in Form eines Dichtetrainings ausgeführt, wobei man sich eine fixe Trainingszeit setzt, z. B. 15 Minuten, und dann in dieser Zeit so viele Übungskomplexe oder -ketten durchführt wie möglich.

Die Satzpausen sollten bei Übungsketten und -komplexen so lange wie nötig und so kurz wie möglich sein. Ihr Atem sollte sich in der Pause wieder deutlich beruhigen. Wie lange die Pausen tatsächlich sein müssen, hängt von Ihrer Fitness, dem verwendeten Gewicht, der Anzahl der Einzelübungen und dem Trainingsschema ab. Vertrauen Sie auf Ihr Gefühl.

Übungskomplexe erfordern meist etwas längere Pausen, da die Körperspannung hier größer ist. 2 bis 3 Minuten sind ein guter Start. Je nach Situation könnte aber auch eine Minute denkbar sein. Bei Übungsketten sind die Pausen je nach Gewicht, Übungen, Fitness und Methodik häufig 0,5 bis 3 Minuten lang.

Swing, Catch, Squat

Diese Kombination ist kraftausdauerbetont und wird in der Regel als Übungskette durchgeführt.

Führen Sie einen beidhändigen Swing so aus, dass Sie die Kettlebell wie beim Clean möglichst dicht vor dem Körper nach oben bringen, im oberen Umkehrpunkt (toter Punkt) mit beiden Händen kurz loslassen und danach so

HINTERGRUND

Verbundübungen lassen sich mit einer Schlagkombination beim Boxen vergleichen, bei der mehrere meist unterschiedliche Schläge aus verschiedenen Angriffswinkeln miteinander kombiniert werden. Dies garantiert kurze, abwechslungsreiche und hocheffektive Trainingseinheiten. Neben dem Kraftzuwachs ermöglichen Kombinationsübungen vor allem einen hohen Trainingseffekt für das Herz-Kreislauf-System. Sie verbinden also Krafttraining mit einem intensiven Kardio- oder Ausdauertraining.
Da hierbei nahezu alle Muskeln des Körpers aktiv sind, können Sie von einer hohen Ausschüttung an muskelaufbauenden und fettabbauenden Hormonen ausgehen. Dies erhöht zusätzlich sowohl den Trainingseffekt als auch den Kalorienverbrauch.

Swing, Catch, Squat

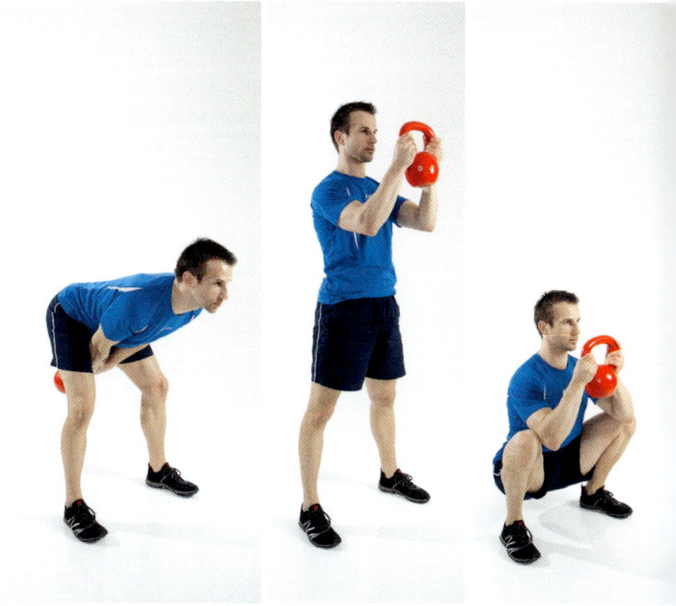

auffangen, dass Sie die Seitenhörner des Griffs zu fassen bekommen. Sie lassen also lediglich in dem Moment kurz los, wenn die Kettlebell nahezu schwerelos in der Luft steht beziehungsweise schwebt, damit Sie umgreifen können. Sie können die Hände auch mit leicht geöffneten Fingern seitlich am Griff herunterschleifen lassen. Stellen Sie sich vor, dass Sie die Übung dicht vor einer Mauer ausführen. Das macht es Ihnen leichter, die Bewegung korrekt auszuführen. Halten Sie die Kettlebell dicht vor der Brust und machen Sie dann eine tiefe Kniebeuge (Front Squat). Nachdem Sie sich wieder hochgedrückt haben, greifen Sie die Kettlebell in der Abwärtsbewegung um und beginnen die zweite Wiederholung mit dem nächsten Swing.

Swing, Clean, Snatch

Diese Kombination ist ausdauerbetont und wird in der Regel als Übungskomplex durchgeführt, z. B. mit jeweils 2 bis 3 Wiederholungen. Das sieht dann so aus: Sie führen 2 bis 3 Swings aus, gefolgt von 2 bis 3 Cleans und 2 bis 3 Snatches. Dann wechseln Sie die Seite, führen den gleichen Satz mit der anderen Hand durch und machen eine Pause. Bei guter Fitness können Sie auch zunächst mehrere Durchgänge auf einer Seite hintereinander ausführen. Anschließend folgt die erste Pause oder Sie wechseln direkt zur anderen Seite.

Swing, Clean, Snatch

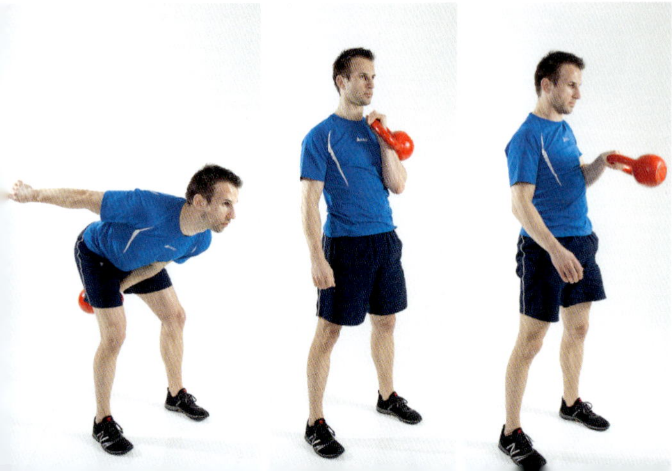

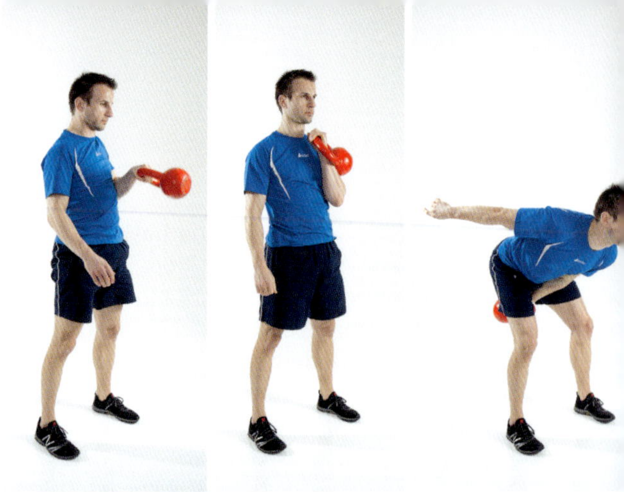

Snatch, Clean, Swing

Snatch, Clean, Swing

Auch diese Kombination ist ausdauerbetont und wird in der Regel als Übungskomplex durchgeführt, z. B. mit jeweils 2 bis 3 Wiederholungen. Führen Sie also 2 bis 3 Snatches aus, gefolgt von 2 bis 3 Cleans und 2 bis 3 Swings. Dann wechseln Sie die Seite, führen den gleichen Satz mit der anderen Hand durch und machen dann eine Pause. Bei guter Fitness können Sie auch hier mehrere Durchgänge auf einer Seite hintereinander machen und dann erst die Seite wechseln.

Swing, Snatch, Clean, Jerk

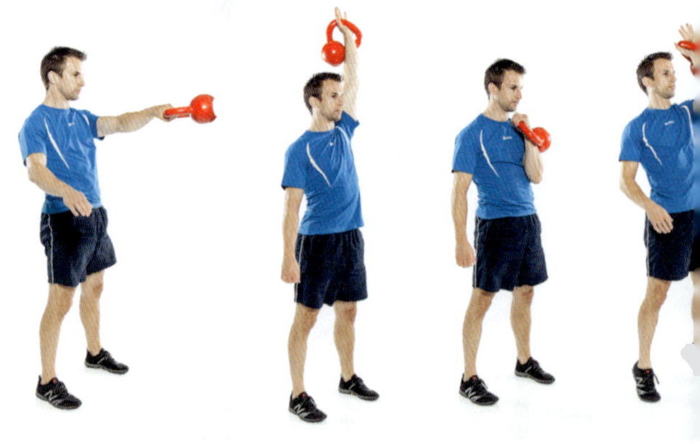

Swing, Snatch, Clean, Jerk

Swing und Snatch gehen fließend ineinander über. Der anschließende Clean bringt die Kettlebell in die Rack-Position, welche die Ausgangsposition für den Übergang zum Jerk darstellt.

Bei einer Übungskette schwingen Sie die Kettlebell nach dem Jerk von der Rack-Position wieder zwischen die Beine nach hinten und beginnen dann mit der zweiten Wiederholung. Wenn Sie noch Schwierigkeiten mit dem Jerk haben, können Sie auch die einfachere Push Press machen. Das gilt auch für die nachfolgenden Kombinationsübungen.

Snatch, Jerk aus der Rack-Position, Clean, Jerk

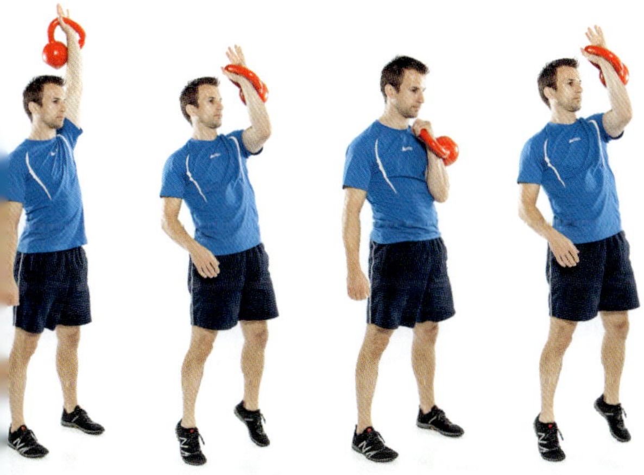

Snatch, Jerk aus der Rack-Position, Clean, Jerk

Diese Kombination bietet sich in der Durchführung als Übungskette an. Die Übungen werden also mit je einer Wiederholung aneinandergereiht und die Kette wird pro Satz mehrfach durchlaufen (z.B. 3- bis 5-mal pro Hand). Senken Sie die Kettlebell nach dem Snatch von der Overhead-Lockout-Position direkt in die Rack-Position auf der Brust ab, ohne sie zwischen die Beine zu schwingen und umzusetzen, und schließen Sie einen Jerk an. Auf das erneute Absenken in die Rack-Position folgt ein Clean, der die Kettlebell in die Ausgangsposition für den zweiten Jerk bringt. Von der Rack-Position nach dem zweiten Jerk schwingen Sie die Kettlebell wieder nach unten und starten mit dem Snatch die nächste Wiederholung.

Clean, Jerk, High Windmill, Front Squat

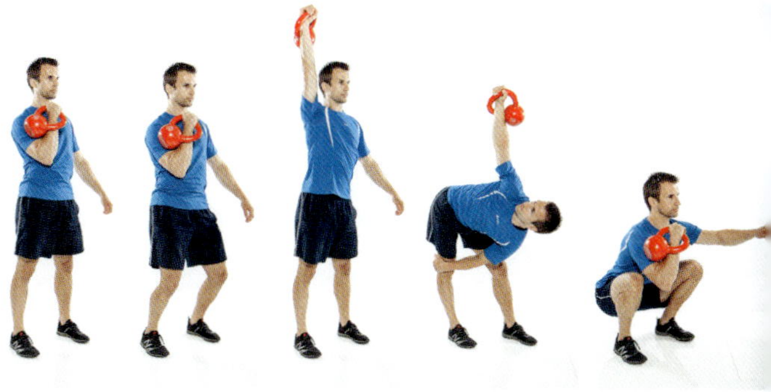

Clean, Jerk, High Windmill, Front Squat

Der Jerk bringt die Kettlebell in die Überkopfposition für die High Windmill, anschließend muss sie für die Front Squat wieder zurück in die Rack-Position gebracht werden. Lassen Sie die Kettlebell nach dem Jerk in der Overhead-Lockout-Position, drehen Sie die Füße etwas auf eine Seite, schieben Sie die Hüfte in die andere Richtung und senken Sie den Oberkörper zur Windmill ab. Bringen Sie nach dem Aufrichten die Kettlebell in die Rack-Position und machen Sie zum Abschluss eine Kniebeuge (Front Squat). Wiederholen Sie die Abfolge anschließend. Diese Übung bietet sich eher als Übungskette an, damit man für die technisch anspruchsvolle Windmill durch die vorherigen Übungen nicht zu sehr ermüdet.

Turkish Get-up, Jerk, Snatch

Der Turkish Get-up startet aus der Bodenlage. Bevor die Bewegung jedoch wieder abwärts in die Rückenlage geht, werden im Stand die Übungen Jerk und Snatch durchgeführt.

Turkish Get-up, Jerk, Snatch

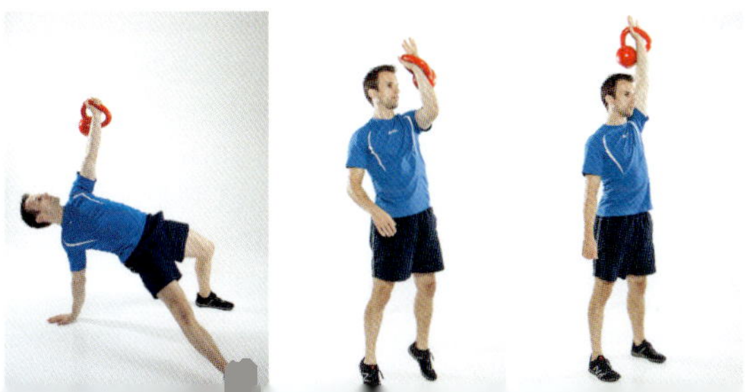

Absolvieren Sie also die erste Teilbewegung des Turkish Get-ups von der Rückenlage bis in den Stand, senken Sie dann die Kettlebell in die Rack-Position auf die Brust ab und lassen Sie einen Jerk folgen. Schwingen Sie die Kettlebell anschließend für den Snatch nach hinten zwischen die Beine und begeben Sie sich dann wieder in Rückenlage (wahlweise die Kettlebell absetzen und hinlegen oder die zweite Teilbewegung des Turkish Get-ups, die Abwärtsbewegung, ausführen). Sie können auch mehrere Jerks und Snatches als Übungskomplex im Stand durchführen.

Clean, Front Squat, Military Press oder Push Press

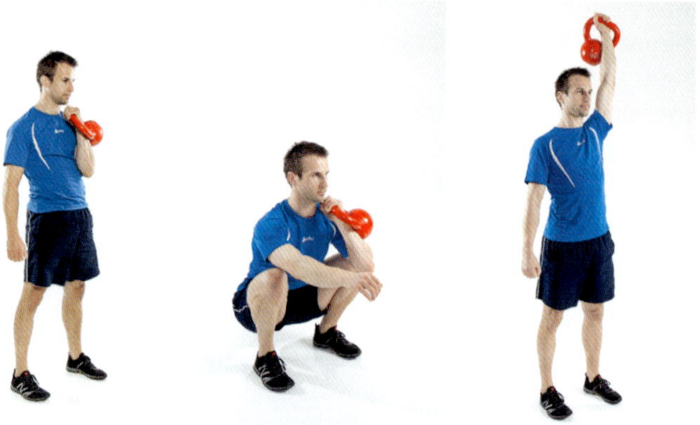

Clean, Front Squat, Military Press

Nach einem Clean ziehen Sie den Po nach hinten unten, sodass Sie in eine tiefe Kniebeuge (Front Squat) kommen. Nachdem Sie sich über die Fersen wieder bis zur vollen Knie- und Hüftstreckung hochgedrückt haben, schließen Sie eine Military Press an. Stemmen Sie dazu die Kettlebell bei heruntergezogener Schulter bis zur Ellenbogenstreckung über den Kopf. Nach der Military Press geht die Kettlebell zurück in die Rack-Position, von wo aus Sie bei einer Übungskette die Kettlebell zwischen die Beine nach hinten schwingen und die zweite Wiederholung mit dem nächsten Clean starten. Bei einem Übungskomplex wird die Kettlebell nach der letzten Military Press für eine eventuell benötigte kurze Pause abgesetzt oder man wiederholt die Sequenz direkt ohne Zwischenpause mit dem anderen Arm.

Alternativ zur Military Press kann die Kettlebell auch mittels Push Press in die Überkopfposition gedrückt werden. Das ist explosiver, betont mehr die Beine im Training und lässt sich auch mit einer schwereren Kettlebell durchführen, die noch nicht über Kopf gedrückt werden kann.

PRAXIS

Als Variante für mehr Power kann man die Übungen Front Squat und Military Press auch in einer explosiven Bewegung verbinden. Dazu stemmt man aus der tiefen Kniebeuge-Position heraus die Kettlebell explosiv nach oben über den Kopf (hierbei wird die Military Press durch eine Push Press ersetzt). Dabei sollte die Schulter unten bleiben und nicht hochgezogen werden.

Clean, Military Press, Front Squat

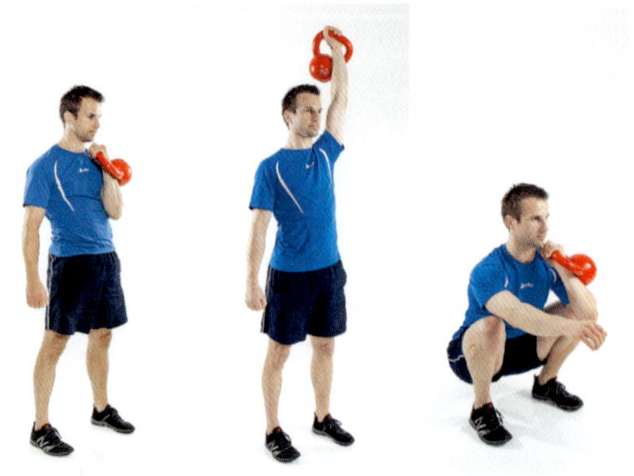

Clean, Military Press, Front Squat

Bei dieser Kombination werden im Vergleich zur vorher beschriebenen lediglich die letzten beiden Übungen vertauscht. Die Änderung der Reihenfolge erzeugt hier vom Gefühl her eine noch etwas höhere Körperspannung. Führen Sie also nach dem Clean zunächst eine Military Press aus und gehen Sie nach dem Absenken der Kettlebell in die Rack-Position (auf Schulter- beziehungsweise Brusthöhe) direkt zur Front Squat über. Diese Variante fühlt sich kraftbetonter an als die vorherige. Beide können sehr gut als Übungskomplex oder -kette durchgeführt werden.

Burpee, Snatch links/rechts

Diese Übung bietet sich als Übungskette an und hält den ganzen Körper in kontinuierlicher Bewegung, da er ständig zwischen der Bodenlage und dem Stand hin- und herwechseln muss. Das fordert und trainiert insbesondere das Herz-Kreislauf-System.

Stellen Sie eine Kettlebell vor Ihre Füße und machen Sie einen Burpee ohne Gewicht. Hierfür gehen beziehungsweise springen Sie aus der Standposition ohne Kettlebell in die Hocke, setzen die Hände auf, springen mit den Beinen in die Liegestützposition und schließen gegebenenfalls noch einen Liegestütz an. Anschließend springen Sie mit den Füßen wieder nach vorne in die Hockposition, stehen wieder auf, fassen die Kettlebell und führen im Stand einen Snatch aus. Setzen Sie anschließend die Kettlebell ab und machen Sie einen Snatch mit dem anderen Arm. Diese Bewegungsabfolge bildet einen Durchgang.

Renegade Row, Liegestütz, Snatch links/rechts

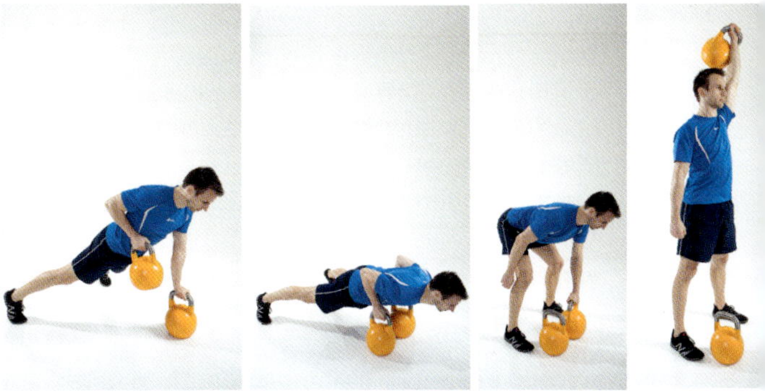

Renegade Row, Liegestütz, Snatch

Diese Kombination ist ähnlich wie die vorhergehende. Machen Sie einen Renegade Row mit jedem Arm, gefolgt von einem Liegestütz auf den zwei Kettlebells, dann springen Sie ohne Kettlebell in die Hocke, stehen auf und machen im Stand einen Snatch mit links und dann nach zwischenzeitlichem Absetzen und Wechseln der Kettlebell einen Snatch mit rechts. Beim Snatch wird die Kettlebell direkt vom Boden (ohne Rückschwung zwischen die Beine) in die Überkopfposition gebracht. Diese Bewegungsabfolge bildet einen Durchgang. Ihr Herz wird sich dabei garantiert nicht langweilen.

Burpee, Snatch

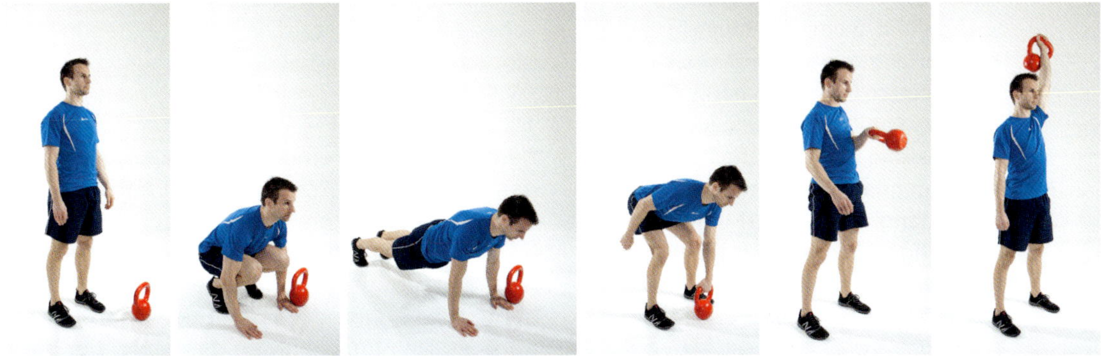

Trainingsmethodik für Fortgeschrittene

Jedes Training sollte ein solides Aufwärmprogramm enthalten. Die Beispiele aus Kapitel 2 können Sie als Minimalform betrachten. Im Idealfall bauen Sie weitere Übungen ein, die Sie zum einen speziell auf das bevorstehende Training vorbereiten und Ihnen zum anderen dabei helfen, Ihre körperlichen Schwachstellen auszugleichen. Das können zum Beispiel Unbeweglichkeiten, Instabilitäten oder Asymmetrien in grundlegenden Bewegungsmustern sein. Welche das sind, kann ein erfahrener Trainer, Physio- oder Sporttherapeut mit Ihnen zusammen herausfinden.

PRAXIS

- **Ein gutes Trainingsprogramm kann aus mehreren verschiedenen Workouts bestehen.**
- **Es sollte nach circa 4 bis 5 Wochen geändert werden, weil sich der Körper daran anpasst.**
- **Änderungen können zum Beispiel durch höhere Schwierigkeitsgrade, mehr Gewicht oder kürzere Pausen erreicht werden.**
- **Die Komponenten Beweglichkeit, (Rumpf-)Stabilität, Schnelligkeit, Explosivität, Kraft und Ausdauer sollten in jedem soliden Trainingsprogramm enthalten sein.**
- **Ziehende und drückende Übungen sollten in einem ausgewogenen Verhältnis zueinander stehen; im Zweifel sollte das Programm mehr ziehende als drückende Übungen vorsehen.**
- **Swings und andere Schwungübungen werden am besten in Intervallform durchgeführt, wobei die Pause in der Regel so lang sein sollte, dass sich der Atem deutlich beruhigen kann. Für Anfänger empfehle ich eine im Vergleich zur Belastung 2- bis 3-fache Pausenzeit.**
- **Mit steigender Fitness kann die Pausenzeit langsam verkürzt und/oder die Belastungszeit verlängert werden: zum Beispiel 15 bis 30 Sekunden Schwingen, 15 bis 60 Sekunden Pause.**

Russisches Leitertraining

Lange Zeit waren uns die Länder der ehemaligen Sowjetunion bezüglich Krafttraining um Jahre voraus. Das haben ihre großen Wettkampferfolge in den letzten Jahrzehnten bewiesen. Zu diesem Erfolg hat neben anderen Trainingsmethoden unter anderem beigetragen, dass viele der russischen Kraftsportler mit Kettlebells trainieren oder trainiert haben. Während sich die Experten der westlichen Welt noch darüber stritten, ob für einen optimalen Kraft- und Masseaufbau eher ein hohes Trainingsvolumen (leichtere Gewichte, viele Wiederholungen) oder eine hohe Trainingsintensität (schwere Gewichte, weniger Wiederholungen) effektiver ist, wussten die Trainer und Wissenschaftler der russischen Länder bereits, dass beides entscheidend ist.

Sie gingen sogar so weit, dass sie mit großem Erfolg das Paradoxon schwere Gewichte (hohe Trainingsintensität) und viele Wiederholungen (hohes Trainingsvolumen) gleichzeitig einsetzten. Effektives Krafttraining bedeutet demnach, dass man schwere Gewichte möglichst häufig anhebt. Die entsprechende Trainingsmethode heißt »Leitertraining«.

Trainingsleitern werden besonders gerne im Kettlebelltraining eingesetzt. Sie sorgen dafür, dass man genug Kraft aufbauen kann, um auf die nächstschwerere Kettlebell umsteigen zu können. Da hier die Erhöhung der Trainingsgewichte in größeren Stufen erfolgt als beim Freihanteltraining, ist die Kraftsteigerung über ein höheres Trainingsvolumen das Mittel der Wahl

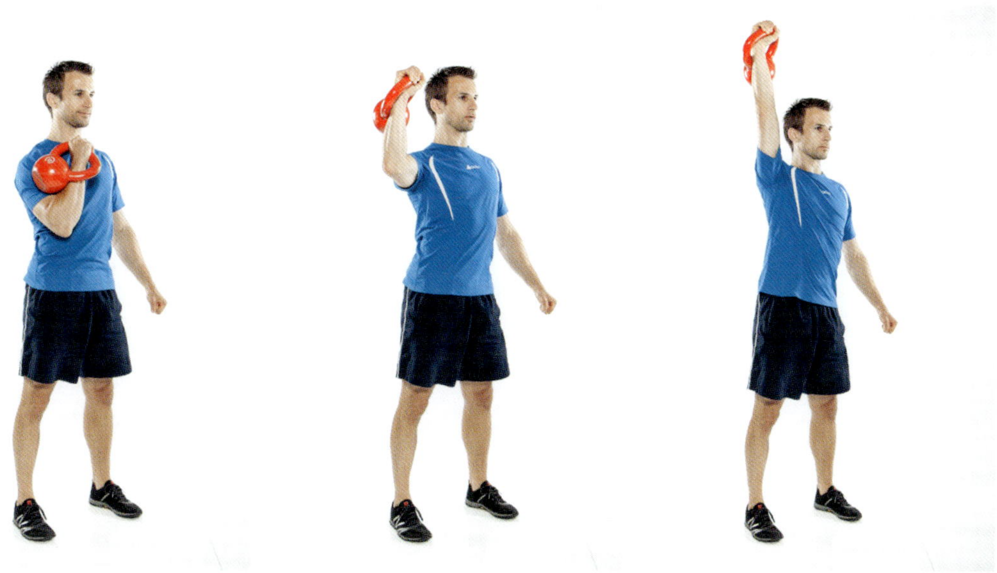

Clean und Military Press lassen sich gut als Leiter ausführen

und hat zudem den Vorteil, dass sich die Technik besser festigt. Je besser die Technik, desto sicherer wird das Training und desto mehr Gewicht lässt sich heben.

Ein bekanntes Beispiel ist die Leitermethodik für die Military Press nach Pavel Tsatsouline. Dazu nehmen Sie eine Kettlebell, mit der Sie etwa 5- bis 8-mal einen Clean und eine Military Press ausführen können. Mit Ihrem schwächeren Arm machen Sie einen Clean und eine Military Press. Dann schließen Sie denselben Durchgang mit dem stärkeren Arm an. Setzen Sie anschließend die Kettlebell ab und machen Sie eine kurze Pause.

Nach der Pause beginnen Sie mit zwei Durchgängen pro Arm und nach einer weiteren kurzen Pause schließen Sie je drei Durchgänge pro Arm an. Fangen Sie anschließend wieder mit einem Durchgang pro Seite an und machen Sie insgesamt drei solche Leitern (= 18 Durchgänge bzw. Wiederholungen).

In der folgenden Woche machen Sie nach dem gleichen Schema 4 Leitern zu je 1, 2, 3 Wiederholungen und in der darauffolgenden Woche 5 (= 30 Wiederholungen).

PRAXIS

Wichtig ist, dass Sie nicht bis zum Muskelversagen trainieren, sondern auch bei der höchsten Leiterreihe noch 1 bis 2 weitere Wiederholungen schaffen könnten (die Sie jedoch nicht durchführen).

Wenn Sie 5 Leitern schaffen, arbeiten Sie sich langsam auf bis zu 4 Wiederholungen hoch, also 1, 2, 3, 4. Dabei bleibt es weiterhin bei 5 Durchgängen, auch wenn Sie nur bei einer Leiter 4 Wiederholungen schaffen sollten und bei den anderen 4 Leitern nur 3. Wenn Sie so weit sind, dass Sie 5 Leitern mit je bis zu 4 Wiederholungen hinbekommen (= 50 Wiederholungen insgesamt), sind Sie bereit für den nächsten Schritt. Dieser lautet: Wiederholen Sie den ganzen Vorgang, bis Sie sich langsam auf 5 Leitern und 5 Wiederholungen (= 75 Wiederholungen insgesamt) hochgearbeitet haben.
Machen Sie zwischen den Wiederholungen und Leitern so lange Pause, wie Sie benötigen.

Nach ein paar freien Tagen werden Sie bereit sein für eine schwerere Kettlebell.

Damit Sie sich nicht überfordern, bietet sich innerhalb der Woche für die Krafttrainingstage folgende Trainingsfrequenz an:

Tag 1, leicht:
bei allen Leitern 2 Wiederholungsstufen niedriger als am 3. Tag.
Tag 2, mittel:
bei allen Leitern 1 Wiederholungsstufe niedriger als am 3. Tag.
Tag 3, schwer:
bei möglichst allen Leitern die volle Wiederholungszahl.

Am 1. Tag: leichtes Training

Führen Sie diejenige Anzahl der Leitern (Durchgänge) durch, die nach dem Plan gerade dran sind (zum Beispiel 4). Dabei sollte die maximale Wiederholungszahl jeweils 2 Stellen niedriger sein als die bisher höchste. Schaffen Sie also maximal 3 Wiederholungen in Ihrer besten Leiter (1, 2, 3), dann führen Sie am 1. Tag 4 Leitern mit je einer Wiederholung durch. Schaffen Sie 4 Wiederholungen (1, 2, 3, 4), dann sind 4-mal je 1 und 2 Wiederholungen angesagt.

Am 2. Tag: mittelschweres Training

Die Leiteranzahl bleibt gleich, aber Sie machen nur eine Leitersprosse weniger als bei Ihrer bisher besten Leiter. Bei 3 möglichen Wiederholungen (1, 2, 3) also je 1 und 2 pro Leiter und bei 4 Wiederholungen (1, 2, 3, 4) 4 Leitern à 1, 2, 3 Wiederholungen.

Am 3. Tag: schweres Training

Die oben stehende Erklärung für die Leiterprogression bezieht sich auf diesen Tag. Hier führen Sie alle Leitern - wenn möglich - bis zur höchsten geforderten Wiederholungsstufe aus, zum Beispiel 4-mal 1, 2, 3. Wenn Sie insgesamt 5 Leitern schaffen, sollten Sie versuchen, am schweren Tag der nächsten Woche bei möglichst vielen Leitern 1, 2, 3, 4 Wiederholungen zu schaffen. Denken Sie aber daran, dass Sie dabei nie bis zum Muskelversagen trainieren.

Dieses Schema ist sehr effektiv, aber nicht sehr abwechslungsreich, doch darum geht es ja auch nicht, wenn man stark werden will. Das beschriebene Vorgehen eignet sich ebenso für andere Übungen, zum Beispiel Klimmzüge und Pistols.

Fortgeschrittene können an ihren Leitertrainingstagen gleich 3 Übungen trainieren, zum Beispiel: Military Press, Klimmzug (eventuell mit angehängtem Gewicht) und Pistol. Sie wiederholen diese Kombination nach dem oben beschriebenen Leiterkonzept und trainieren an 3 Tagen pro Woche.

Um die Trainingszeit zu verkürzen, können Sie die einzelnen Wiederholungsstufen von Military Press und Klimmzügen (oder auch der Pistol) abwechselnd ausführen, also einmal Military Press links, einmal rechts, einen Klimmzug (einmal Pistol links, einmal rechts). Anschließend alles 2-mal und so weiter. Wenn Sie mit dem ersten Durchgang fertig sind, schließen Sie den zweiten an.

Beim Üben des Leiterprogramms werden Sie vermutlich nicht das Gefühl haben, dass irgendein Muskelbereich zu wenig Aufmerksamkeit bekommt. Zwischen den Leitertagen können Sie dennoch problemlos ein Ausdauerprogramm mit ballistischen Übungen (zum Beispiel Clean, Swing, High Pull, Snatch) durchführen. Sie können aber auch pausieren. Natürlich können Sie das Ausdauertraining auch noch am selben Tag direkt ans Leiterprogramm anschließen.

Grundsätzlich ist zu empfehlen, zwischen zwei Krafttrainingseinheiten wenigstens zwei bis drei Tage „Pause" zu machen, da sich der Körper von dem intensiven Trainingsreiz erholen muss. An den Zwischentagen können Sie die Ausdauer oder die Beweglichkeit trainieren, andere Sportarten machen oder sich sonst locker bewegen (z. B. Spaziergang, Radtour, Frisbee, mit Kindern spielen).

Das (Kraft-)Ausdauertraining können Sie je nach Trainingsintensität fast täglich ausführen und müssen zwischen den Einheiten nicht unbedingt einen Tag pausieren.

Optimal wäre es, wenn Sie sich täglich wenigstens 30 bis 60 Minuten lang bewegen würden. Mit zwei bis drei Krafttrainings- und zwei bis drei (Kraft-) Ausdauertrainingseinheiten pro Woche sollten Sie bestens gewappnet sein, um einen gesunden, leistungsfähigen und muskulösen Körper mit niedrigem Körperfettanteil zu bekommen. Ein paar Beispieltrainingswochen könnten dann so aussehen:

Beispielwoche 1

Montag: Krafttraining
Dienstag: (Kraft-)Ausdauertraining
Mittwoch: Pause, lockeres Bewegen oder eine andere Sportart
Donnerstag: Krafttraining
Freitag: (Kraft-)Ausdauertraining
Samstag: Pause, lockeres Bewegen oder eine andere Sportart
Sonntag: Pause oder lockeres Bewegen

Beispielwoche 2

Montag: Krafttraining, anschließend (Kraft-) Ausdauertraining
Dienstag: Pause oder lockeres Bewegen
Mittwoch: Krafttraining, anschließend (Kraft-) Ausdauertraining
Donnerstag: Pause oder lockeres Bewegen
Freitag: Krafttraining, anschließend (Kraft-)Ausdauertraining
Samstag: Pause oder lockeres Bewegen
Sonntag: Pause oder lockeres Bewegen

Beispielwoche 3

Montag: Krafttraining
Dienstag: (Kraft-)Ausdauertraining
Mittwoch: Pause oder lockeres Bewegen
Donnerstag: Krafttraining
Freitag: Pause oder lockeres Bewegen
Samstag: (Kraft-)Ausdauertraining
Sonntag: Pause, lockeres Bewegen oder eine andere Sportart

Kräftiges Herz und außergewöhnliche Ausdauer

Kettlebells bieten sich aufgrund ihrer Form vor allem für ballistisches Training oder Schwungübungen an. Ketllebelltraining ist weltweit bekannt für seinen enormen Effekt auf die Leistungsentwicklung des Herz-Kreislauf-Systems. In diesem Abschnitt erkläre ich Ihnen deshalb, wie Sie ein gezieltes Ausdauertraining mit Kettlebells beginnen können.

Das Herz ist der geborene Ausdauermuskel. Im Gegensatz zur Skelettmuskulatur ist es ununterbrochen aktiv. Deshalb stellen die Mitochondrien (Kraftwerke des Körpers) bis zu 30 Prozent des Gesamtzellvolumens des Herzens. Beim Skelettmuskel sind es je nach Ausdauertrainingszustand nur 5 bis 10 Prozent.

Wenn Sie ein sehr kräftiges Herz und eine bessere Körperzusammensetzung (mehr Muskel- und weniger Fettmasse) haben wollen, sollten Sie nicht versuchen, die Dauer Ihres Ausdauertrainings zu verlängern, sobald Sie leistungsfähiger werden. Im Gegenteil: Sie sollten das Herz dazu bringen, in kurzer Zeit eine größere Blutmenge schneller zu den Muskeln zu befördern.

Wenn Sie leistungsfähiger, also ausdauernder werden, sollten Sie demnach eher die Dauer des Trainings verkürzen, aber dafür die Intensität der Belastung erhöhen. Verglichen mit Laufen oder Radfahren schaffen Sie somit die gleiche Strecke in kürzerer Zeit. Voraussetzung ist natürlich, dass Sie sich vorher eine gewisse Grundlagenausdauer beziehungsweise Grundlagenfitness aufgebaut haben.

Im Hinblick auf das Kettlebelltraining können Sie beispielsweise versuchen, Ihre Wiederholungszahl bei Swings langsam zu erhöhen (zum Beispiel von 20 auf 50 und weiter auf 100 Wiederholungen) und dann mit einer schwereren Kettlebell von Neuem starten.

Es ist jedoch nicht empfehlenswert, auf eine bestimmte Wiederholungszahl hin zu trainieren. Trainingsziel sollte vielmehr eine bestimmte Zeitdauer sein. Das ist auch mental etwas entspannter, da Sie nicht immer mitzählen müssen. Ausdauer bedeutet letztendlich nichts anderes, als dass der Körper eine gegebene Belastung möglichst lange durchhalten kann, ohne vorzeitig zu ermüden. Daher wird die Ausdauer auch als Ermüdungswiderstandsfähigkeit bezeichnet.

Zur Verbesserung der Ausdauer mit Kettlebells kann ich empfehlen, dass Sie zum Einstieg beziehungsweise Aufbau je nach Fitnessgrad pro Belastungsphase 15 bis 60 Sekunden lang Schwungübungen durchführen (gegebenenfalls inklusive Handwechsel), die von einer doppelt so langen Pause unterbrochen werden (30 bis 120 Sekunden). In den Pausen sollten Sie nicht stehen bleiben, sondern sich unbedingt weiter bewegen. Anfänger können gehen oder die Arme kreisen, Fortgeschrittene sollten tänzeln, joggen oder schattenboxen. 10 bis 20 Minuten Trainingszeit an 3 bis 4 Tagen pro Woche sind dabei in der Regel ausreichend.

Sobald Sie sich eine grundlegende Herz-Kreislauf-Fitness erarbeitet haben, können Sie versuchen, sich langsam von 30 bis 60 Sekunden pro Seite minutenweise zu steigern. So lange, bis Sie bei einer Trainingszeit von 10 Minuten (5 pro Seite) angelangt sind. Hierfür ist der Swing kaum geeignet, weil er im Bewegungsablauf keine Pause beinhaltet. Clean, Snatch, Push Press oder Jerk sind hier die bessere Wahl.

Ein Ausdauertraining sollte, wenn möglich, immer nach dem Krafttraining oder am Tag danach durchgeführt werden. Damit kann je nach Intensität teilweise auch schon die Regeneration vom Krafttraining eingeleitet werden. Wer sein Training an einem Tag splittet, kann aber auch morgens die Ausdauer und abends die Kraft trainieren.

HINTERGRUND

Eine Untersuchung an 250 000 Männern und Frauen zwischen 50 und 70 Jahren hat gezeigt, dass die Sterberate (das Risiko, frühzeitig zu sterben) bei denjenigen am geringsten war, die sich mindestens 3-mal 20 Minuten pro Woche kräftig und intensiv belastet haben. Aber auch schon weniger Anstrengung kann die Lebenserwartung verlängern, wenn das Training regelmäßig durchgeführt wird. Leichtes Training weniger als 3-mal pro Woche konnte die Sterberate um 19 Prozent senken, moderates Training an mindestens 5 Tagen pro Woche um 27 Prozent und mindestens 3-mal intensives Training pro Woche hat die Sterberate im Vergleich zu Stubenhockern um 32 Prozent verringert (Quelle: Archives of Internal Medicine 167, 2007, 2453).

Auch das American College of Sports Medicine (ACSM) empfiehlt 3-mal wöchentlich intensive Anstrengung für 20 Minuten oder 5-mal pro Woche moderate Anstrengung für 30 Minuten. Kettlebelltraining eignet sich aufgrund der kurzen, intensiven Trainingseinheiten also ideal, um diesen Empfehlungen zu folgen.

Körperfettreduktion und Ausdauertraining für sehr Fortgeschrittene

Das folgende Programm von Nick Radonjic ist für sehr Fortgeschrittene gedacht, die bei kurzer Trainingszeit ihren Körperfettanteil verringern und ihre Herzleistung weiter verbessern wollen. Es erfordert allerdings mehrere Kettlebells in unterschiedlichen Gewichten.

Wärmen Sie sich gründlich auf und stellen Sie 3 Kettlebells (16, 24 und 32 Kilogramm) im Abstand von einem halben Meter nebeneinander. Stellen Sie sich vor die 16er-Kettlebell und snatchen Sie sie je 3-mal, zuerst mit Ihrem schwächeren Arm, dann mit dem stärkeren. Wechseln Sie zur 24er-Kettlebell, wiederholen Sie den Vorgang und führen Sie die 3 Snatches schließlich auch mit der 32er-Kugel aus. Jetzt gehen Sie wieder zurück zur 16er-Hantel und starten von vorne, nur mit dem Unterschied, dass Sie mit jeder Kettlebell 3 Cleans pro Arm ausführen.

Gönnen Sie sich anschließend 60 Sekunden Pause und starten Sie erneut, bis Sie auf insgesamt 3 bis 5 Runden kommen. Dieses Programm dauert etwa 15 Minuten, ist sehr anstrengend und sollte 3- bis 4-mal pro Woche ausgeführt werden. Natürlich können Sie auch mit leichteren Gewichten beginnen.

Kettlebell-Bodyweight-Circuits

Kettlebelltraining wird gerne mit Bodyweight-Training (Training mit dem eigenen Körpergewicht) kombiniert. Der Vorteil dieser Kombination ist, dass die Möglichkeiten der Trainingsgestaltung ins Unermessliche steigen. Beide Trainingsmethoden erfordern, dass man große Muskelgruppen dreidimensional kontrolliert bewegen kann.

Einfach umsetzen lässt sich dies zum Beispiel in sogenannten Kettlebell-Bodyweight-Circuits, also in Form eines Zirkeltrainings, dessen Stationen aus Übungen mit und ohne Kettlebell bestehen. In gängigen Trainingsschemata wechseln sich Kraftübungen mit dem eigenen Körpergewicht (zum Beispiel Varianten von Liegestützen, Klimmzügen, Kniebeugen, Rumpfstabilisationsübungen) und ballistische Kettlebellübungen (zum Beispiel Swing, High Pull, Snatch) ab.

In der Regel wechselt man 4 bis 6 Krafttrainingsübungen mit einer oder mehreren ballistischen Kettlebellübungen ab. Je nach Zielsetzung kann man aber auch alles mischen und 5 bis 10 Übungen im Zirkel durchführen.

Meist wird mit einer Belastungszeit von 30 bis 40 Sekunden pro Übung begonnen, wobei die Pausen so lange wie nötig und so kurz wie möglich gehalten werden sollten. Wiederholen Sie dieses Schema 5 bis 10 Minuten lang, machen Sie dann 2 Minuten Pause und führen Sie einen zweiten Durchgang durch. Hartgesottene können nach 2 Minuten Pause gerne noch einen 3. Durchgang ausführen.

FAZIT:

- **30 bis 40 Sekunden Belastung pro Station, danach je nach Fitnessniveau maximal 15 bis 45 Sekunden Pause.**
- **abwechselnd eine Kettlebell-Schwungübung und eine Kraftübung mit dem eigenen Körpergewicht (natürlich können Sie auch Kraftübungen mit Kettlebells einbauen).**
- **5 bis 10 Minuten Gesamtbelastungszeit, dann 2 Minuten Pause, dann einen 2. Durchgang über 5 bis 10 Minuten; gegebenenfalls erneut 2 Minuten Pause und einen 3. Durchgang anschließen.**

Beispielhafte Trainingsprogramme

Die folgenden Programme sollen weitere Ideen zur Trainingsgestaltung liefern. Dabei ist es immer empfehlenswert, das eigentliche Trainingsprogramm durch trainingsvorbereitende Übungen, Übungen zur Rumpfstabilisation und Regenerationsübungen (siehe Kapitel 5) zu ergänzen. Eventuell kann die Einheit noch mit einer kraftausdauerintensiven Finisher-Übung abgeschlossen werden. Diese sorgt am Schluss des Trainings noch einmal für einen lang anhaltenden höheren Stoffwechselumsatz (Kalorienverbrauch).

Clean- und Press-Leitern

Bei Zeitmangel bieten sich besonders Übungskomplexe an, die mindestens 2 Übungen miteinander kombinieren. Eine der besten Übungskombinationen für den ganzen Körper sind Cleans (Umsetzen) mit anschließendem Überkopfdrücken (Military Press). Dies kann am besten mit 2 Kettlebells oder Sandbags erfolgen.

Faustformel für das folgende Programm: Wählen Sie ein Gewicht, das Sie circa 10-mal über den Kopf drücken können, ohne dass Sie aus den Beinen heraus federnd mithelfen müssen.

Wählen Sie vor jedem Training eines der vorgestellten Aufwärmprogramme (siehe Seite 30 bis 39) oder führen Sie wenigstens 5 Minuten lang folgende Übungen hintereinander durch: 10-mal Katzenbuckel/Pferderücken, 1- bis 2-mal 4 bis 5 High Windmills pro Seite, 15 bis 20 Swings, 3- bis 5-mal Clean und Military Press pro Seite.
Stellen Sie anschließend den Timer auf 15 Minuten ein und führen Sie folgende Trainingsleiter mit 2 Kettlebells durch:

- 2, 3, 5 Wiederholungen Clean und Military Press: so viele Durchgänge, wie in 15 Minuten möglich sind
- anschließend 3 bis 5 Minuten Lockerungsübungen (Ausschütteln, Joint Mobility)

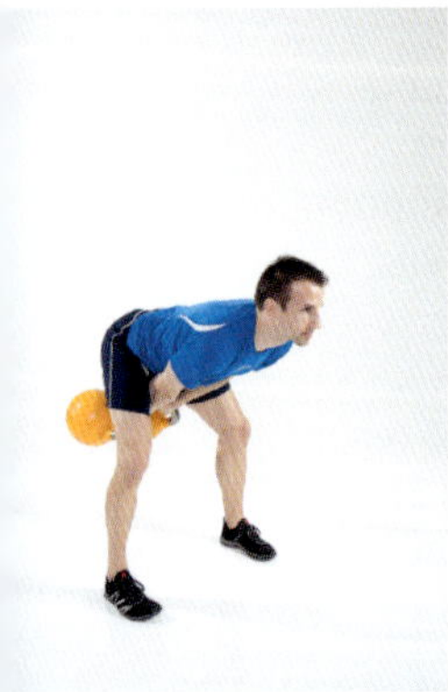

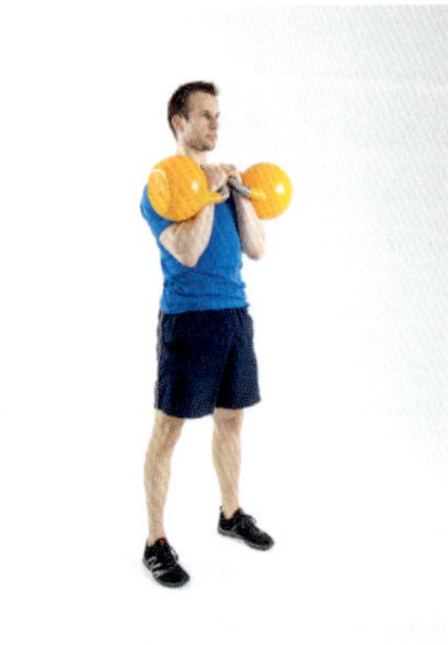

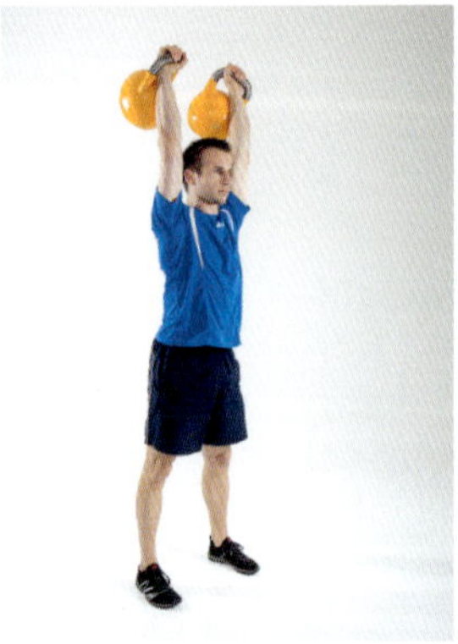

PRAXIS

Als explosivere und mehr ausdauerorientierte Variante kann man das Drücken durch die Übungen Push Press oder Jerk ersetzen und ebenfalls in Leiterform mit 2, 4, 6 (8, 10) Wiederholungen durchführen.

Man-Maker-Progression

Man Makers sind Verbundübungen. Sie bestehen entweder aus einer Übungskette, das heißt jeweils einer Wiederholung pro Übung und davon mehreren Durchgängen hintereinander, oder aus Übungskomplexen, das heißt allen Wiederholungen einer Übung in Reihe (zum Beispiel 3 bis 5).

Ein Beispiel für Man-Maker-Progressionen mit 2 Kettlebells: Machen Sie je 3 bis 5 Wiederholungen pro Übung (= 1 Runde) und führen Sie 3 bis 5 Runden durch. Sie werden merken, dass es mit zunehmender Übungsanzahl beträchtlich schwerer wird. Wählen Sie eine der folgenden Übungsabfolgen (von oben nach unten wird es anspruchsvoller):

- Burpee - Clean
- Burpee – Liegestütz – Clean
- Burpee – Liegestütz – Renegade Row – Clean
- Burpee – Liegestütz – Renegade Row – Clean – Military Press
- Burpee – Liegestütz – Renegade Row – Clean – Military Press – Front Squat
- Burpee – Liegestütz – Renegade Row – Clean – Military Press – Front Squat - Push Press
- Burpee – Liegestütz – Renegade Row – Clean – Military Press – Front Squat - Push Press – Swing oder Snatch

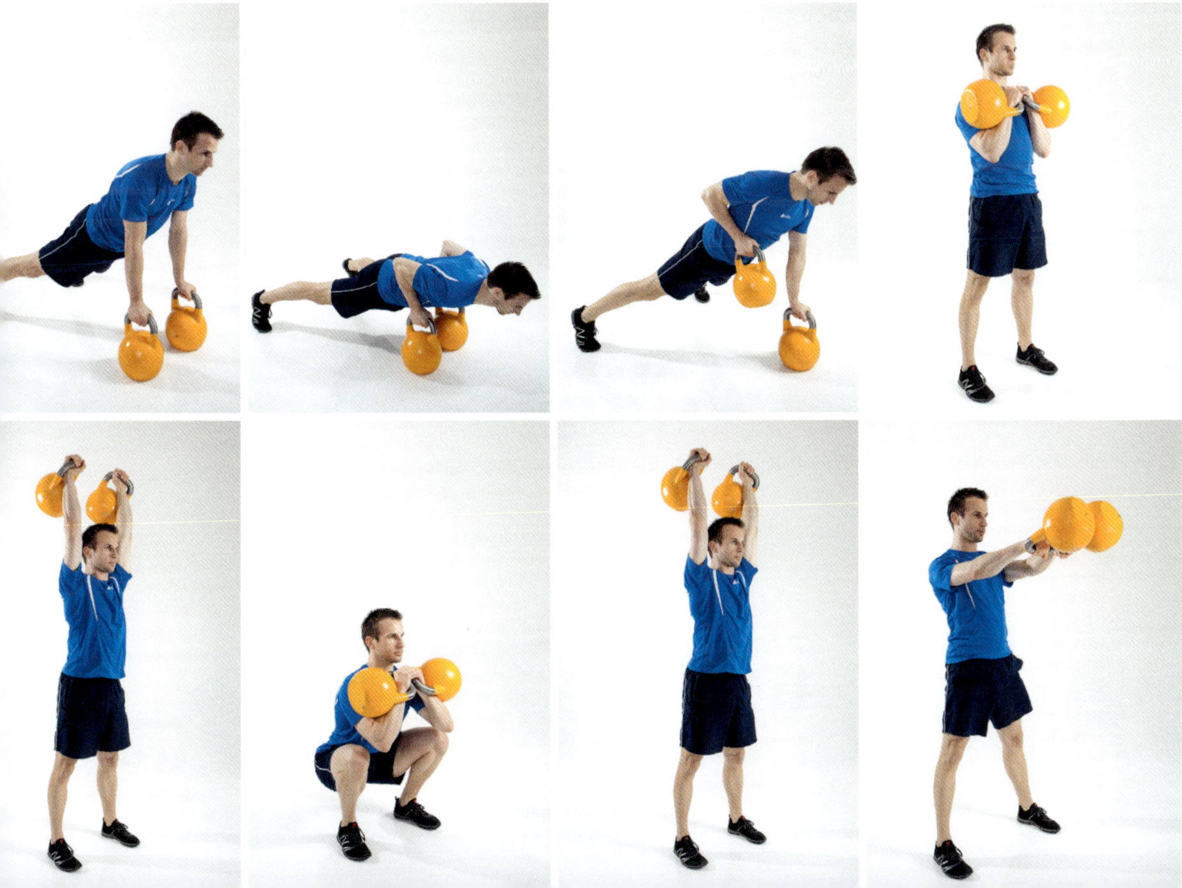

Density Training 1

Fühen Sie die folgenden Übungspaare je 10 Minuten lang so häufig wie möglich aus (10 Minuten lang Block 1, ca. 2 bis 3 Minuten Pause, dann 10 Minuten lang Block 2). Pausen zwischen den Übungen werden nur gemacht, wenn sie benötigt werden. Sie sollten so lang wie nötig und so kurz wie möglich sein. Bei Supersätzen wie in diesem und den folgenden beiden Programmen hat es sich bewährt, die Pausen zwischen den Übungen maximal 30 bis 60 Sekunden lang zu halten. Das gilt auch für alle weiteren Programme mit Supersätzen.

Block 1

a) versetzte Kniebeugen mit 1 bis 2 Kettlebells: 5 bis 8 Wiederholungen pro Seite
b) Klimmzugvariante: oben halten/negative Klimmzüge/normale Klimmzüge/langsame Klimmzüge, jeweils 5 bis 8 Wiederholungen

PRAXIS

Versetzte Kniebeugen: Stellen Sie einen Fuß eine Fußlänge versetzt nach hinten auf den Fußballen, um circa 70 Prozent des Gewichts auf das vordere Bein zu verlagern.

Block 2

a) versetzte Cleans mit 2 Kettlebells oder versetztes Kreuzheben: je 6 bis 10 Wiederholungen pro Seite

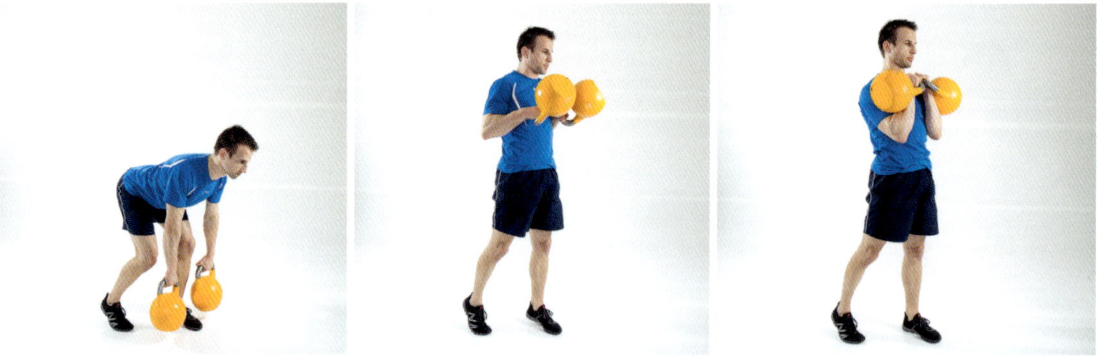

b) Sea Saw oder Alternating Press mit 2 Kettlebells oder Liegestütze: 5 bis 8 Wiederholungen pro Seite

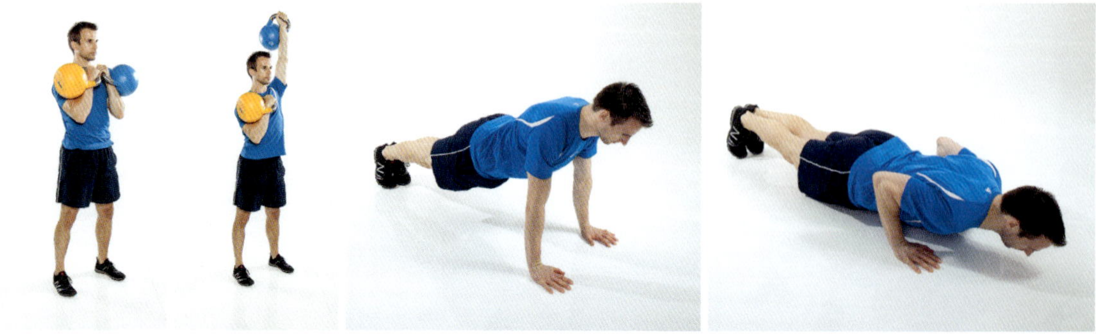

Density Training 2 – gegenläufige Trainingsleitern

Führen Sie die folgenden Übungspaare je 10 Minuten lang so häufig wie möglich durch (10 Minuten lang Block 1, 2 bis 3 Minuten Pause, dann 10 Minuten lang Block 2). Block 1 ist als Verbundübung mit gegenläufigen Leitern durchzuführen, das heißt, Sie machen einen Double Clean, dann ohne Pause 5 Double Front Squats, dann 2 Double Cleans, 4 Double Front Squats u.s.w., bis Sie zum Schluss 5 Double Cleans und eine Double Front Squat durchführen. Dann dürfen Sie die Kettlebells absetzen und so lange wie nötig, aber so kurz wie möglich Pause machen und alles wiederholen, bis die 10 Minuten vergangen sind.

Block 1

a) Clean-Leitern (mit 2 Kettlebells): 1, 2, 3, 4, 5 Wiederholungen
b) Front-Squat-Leitern mit 2 Kettlebells: 5, 4, 3, 2, 1 Wiederholungen

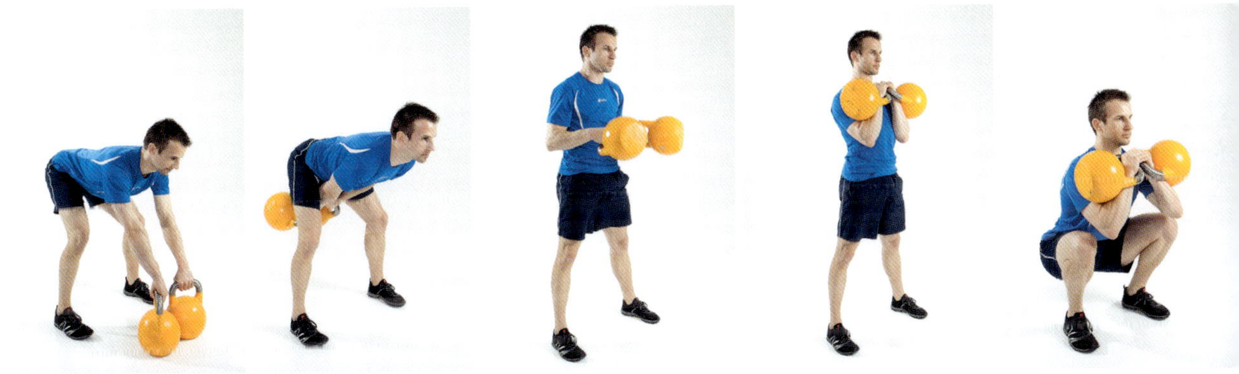

Block 2

a) Rudern vorgebeugt (mit 2 Kettlebells): 5, 4, 3, 2, 1 Wiederholungen
b) Liegestütz im Rhythmus 4 Sekunden absenken – 1 Sekunde hochdrücken:
1, 2, 3, 4, 5 Wiederholungen

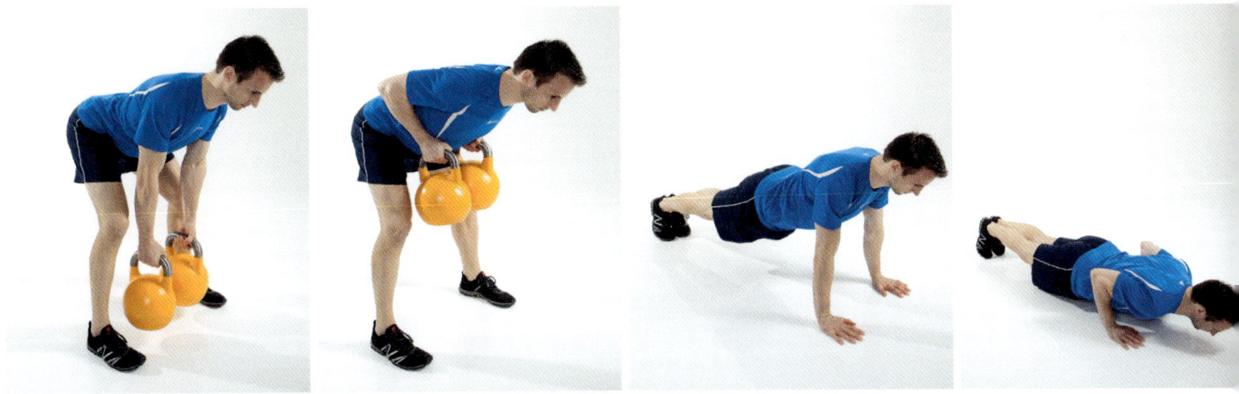

Density Training 3

Machen Sie 3 Durchgänge der folgenden Übungen in Supersätzen, das heißt mit kurzen Pausen und wechseln Sie anschließend zum nächsten Übungspaar.

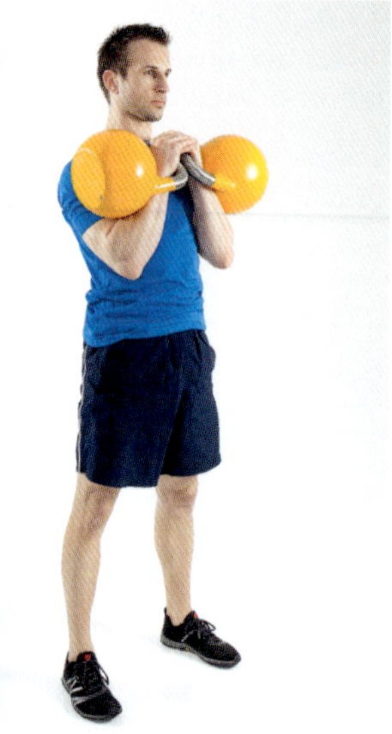

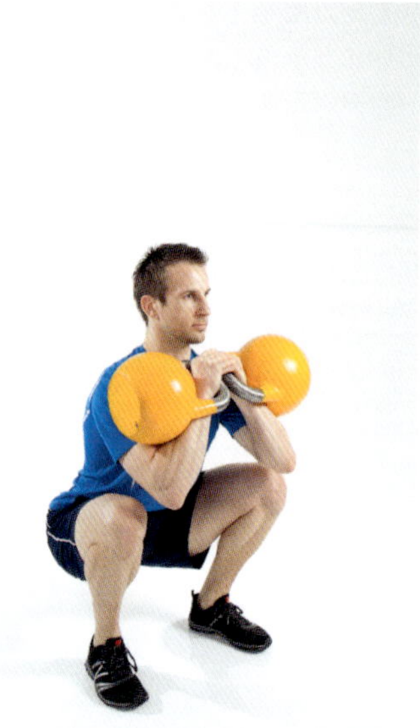

Block 1

a) schwere Front Squats mit 1 bis 2 Kettlebells vor der Brust: 4 bis 8 Wiederholungen

b) Klimmzugvariante: oben halten/negative Klimmzüge/normale Klimmzüge/ langsame Klimmzüge, jeweils 3 bis 5 Wiederholungen

Block 2

a) einbeiniges Kreuzheben mit 1 bis 2 Kettlebells: 6 bis 8 Wiederholungen pro Bein

b) schwere Liegestützvariante oder Sea Saw Press: 3 bis 5 Wiederholungen

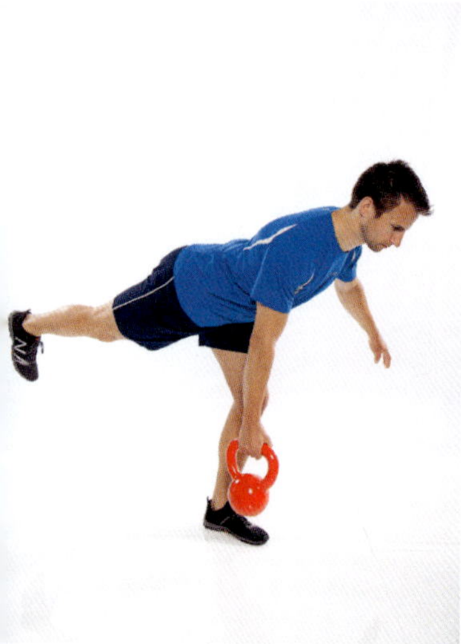

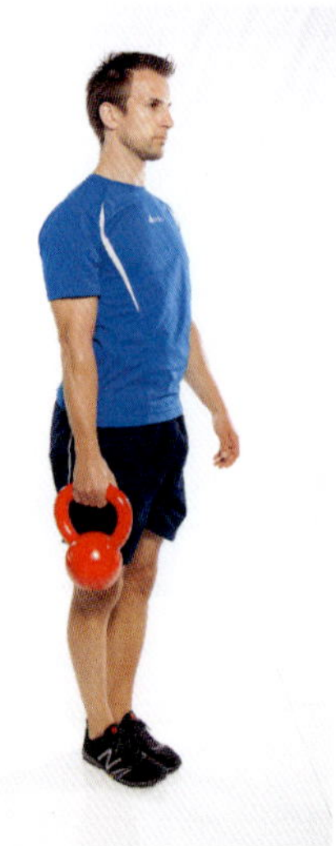

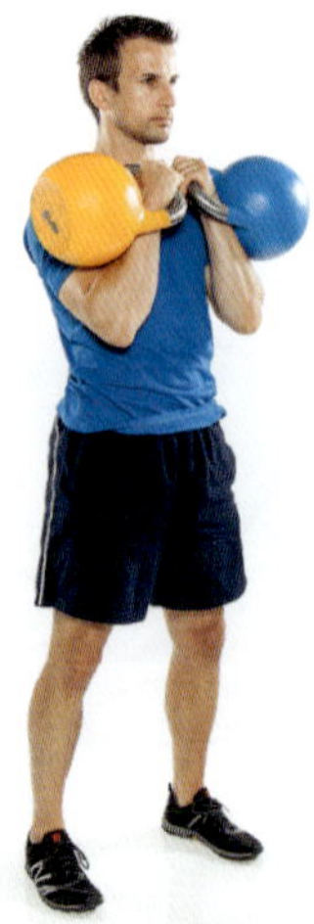

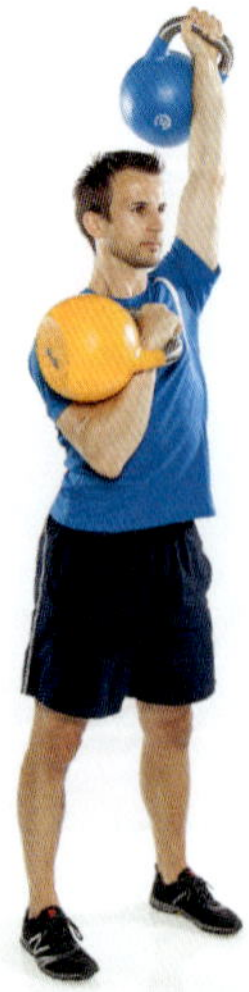

Zirkeltraining 1

Führen Sie jede der folgenden Übungen 30 Sekunden lang durch und wechseln Sie dann nach 25 Sekunden Pause zur nächsten Übung. Fahren Sie damit so lange fort, bis Sie insgesamt 3 bis 4 komplette Zirkeldurchgänge absolviert haben.

Der Bewegungsablauf in Stichworten:

1. Ruderzug am Slingtrainer, an einer Hantelstange oder unter einem Tisch; für Fortgeschrittene mit erhöhten Füßen
2. Kreuzheben mit 2 Kettlebells
3. Knie- oder schräge Liegestütze, für Fortgeschrittene Liegestütze am Slingtrainer
4. Farmer's Walk einhändig links
5. Farmer's Walk einhändig rechts
6. abwechselnde Ausfallschritte links/rechts (Lunges) rückwärts, für Fortgeschrittene mit Zusatzgewicht

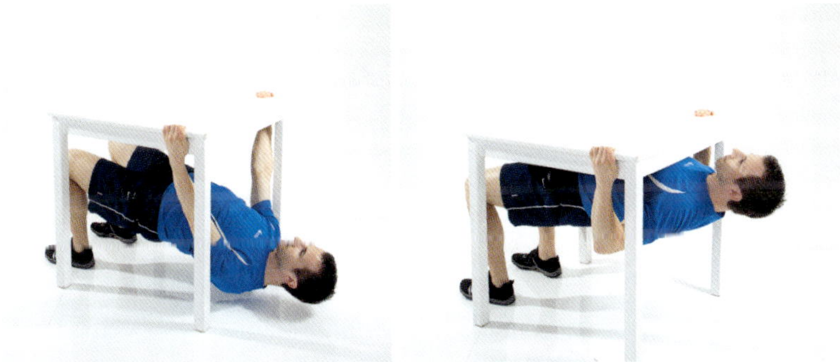

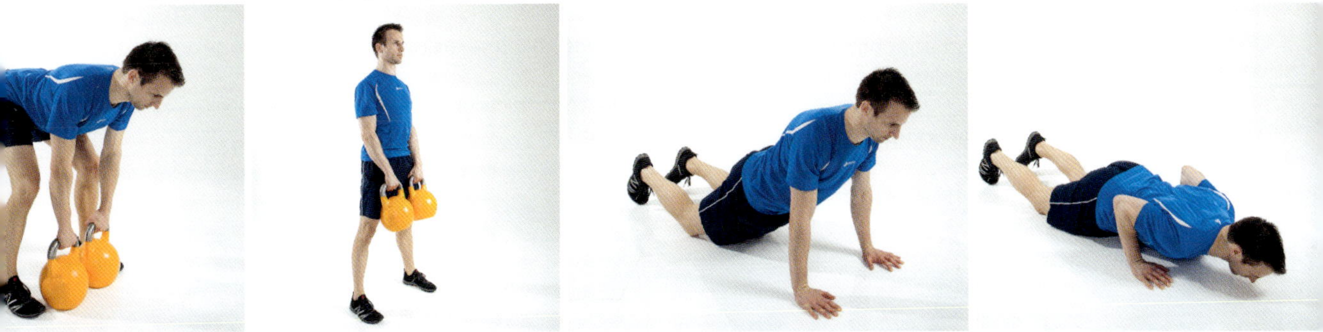

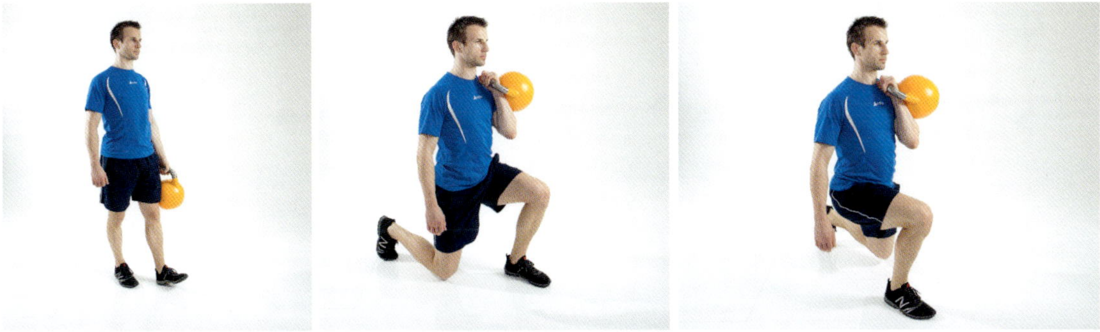

Zirkeltraining 2

Wiederholen Sie den folgenden Bewegungsablauf 3-mal (3 Runden):

1. Turkish Get-up: 3- bis 5-mal pro Seite
2. Double Front Squat: 5- bis 10-mal
3. Windmill: 5- bis 7-mal pro Seite
4. Klimmzug: 3- bis 8-mal

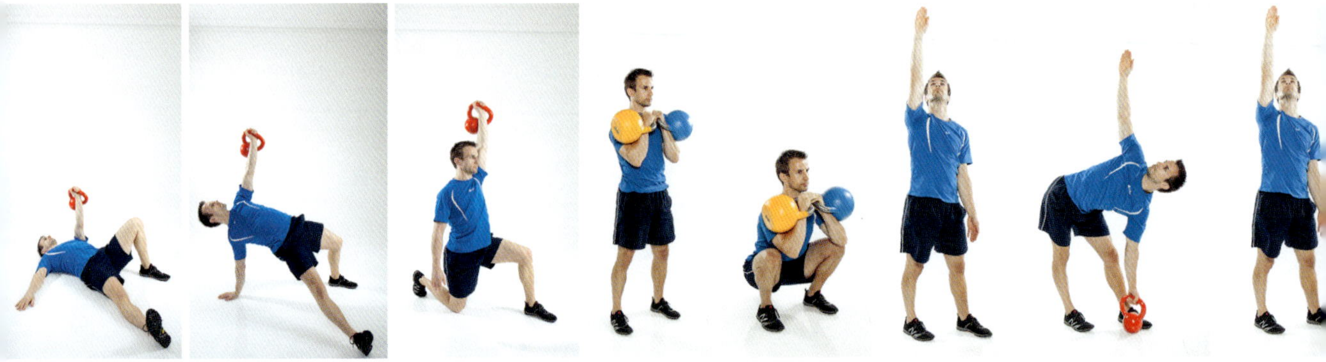

Schließen Sie dann die folgenden Übungen direkt an:

1. 2- bis 3-mal Swing
2. 2- bis 3-mal Clean
3. 2- bis 3-mal High Pull

Handwechsel und anschließend 30 bis 60 Sekunden Pause, in der Sie sich bewegen sollten (gehen oder tänzeln)

Wiederholen Sie den Ablauf insgesamt 8- bis 10-mal

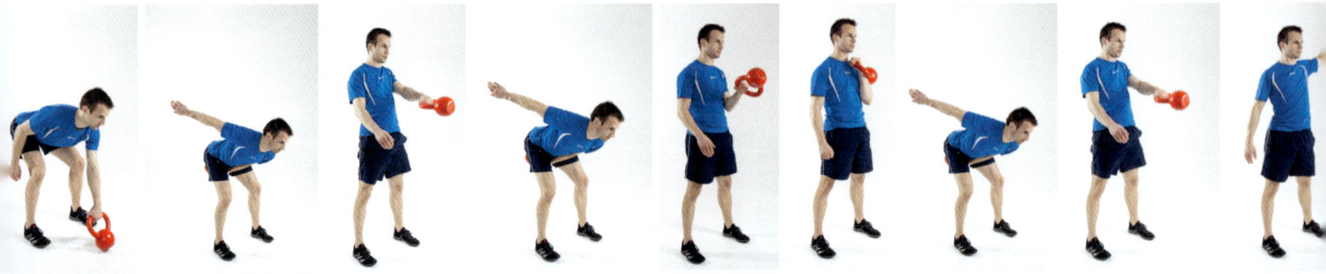

Zirkeltraining 3

Führen Sie 3 bis 5 Wiederholungsrunden der folgenden Übungen durch:

1. Windmill: 4- bis 6-mal pro Seite
2. Klimmzug: 5- bis 8-mal
3. Clean und Military Press: 3- bis 5-mal pro Seite
4. Front Squat: 5- bis 10-mal

Anschließend:

1. One Arm Swing: 30 Sekunden
2. Pause: gehen oder tänzeln, bis sich der Atem weitestgehend beruhigt hat.
3. Wiederholen Sie die Swings, sodass Sie auf 8 bis 10 Durchgänge kommen.

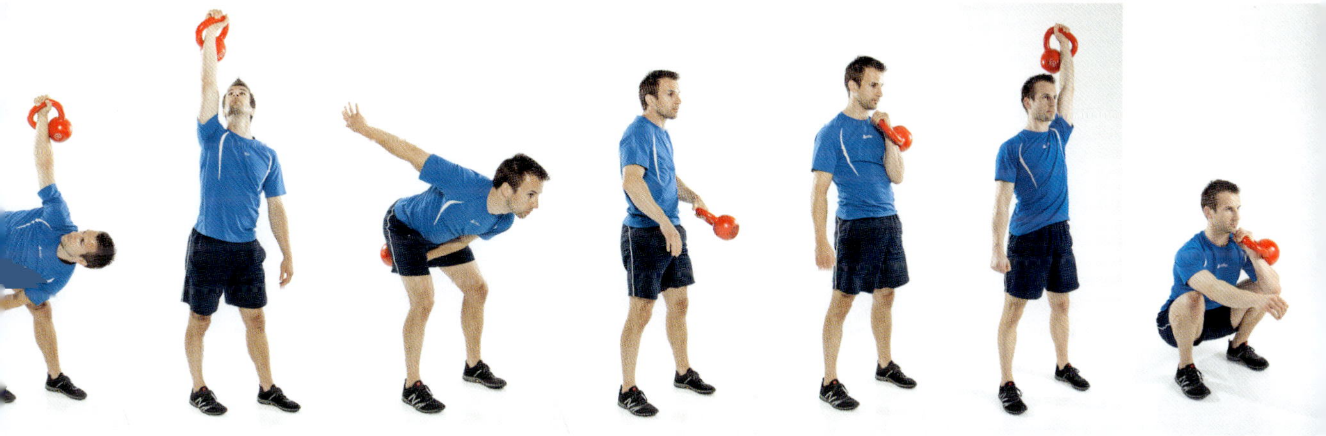

Zirkeltraining 4

Machen Sie von diesem Zirkel 3 bis 5 Runden. Falls Ihnen das zu einfach sein sollte, können Sie am Ende einfach noch ein paar Snatches anhängen.

1. Double Clean - Double Front Squat - Double Push Press: 3-mal
2. Hampelmann - Joggen - Tänzeln auf der Stelle: 30 Sekunden lang
3. Renegade Row: 10-mal (5-mal pro Seite)
4. Hampelmann - Joggen - Tänzeln auf der Stelle: 30 Sekunden
5. Liegestützvariante: 8- bis 15-mal
6. Hampelmann - Joggen - Tänzeln auf der Stelle: 30 Sekunden
7. Ausfallschritte vorwärts mit Rumpfrotation (und Kettlebell): 8- bis 12-mal pro Seite (abwechselnd links/rechts)
8. Hampelmann - Joggen - Tänzeln auf der Stelle: 30 Sekunden lang

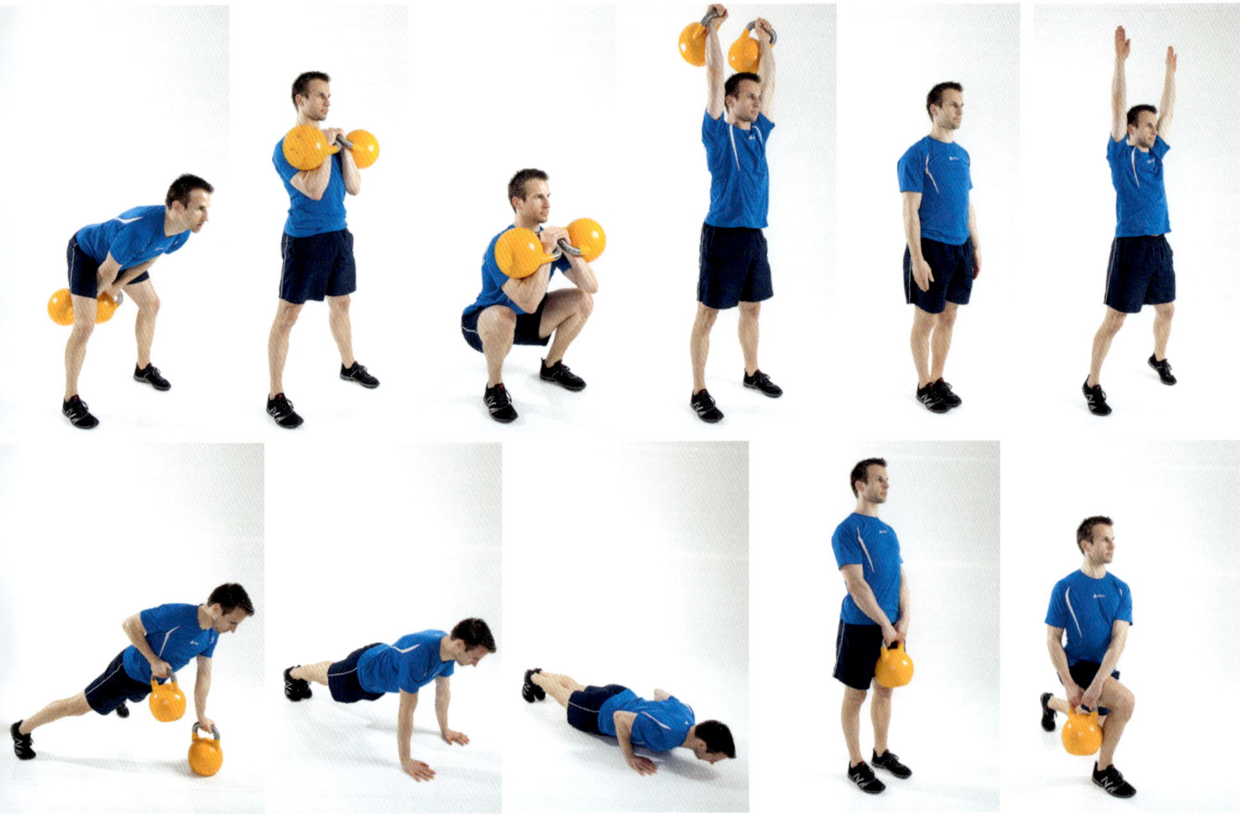

15-Minuten-Komplex

Üben Sie die folgenden Bewegungsabläufe 15 Minuten lang und führen Sie in dieser Zeit 10 bis 15 Sätze pro Seite aus.

1. 2- bis 5-mal Swing
2. 2- bis 5-mal High Pull
3. 2- bis 5-mal Snatch
4. 2- bis 5-mal Clean und Military Press
5. 2- bis 5-mal Front Squat und Push Press,

dann Handwechsel

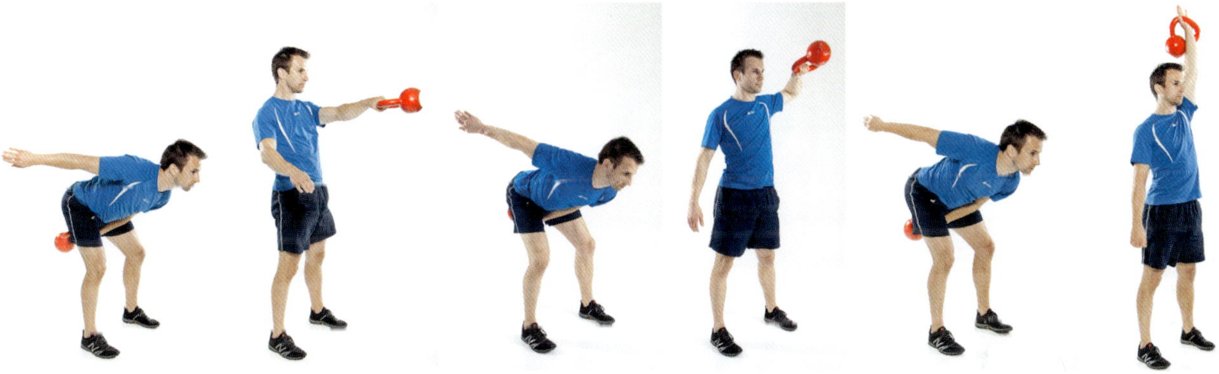

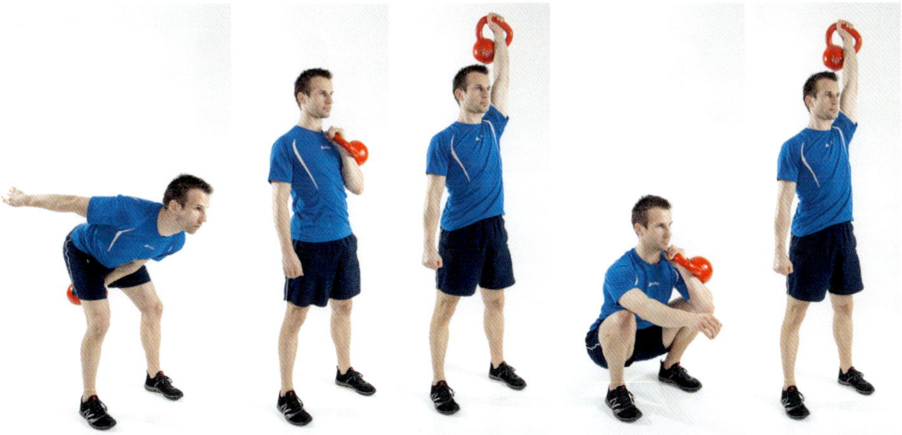

Kraftbetontes Stationstraining 1

Mit dem folgenden Bewegungsablauf trainieren Sie vor allem Ihre Kraft:

1. Einbeiniger Deadlift: 5- bis 8-mal pro Seite, 3 bis 5 Sätze
2. Clean und Military Press: 5-mal pro Seite, 3 bis 5 Sätze
3. Front Squat (1 bis 2 Kettlebells vor der Brust an den Hörnern halten): 5-mal, 5 Sätze
4. Snatches: 5 Minuten lang, so viele Wiederholungen wie möglich

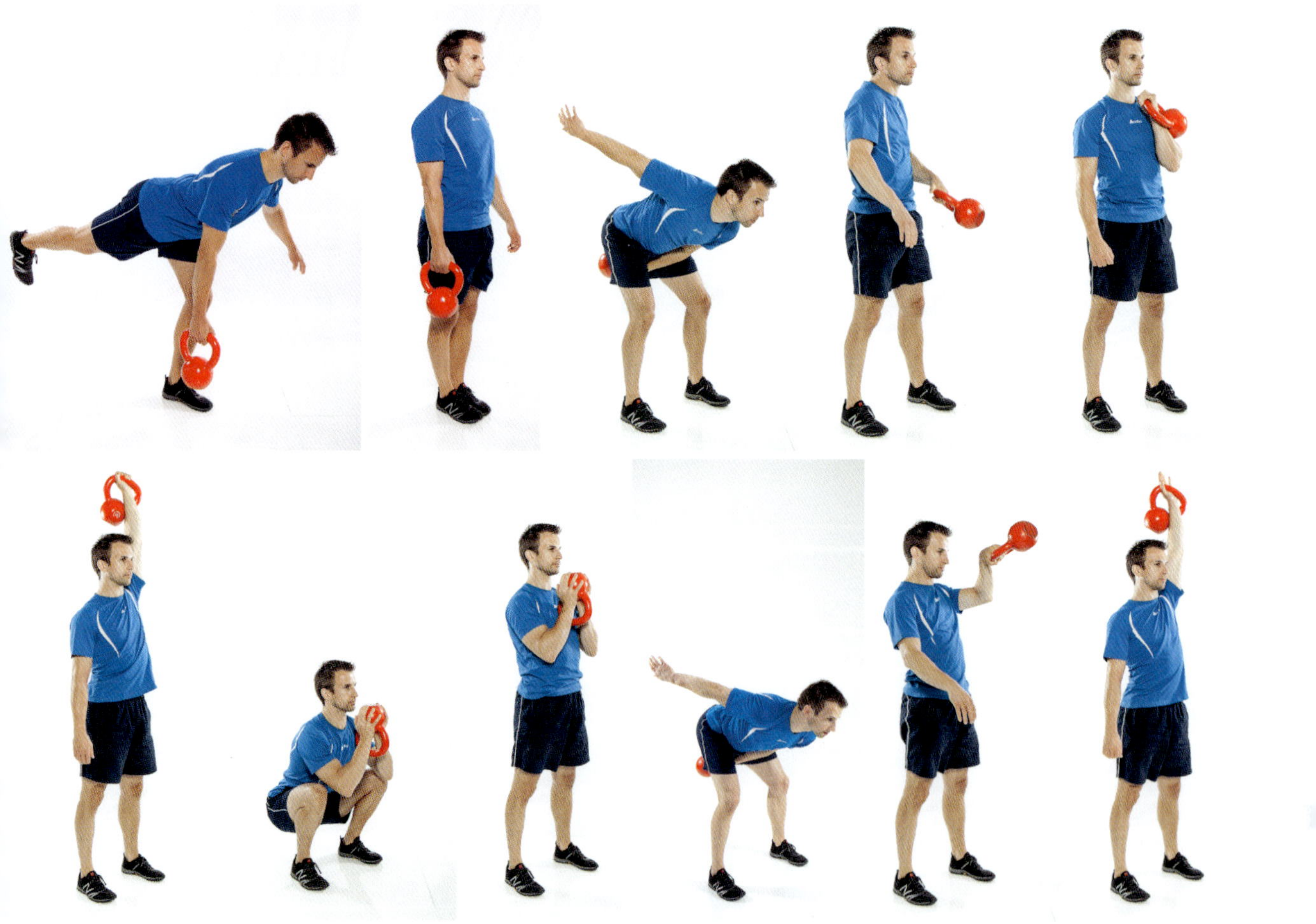

Kraftbetontes Stationstraining 2

Wenn Sie eine Alternative zu Beispieltraining 11 suchen, können Sie folgende Übungsreihe ausprobieren:

1. Turkish Get-up: 3- bis 5-mal pro Seite
2. Renegade Row: 6-mal pro Seite, 2 Sätze (mindestens 12 bis 16 Kilogramm)
3. Farmer's Walk: 30 bis 60 Sekunden
4. Military Press: 3- bis 6-mal pro Seite, 2 Sätze
5. Swings: 5 bis 8 Minuten, so viele Wiederholungen wie möglich

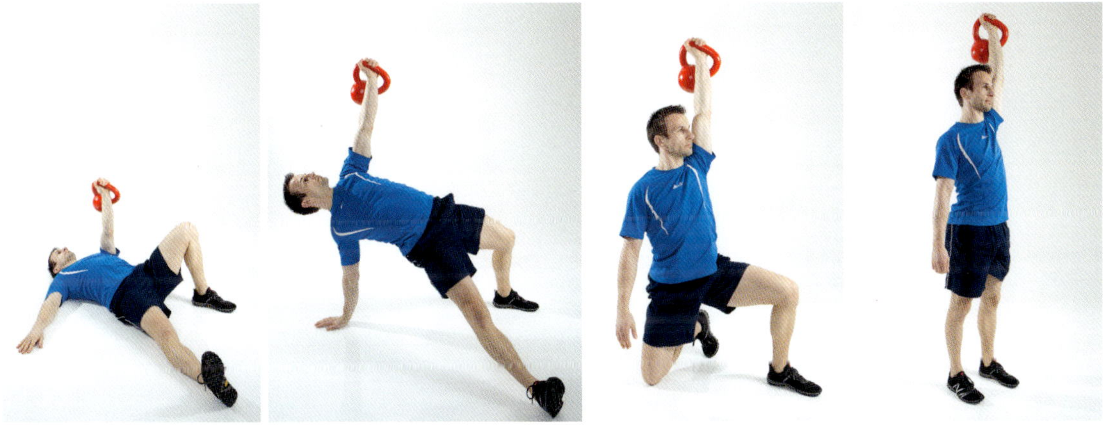

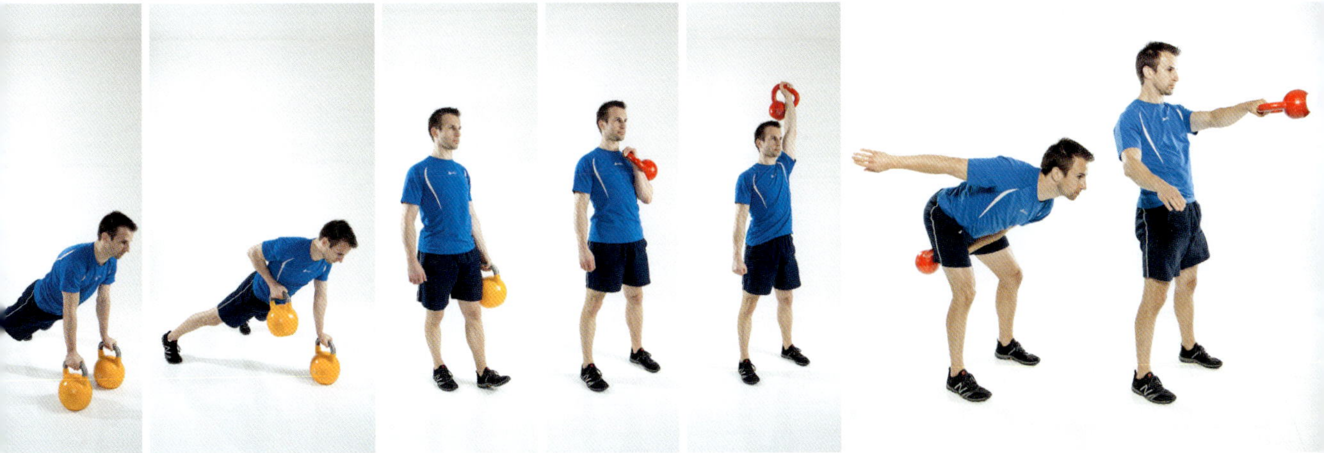

10-Minuten-Kompaktprogramm

Üben Sie 10 Minuten lang:

1. 6-mal Renegade Row abwechselnd links/rechts und im Wechsel mit Liegestütz
2. 2-mal Swing – 2-mal Snatch – 2-mal Clean

Handwechsel, dabei die Pausen möglichst kurz halten, dann wieder mit Renegade Row beginnen

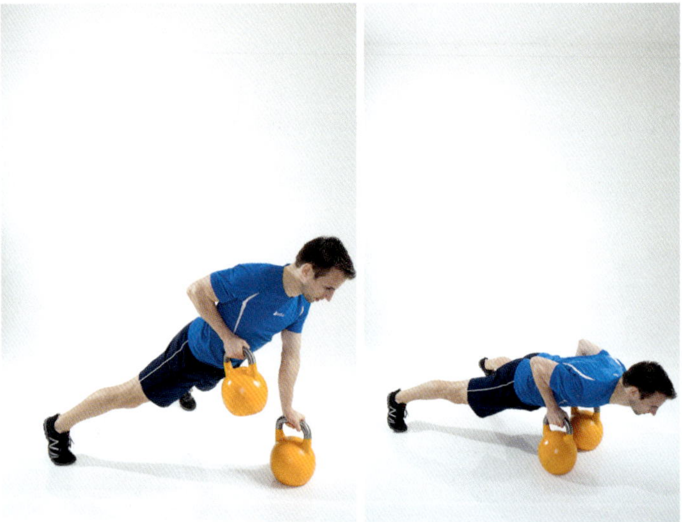

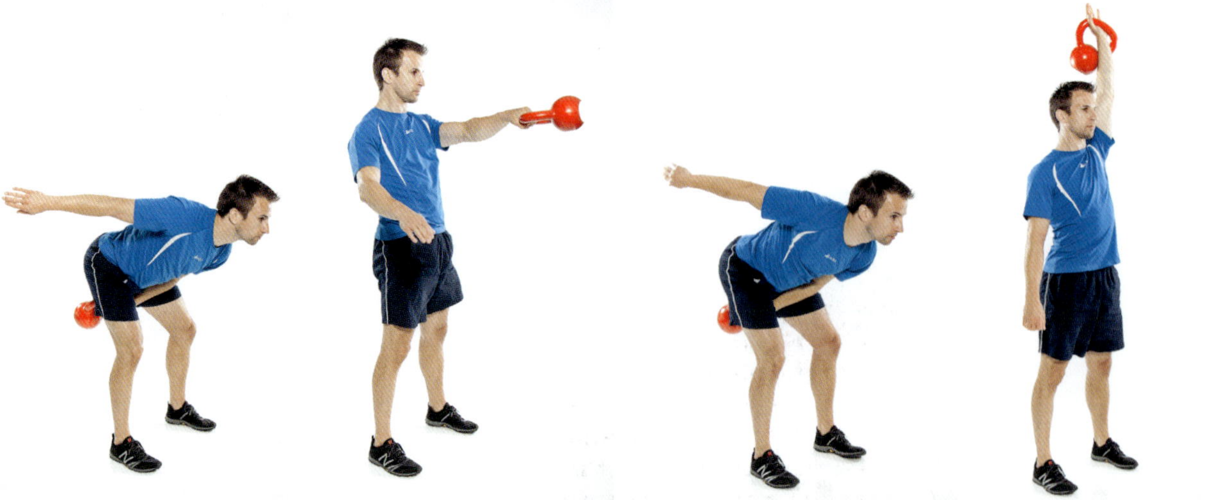

5-bis-10-Minuten-Kompaktprogramm

Üben Sie 5 bis 10 Minuten lang folgenden Bewegungsablauf:

1. 6-mal Renegade Row abwechselnd links/rechts und im Wechsel mit Liegestütz
2. 10-mal Squat (halten Sie die Kettlebell vor der Brust)
3. 5-mal Clean und Push Press pro Seite

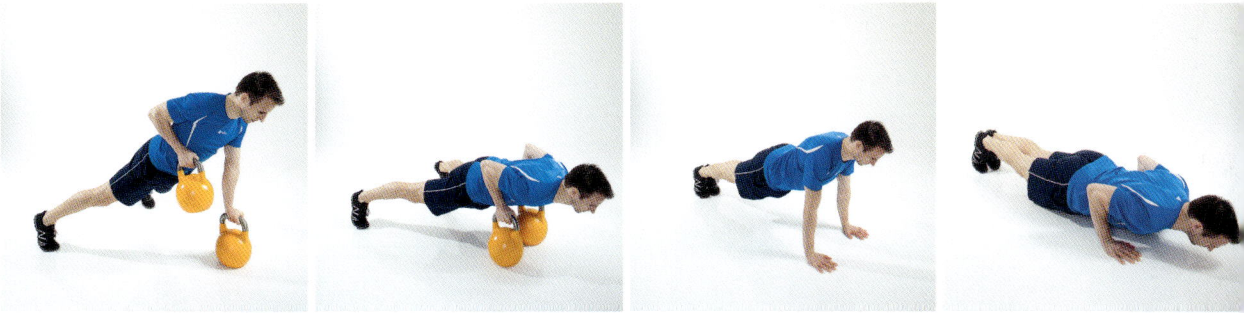

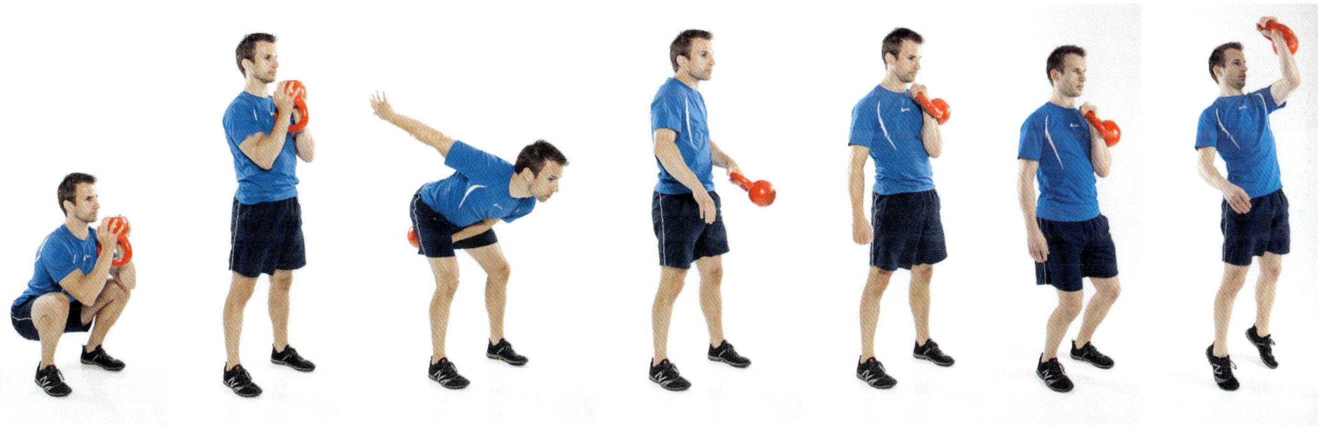

20-Minuten-Zirkeltraining

Wiederholen Sie in 20 Minuten folgenden Zirkel so oft wie möglich:

1. Snatch: 10-mal pro Seite
2. Front Squat (halten Sie die Kettlebell vor der Brust): 10- bis 20-mal
3. Clean und Military Press: 5-mal pro Seite
4. One Leg Row: 5-mal pro Seite

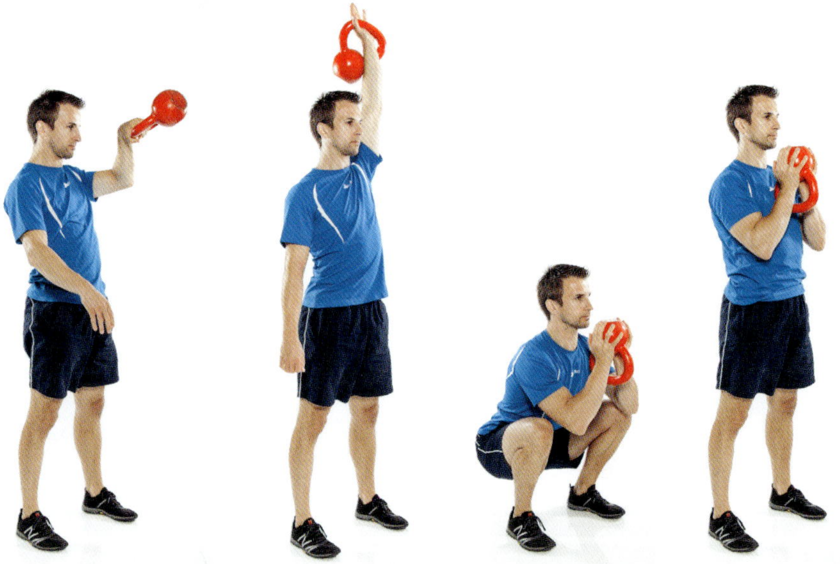

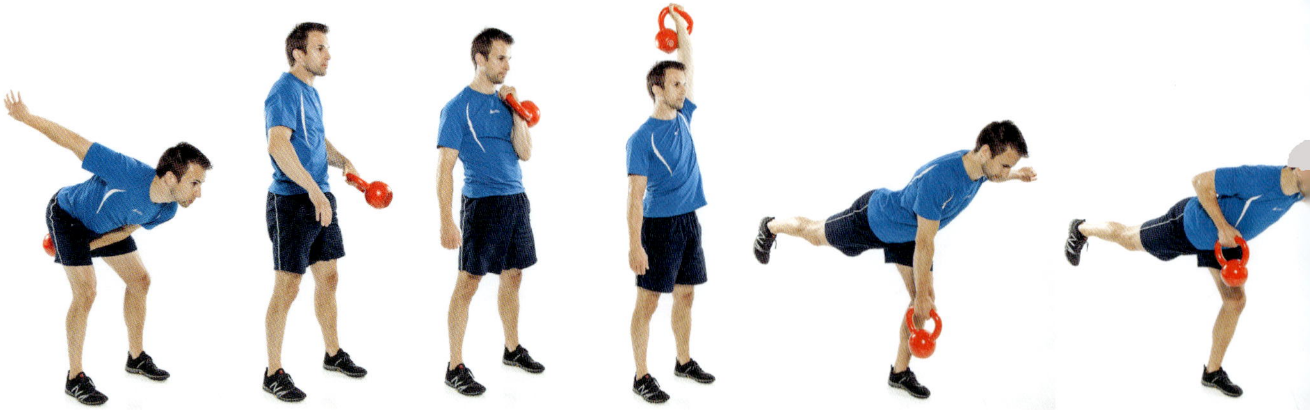

Stationstraining 1

1. Windmill: 5-mal pro Seite, 3 Sätze
2. Snatch: 10-mal pro Seite, 3 Sätze
3. Squat (halten Sie die Kettlebell vor der Brust an den Hörnern): 10-mal, 3 Sätze
4. Turkish Get-up: 5-mal pro Seite, 2 bis 3 Sätze
5. Snatch: 10- bis 15-mal pro Seite, 2 bis 3 Sätze
6. Renegade Row: 5-mal pro Seite, 2 bis 3 Sätze

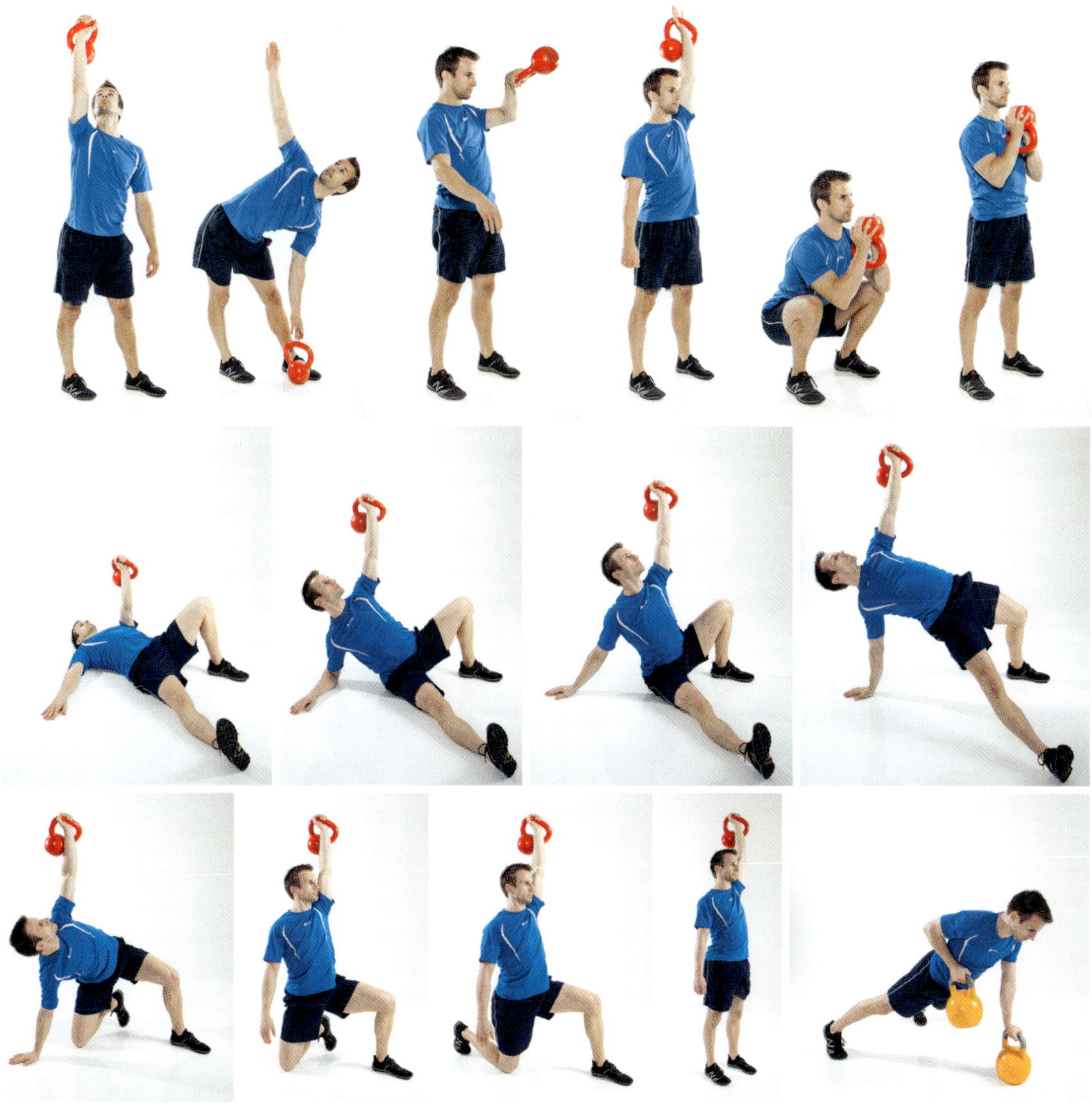

Bewegungsleiter

Führen Sie die folgenden Übungsabfolgen aus und machen Sie nach jeder Übungsreihe 30 bis 90 Sekunden Pause:

1. 1 Minute Swings (30 Sekunden pro Seite)
2. 1 Minute Swings (30 Sekunden pro Seite), 1 Minute Clean und Military Press (30 Sekunden pro Seite)
3. 1 Minute Swings (30 Sekunden pro Seite), 1 Minute Clean und Military Press (30 Sekunden pro Seite), 1 Minute Front Squat
4. 1 Minute Swings (30 Sekunden pro Seite), 1 Minute Clean und Military Press (30 Sekunden pro Seite), 1 Minute Front Squat, 1 Minute Alternating Renegade Row
5. 1 Minute Swings (30 Sekunden pro Seite), 1 Minute Clean und Military Press (30 Sekunden pro Seite), 1 Minute Front Squat, 1 Minute Alternating Renegade Row, 1 Minute Sling Shot

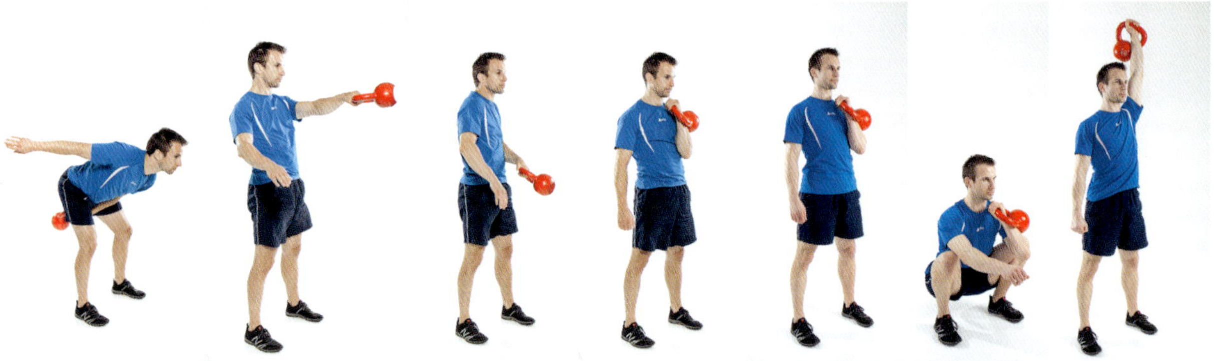

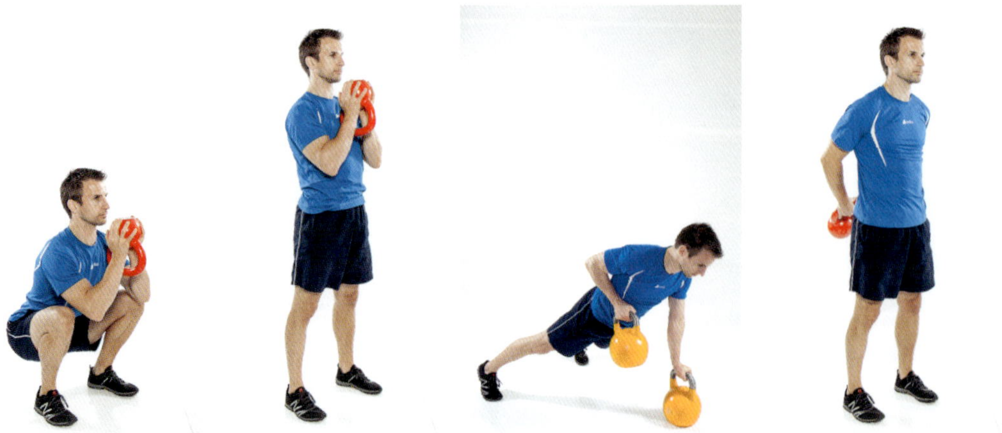

Zirkeltraining 5

Legen Sie nach jeder Zirkelrunde 1 Minute Pause ein und wiederholen Sie die Durchgänge 4-mal, sodass Sie auf 5 Zirkelrunden kommen.

1. Reverse Lunge: 30 Sekunden pro Seite
2. Sling Shot: 30 Sekunden pro Richtung
3. Clean und Military Press: 30 Sekunden pro Seite
4. Front Squat (halten Sie die Kettlebell vor der Brust): 1 Minute

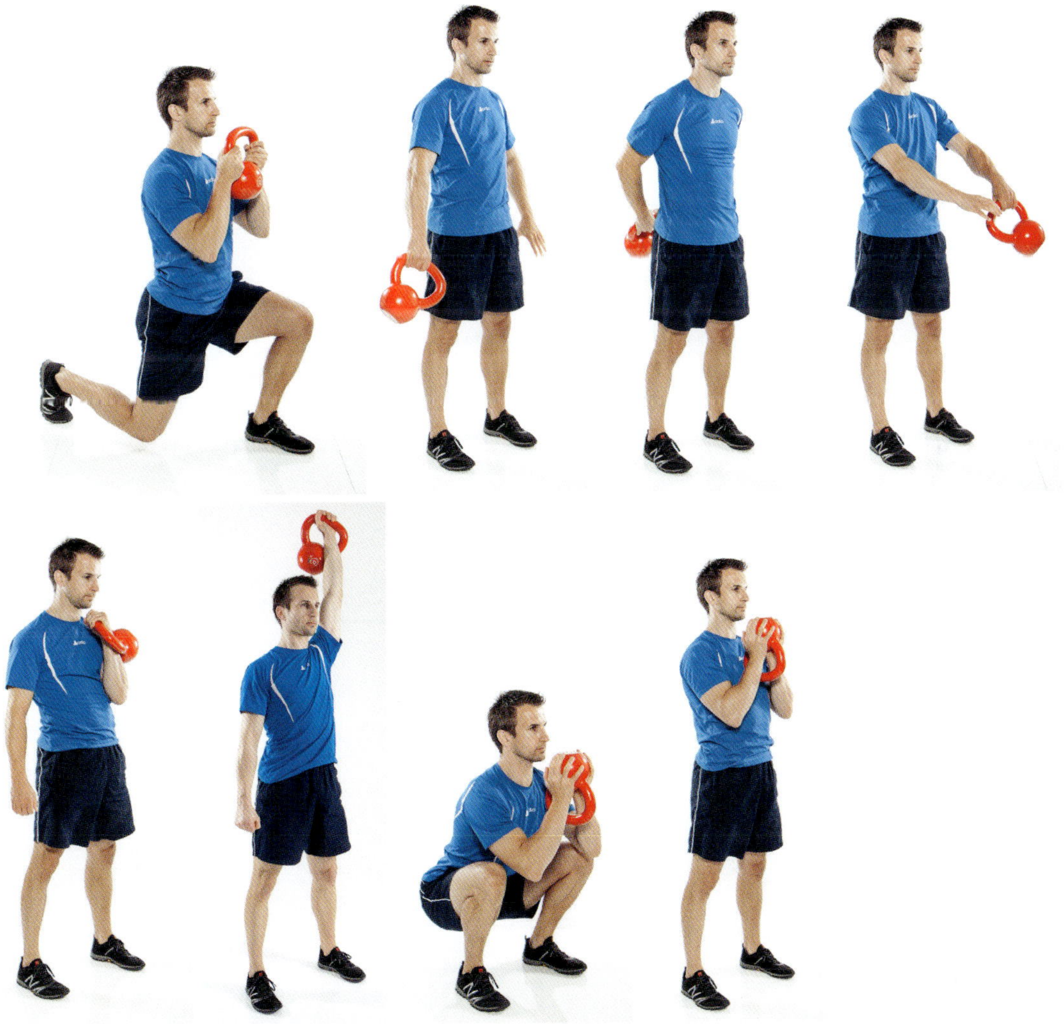

Stationstraining 2

1. Deck Squat: 10-mal
2. Alternating Swing (Handwechsel nach jeder Wiederholung): 20-mal
3. Low Windmill: 5-mal pro Seite
4. High Windmill: 5-mal pro Seite
5. Turkish Get-up: 3- bis 5-mal pro Seite
6. Clean und Military Press: 5-mal pro Seite, 2 bis 3 Sätze
7. Front Squats: 10- bis 15-mal, 2 bis 3 Sätze
8. Snatches: 5- bis 10-mal pro Seite, 3 Sätze

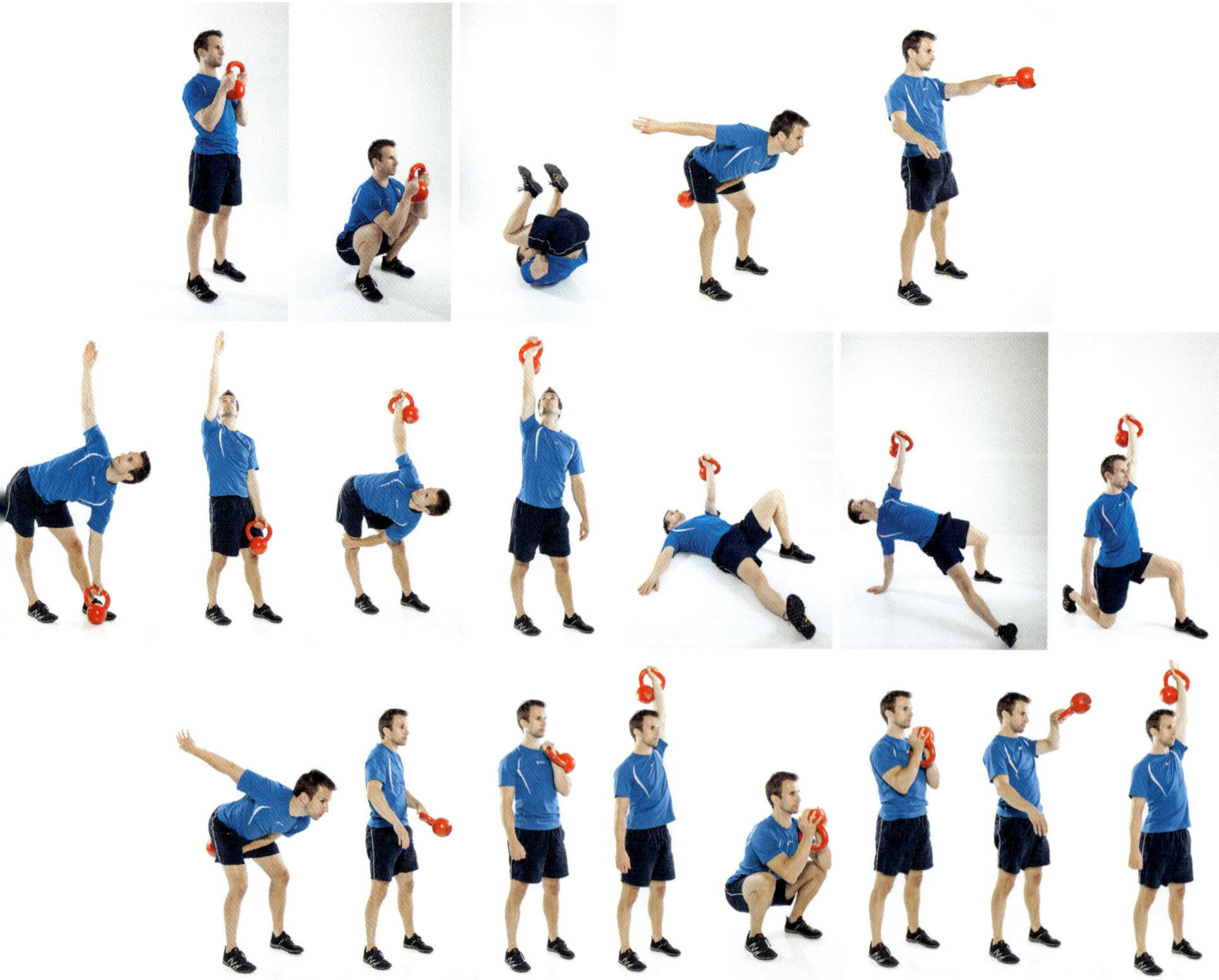

12-Minuten-Programm (nach Steve Maxwell)

Führen Sie 12 Minuten lang so viele Durchgänge wie möglich des folgenden Übungszirkels durch:

1. Snatches mit links: 5-mal, dann ohne abzusetzen
2. Turkish Get-up links: 5-mal
3. Snatches mit rechts: 5-mal, dann ohne abzusetzen
4. Turkish Get-up rechts: 5-mal
5. Klimmzüge: 5-mal

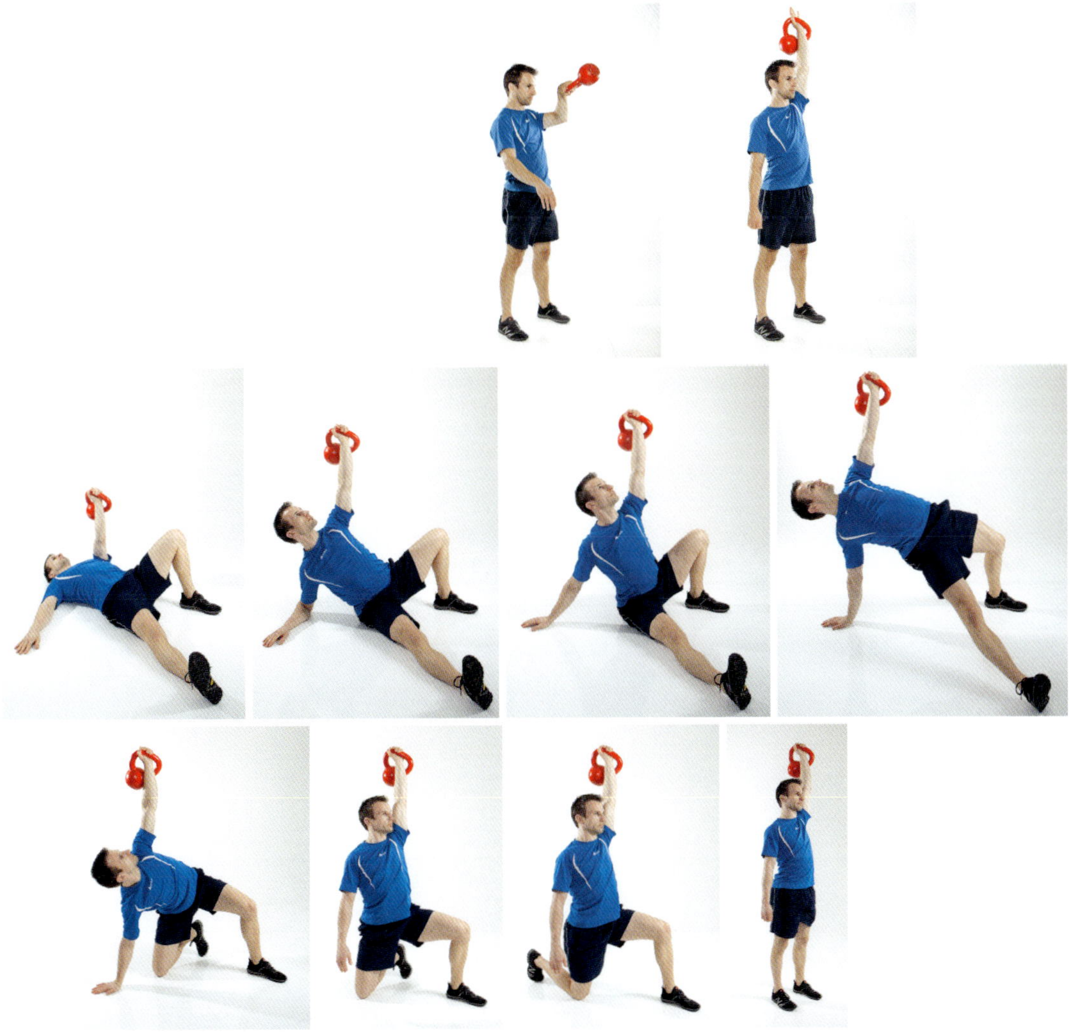

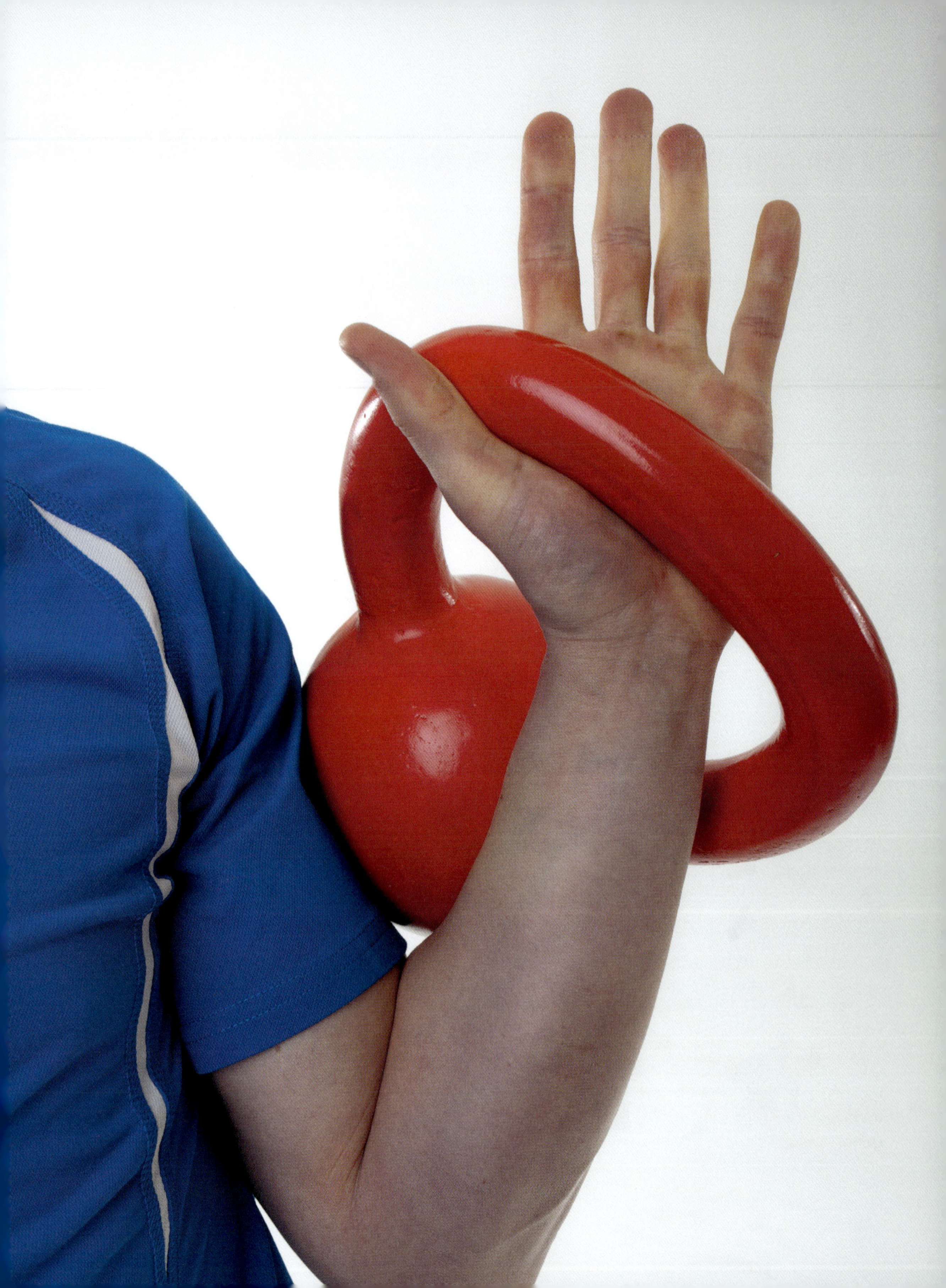

KAPITEL 4

KETTLEBELLTRAINING UND GESUNDHEIT

Viele Menschen, die zum ersten Mal sehen, wie jemand mit Kettlebells trainiert, fragen sich, ob denn das gesund sein kann, da das ungeschulte Auge zunächst rückenschädigende Bewegungen vermutet und durch die Erfahrungen mit gelenkisolierten Kraftübungen im Fitnessstudio vor allem langsame Bewegungsausführungen gewohnt ist und keine schwungvollen, explosiven Ganzkörperübungen. Im klassischen Gewichtheben werden ausschließlich explosive Ganzkörperbewegungen ausgeführt, im klassischen Bodybuilding, von dem jegliches Gerätetraining abstammt, jedoch kaum bis gar nicht. Da Gewichtheben in der Praxis nur selten zu sehen ist, erscheinen schwungvolle Bewegungen mit Gewichten vielen Menschen zunächst gefährlich oder ungesund, und das sind sie auch, wenn der Trainierende – was bei der Allgemeinheit leider zunehmend der Fall ist – seinen Körper in Ganzkörperübungen nicht kontrolliert bewegen kann.

Tatsächlich zeichnet sich korrekt durchgeführtes Kettlebelltraining zunächst durch eine intensive Bewegungsschulung ohne Zusatzgewichte aus und erst später kommen Kettlebells hinzu. Wie in jedem seriösen Training sollte der Trainierende zuerst lernen, seinen eigenen Körper sicher und stabil im freien Raum zu bewegen. Das klingt einfach, doch die Praxis zeigt, dass unser vorwiegend sitzender Alltag (durchschnittlich bekommen wir nur noch 25 Minuten Bewegung täglich) dafür verantwortlich ist, dass immer mehr Menschen ihre grundlegende Bewegungsfähigkeit und ihr Körpergefühl verlieren.

Die Aufgabe von Trainern wird zukünftig vermehrt darin bestehen, den Klienten beizubringen, wie sie sich überhaupt sicher im Training bewegen können, ohne sich zu verletzen. Das fängt beim Kettlebelltraining mit der grundlegendsten Übung an, dem Kreuz- oder Lastheben. Nur sehr wenige Menschen können heute noch ein Gewicht wiederholt vom Boden anheben, ohne sich dabei gesundheitlich in Gefahr zu bringen. Bei vielen ist der Rücken rund, die Schultern sind nicht fixiert, es wird keine ausreichende Körperspannung aufgebaut und die falschen Muskeln werden aktiviert.

Das Training mit Kettlebells ist also zunächst durch eine gründliche Bewegungsschulung gekennzeichnet, und erst wenn eine Bewegung sicher und stabil durchgeführt werden kann, kommt das Gewicht hinzu. Die besondere Form der Kettlebell erlaubt hierbei ein schnelles Verfeinern der Bewegungen, da sie dem Körper viele Rückmeldungen über die Sauberkeit der Bewegungsausführung gibt.

Diese gründliche Bewegungsschulung, bei der Ganzkörperbewegungen stabil in sämtliche Richtungen durchgeführt werden, gibt dem Körper seine grundlegende Bewegungsfähigkeit zurück und er lernt schnell, sich wieder frei und sicher zu bewegen. Aus diesem Grund wird das Training mit Kettlebells weltweit gerne und erfolgreich unter anderem in der orthopädischen Rehabilitation vor allem von Rücken-, Schulter-, Hüft- und Kniepatienten eingesetzt. Die intensive Schulung zur Wiedererlangung grundlegender Bewegungsfähigkeit hat natürlich auch eine hohe Übertragbarkeit auf Bewegungen im Alltag und andere Sportarten zur Folge.

Richtig durchgeführte Bewegungen sorgen beim Kettlebelltraining für eine weit geringere Verletzungsrate, als sie zum Beispiel Spielsportarten wie Fußball, Handball oder Basketball aufweisen.

Natürlich birgt auch das Kettlebelltraining einige Gefahren in sich, die durch die Sicherheitsregeln auf Seite 21 bis 22 jedoch schon erheblich minimiert werden können. Die Hauptrisiken für Überlastungserscheinungen und Verletzungen liegen in einer fehlerhaften Bewegungsausführung, mangelnder Körperspannung, in einem zu schnellen Wechsel zu Übungen für Fortgeschrittene, ohne die Grundübungen sicher zu beherrschen, und einer zu schnellen Steigerung der Wiederholungen und Gewichte, was meist durch ein übersteigertes Ego hervorgerufen wird. Muskeln passen sich relativ schnell an höhere Belastungen an. Sehnen, Bänder und Gelenke brauchen jedoch deutlich mehr Zeit. Deshalb sind eine saubere Bewegungsausführung (Qualität) und eine langsame Steigerung der Belastungen über mehrere Wochen und Monate immer wichtiger als Wiederholungszahlen oder das verwendete Gewicht (Quantität). Sicherheit sollte immer Vorrang haben!

Mangelnde Qualität bei der Übungsdurchführung und fehlende Körperspannung können vor allem zu Verletzungen im Bereich des Rückens und der Schultern führen. Daher ist eine gründliche Technikschulung und Einweisung durch einen zertifizierten Kettlebell-Trainer zu Beginn Ihres Trainings sehr zu empfehlen.

Gesunde Hände

Wer handwerklich schwer arbeitet, bekommt in der Regel Schwielen an den Händen. Das ist ein natürlicher Anpassungsprozess des Körpers, ganz gleich ob Sie nun auf dem Bau oder als Schlosser arbeiten, Turner, Gewichtheber oder Kettlebellsportler sind. Bei den ballistischen Schwungübungen, wie zum Beispiel Swings, Cleans und Snatches, ist die Belastung am größten. Im Gegensatz zu den kraftorientierten Übungen reibt der Griff hier kontinuierlich in der Handfläche hin und her. Dies kann recht bald zu Blasen führen, aber das Risiko lässt sich reduzieren.

Blasen sind nicht nur unangenehm, sondern erzwingen meist auch eine Trainingspause. Besonders Snatches sind dafür bekannt, dass sie die Haut stark strapazieren.

Blasen entstehen vor allem dann, wenn Hautschichten gequetscht werden und gegeneinander reiben. Der Körper passt sich an eine erhöhte Beanspruchung der Haut an, indem er verstärkt Hornhaut an den betreffenden Stellen bildet. Je dicker diese Hornhautschicht wird, desto größer ist die Gefahr, dass sich darunter Blasen bilden beziehungsweise die Hornhautschicht ein- oder abreißt.

Damit Ihre Hände nicht irgendwann so aussehen wie die eines Bauarbeiters, das Risiko für Blasen oder Hornhauteinrisse also möglichst gering bleibt, können Sie einige vorbeugende Maßnahmen ergreifen:

- Zunächst einmal sollte das Trainingsvolumen bei allen Schwungübungen nur langsam gesteigert werden, um der Haut eine gewisse Anpassungszeit zur Hornhautbildung zu geben.
- Eine regelmäßige Handpflege ist die Grundvoraussetzung für gesunde Haut, ganz gleich wie »unmännlich« sich so mancher Kraftsportler dabei auch vorkommen mag. Hierzu gehört die

regelmäßige Teilabtragung der Hornhautschicht. So kann diese zwar noch die Hand schützen, aber nicht so dick werden, dass sie einreißt oder dass sich darunter eine Blase bildet. Am besten weicht man die Hornhaut vorher in der Badewanne oder unter der Dusche etwas auf und trägt sie anschließend mit einem Bimsstein oder mit Sandpapier ab. Eine gute Handcreme oder -lotion pflegt die beanspruchte Haut dann über Nacht.

- Bei den Schwungübungen sollen Sie den Griff nur so fest wie nötig und so locker wie möglich umfassen. Die Kettlebell soll natürlich nicht aus der Hand gleiten, aber auch nicht krampfhaft festgehalten werden.
- Besonders bei den Snatches sollte der Griff nur dann fest umschlossen werden, wenn die Kettlebell aus der Hand rutschen könnte, was normalerweise in der unteren Hälfte der Bewegung der Fall ist, also vom Punkt hinter den Beinen bis auf etwa die obere Bauchhöhe (sowohl auf dem Hinweg nach oben als auch auf dem Rückweg nach unten).
- Man sollte bereits das erste brennende Gefühl an der Haut ernst nehmen, insbesondere, wenn die Hornhaut schon sichtlich zusammengeschoben ist. Das ist ein Zeichen dafür, dass die Haut in Kürze reißen wird oder sich eine Blase bildet. Nun gibt es drei Möglichkeiten:
    1. das Training zu beenden oder
    2. mit beidhändigen Swings weiterzumachen – falls es noch nicht zu spät ist – oder
    3. sich einiger kleiner Hilfsmittel zu bedienen, die die Hände schützen.

Selbstverständlich könnte man diese Hilfsmittel auch schon vorbeugend einsetzen. Die beliebtesten Hilfen zum Schutz der Hände sind dünne Baumwollhandschuhe, bei denen die oberen Fingerhälften abgeschnitten werden. Alternativ kann man sich direkt fingerloser Handschuhe bedienen. Normale Handschuhe sollten Sie nicht verwenden, da der Griff vor allem bei lackierten Kugelhanteln sonst zu rutschig wird. Sie brauchen dann mehr Griff- beziehungsweise Unterarmkraft, wodurch sich die mögliche Wiederholungsanzahl reduziert.

Sollten die Handschuhe eine Gummierung im Handflächenbereich aufweisen, muss man ausprobieren, ob sie sich seitenverkehrt anziehen lassen, damit die Gummierung auf dem Handrücken ist (also die rechte Hand in den linken Handschuh stecken und umgekehrt). So kann der Handschuh nicht so leicht zerreißen. Die üblichen Fitness- oder Radsporthandschuhe eignen sich in der Regel nicht, da sie meistens zu dick und nicht rutschig genug sind und daher einreißen oder ganz kaputtgehen.

PRAXIS

Was Sie tun können, wenn es doch einmal passiert ist und Sie unter Blasen leiden:

- **Blasen heilen normalerweise in 3 bis 5 Tagen ab.**
- **Sie sollten die Blase nicht aufstechen, weil dadurch die Gefahr steigt, dass sie sich entzündet.**
- **Ist die Blase schon eingerissen oder ein Stück Hornhaut aufgerissen beziehungsweise ganz abgerissen, sollte man die abstehende Haut nicht weiter abreißen, sondern sorgfältig abschneiden. Die betroffene Stelle ist zu reinigen (vor allem eventuelle Lack- oder Metallsplitter entfernen) und zu desinfizieren. Ein Pflaster und regelmäßig aufgetragene Wundsalbe unterstützen die Heilung.**

Im Sportgeschäft kann man sich ferner sogenannte »Reckriemchen« besorgen, die von den Turnern am Reck und an den Ringen verwendet werden. Sie sind aus Leder und lassen sich einfach um das Handgelenk schnallen.

Reckriemchen bieten eine hervorragende Möglichkeit, auch bei schon angeschlagener oder eingerissener Haut weiterzutrainieren – sofern man die verletzte Stelle gereinigt und mit einem Pflaster versorgt hat.

Der Nachteil ist allerdings, dass durch das Leder der Griffumfang etwas dicker wird. Dadurch müssen die Muskeln der Unterarme mehr arbeiten, sodass sich die Wiederholungszahl reduzieren kann. Auch der direkte Kontakt und somit das Gefühl für die Kettlebell gehen damit ein wenig verloren.

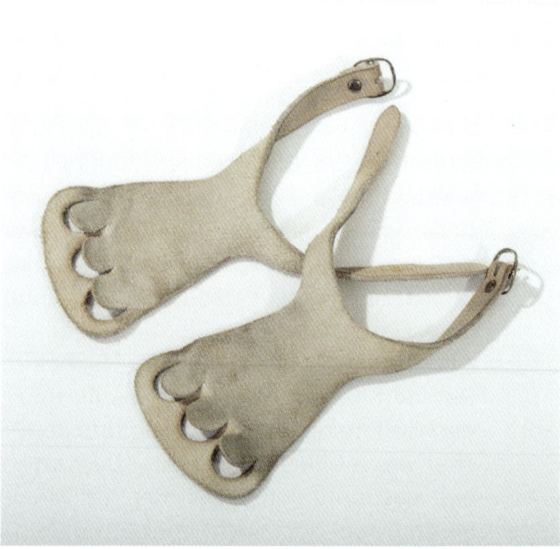

Reckriemchen

Für eine weitere elegante Hautschutzmaßnahme braucht man ein Paar mitteldicke (Sport-) Socken. Hier schneidet man von der Beinseite etwa 5 Zentimeter breite Stücke ab. Man schlüpft mit der Hand hindurch, sodass die Sockenbinden genau über den Fingergrundgelenken liegen. Wer große Hände hat, sollte etwas breitere Stücke abschneiden.

Der Sportsockenverband verringert die Reibung zwischen Kettlebell und Hand. Neue Socken haben den Vorteil, dass die elastische Komponente noch frisch ist und das Sockenstück weniger leicht verrutscht. Dieser Trick sorgt ebenfalls dafür, dass man bemüht ist, die Kettlebell stets in der richtigen Handposition zu halten.

Bei hohen Wiederholungszahlen bleibt es nicht aus, dass die Handflächen schwitzen. Das stellt besonders bei lackierten Kettlebells hohe Anforderungen an die Griffkraft. Hier bietet sich Kreide an (Magnesiumkarbonat, Chalk), die auch von Turnern und Gewichthebern verwendet wird und im Sportgeschäft erhältlich ist. Zu viel sollte man davon jedoch auch nicht verwenden, vor allem dann nicht, wenn die Hände sehr trocken sind: Zu trockene Haut kann leichter einreißen.

Sollten Sie beim Schwitzen eher leicht klebrige Hände bekommen, dann waschen Sie sie regelmäßig mit klarem Wasser ab. Andernfalls kann sich leichter eine Blase bilden.

Gesunder Rücken

Rückenschmerzen können verschiedenste Ursachen haben. Neben psychologischen Faktoren, wie beispielsweise Stress, Depressionen oder Mobbing, zählen hierzu vor allem Bewegungsmangel, eingeschränkte Beweglichkeit sowie eine eingeschränkte Muskelfunktion hinsichtlich Koordination und Kraft.

Beim Training mit Kettlebells wird zunächst die grundlegende aktive Stabilisation der Lendenwirbelsäule erlernt, bevor man zu den komplexen Übungen wechselt. Dies beinhaltet neben einer neutralen Wirbelsäulenposition durch eine entsprechende Beckenhaltung vor allem das gezielte Anspannen der Beckenboden-, Gesäß- und tiefen Bauch- und Rückenmuskeln.

Diese Spannung wird vor jeder Kraftübung aufgebaut und währenddessen aufrechterhalten.

Auf diese Weise lernen Sie, die Lendenwirbelsäule bei sämtlichen Bewegungen aktiv zu stabilisieren, sodass dies später auch im Alltag oder beim Sport automatisch passiert, zum Beispiel wenn Sie Gegenstände oder kleine Kinder heben. Einige Übungen fördern die Fähigkeit zur Rumpfstabilisation, indem sie einen stabilen Rumpf in verschiedensten Positionen voraussetzen. Beim Turkish Get-up wird zum Beispiel eine Kettlebell am gestreckten Arm nach oben gehalten, während der Körper darunter fließend verschiedene Positionen einnehmen muss.

Neben der aktiven Rumpfstabilisation ist eine gewisse Kraftausdauer der Rückenmuskulatur von wesentlicher Bedeutung. Wissenschaftliche Untersuchungen haben gezeigt, dass Menschen mit einer höheren Kraftausdauer der Muskeln im Lendenwirbelsäulenbereich weniger Rückenschmerzen bekommen als solche, deren Muskeln in diesem Wirbelsäulenabschnitt eine hohe Maximalkraft aufweisen. Es lässt sich also keineswegs behaupten, dass mit zunehmender Dicke der Muskeln das Risiko für Rückenschmerzen abnimmt.

Das Kettlebelltraining ist vor allem für seine dynamischen Schwungübungen bekannt, wie zum Beispiel Swings, Cleans und Snatches. Dabei spannen sich die Rückenmuskeln zyklisch an und entspannen sich wieder. Kettlebells trainieren also hervorragend die Kraftausdauer sämtlicher Rückenmuskeln.

Eine gesunde Lendenwirbelsäule hängt auch von einer gesunden Hüftgelenksfunktion ab. Voraussetzung ist eine ausreichende Hüftgelenksbeweglichkeit. Diese wird durch verschiedenste Kettlebellübungen verbessert wie zum Beispiel Front Squat, Swing, Snatch, Turkish Get-up, Windmill, Deadlift und Lunges. Zu einer guten Hüftbeweglichkeit gehört eine gut funktionierende Koordination der beckennahen Muskeln. Wenn beispielsweise die großen Gesäßmuskeln durch häufiges Sitzen im Alltag quasi vergessen, dass sie vornehmlich für die Hüftstreckung verantwortlich sind und nicht dafür, die Sitzfläche abzupolstern, schlaffen sie ab und ihre neuronale (nervliche) Ansteuerbarkeit verringert sich. In der Folge müssen die hinteren Oberschenkel- und die Rückenstreckmuskeln dieses Manko kompensieren. Dies macht sich nicht selten nach einiger Zeit als Überlastung in Form von Verspannungen und Schmerzen in den entsprechenden Muskelbereichen bemerkbar. Gleichzeitig erschlaffen die Bauchmuskeln und die Hüftbeuger verkürzen sich, was die Situation für den Rücken noch verschlimmert.

Ein Leitsatz im Kettlebelltraining lautet daher: »Hüften zuerst.« Gemeint ist, dass sämtliche Übungen, die eine Hüftbeugung oder -streckung beinhalten, durch die Hüft- beziehungsweise Gesäßbewegung eingeleitet werden. Das ist zum Beispiel der Fall bei Front Squat, beim Deadlift und sämtlichen Schwungübungen. Auch dies führt – ähnlich wie die Rumpfstabilisation – nach regelmäßigem Training zu einer automatisierten Umsetzung im Alltag. Doch gerade dieses grundlegende Bewegungsmuster der korrekten Hüftbeugung und -streckung ist einem Großteil der Menschen in den Industrieländern abhandengekommen.

Für Kleinkinder ist es hingegen noch selbstverständlich. Beobachten Sie einmal, wie ein Kleinkind etwas aufhebt. In der Regel führt es dabei eine perfekte Kniebeuge aus, die durch die Hüftbewegung nach hinten unten eingeleitet wird. Mit der nachlassenden Nutzung der Hüftstreckmuskeln und mit zunehmendem Alter nehmen auch meistens die Rückenbeschwerden zu.

Das Training mit Kettlebells zielt neben der Förderung der Flexibilität aller großen Gelenke, wie Schultern, Hüften, Knie und Ellenbogen, auch auf eine Verbesserung der Wirbelsäulenbeweglichkeit insbesondere der Brustwirbelsäule ab. Diese krümmt sich durch einseitige Dauerhaltungen (Schreibtisch- und Computerarbeit, Fernsehen) immer mehr und wird zunehmend unbeweglicher. Das wirkt sich unter anderem negativ auf die Halswirbelsäulen- und

Schultergelenksfunktion aus (siehe auch Seite 144 bis 145). Neben speziellen Mobilisierungsübungen (Joint Mobility Drills) sorgen auch einige der Kraftübungen, wie beispielsweise die Windmill, für ein größeres Bewegungsausmaß der Wirbelsäule.

Sämtliche Übungen im Kettlebelltrainingssystem erfordern eine gerade Wirbelsäulenhaltung und eine aktive Muskelarbeit zur Fixierung der Schulterblätter nach hinten unten. Neben vielen anderen Vorteilen führt dies natürlich zu einer aufrechteren Haltung, wovon besonders »Schreibtischtäter« profitieren.

In den meisten Sportarten, aber auch im Alltag, ist es wichtig, von außen einwirkende Kräfte abzubremsen, abzufangen oder aufzunehmen, so zum Beispiel bei schnellen Bewegungen, Drehungen, nach Sprüngen oder auch beim plötzlichen Abstoppen vor einem Gegner oder vor einem Wechsel der Laufrichtung. Wer diese Fähigkeit trainiert, wird nicht nur besser in seiner Lieblingssportart werden, sondern hat obendrein ein nachweislich geringeres Risiko für verschiedene Muskelverletzungen.

Bezogen auf die Rückenmuskulatur wird dadurch das Bindegewebe kräftiger und die Muskulatur lernt effektiv, sich bei schnellen Bewegungen schlagartig anzuspannen und somit ihre Schutzwirkung für die Wirbelsäule auszuüben. Kontrollierte explosive Bewegungen sind bei allen Schwungübungen mit Kettlebells Standard.

»Hüften zuerst«

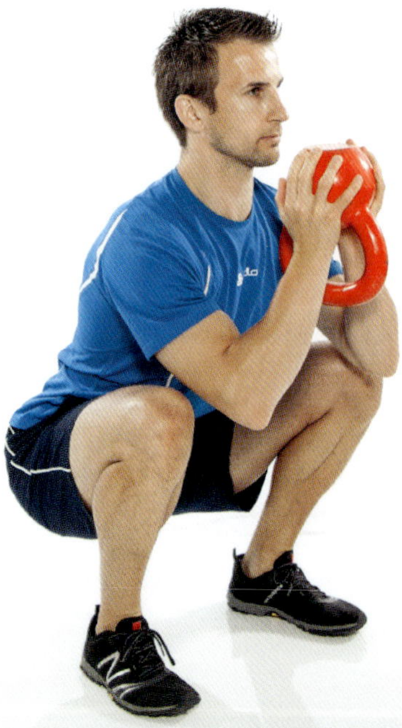

Gerade Wirbelsäule

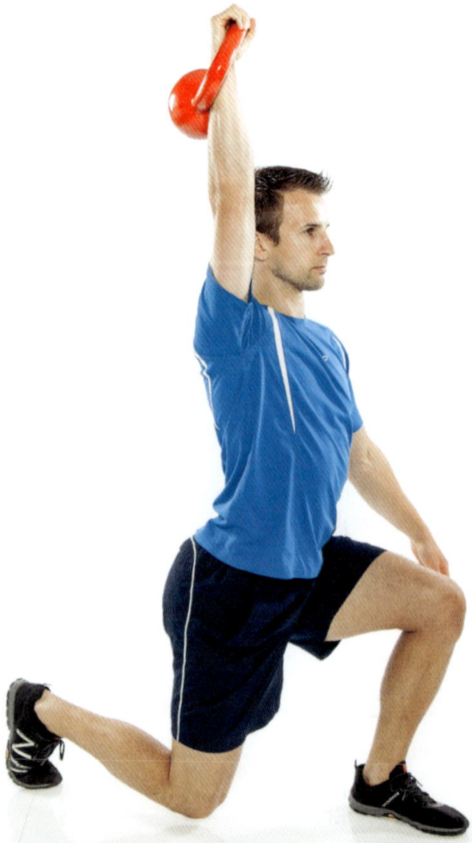

Aufgrund ihrer Form eignen sich Kettlebells aber auch hervorragend für ein spezielles, umfassenderes Reaktivtraining der tief liegenden, stabilisierenden Rücken- und Bauchmuskeln. Das sogenannte »Juggling«, eine Art Jonglieren mit Kettlebells, bewirkt, dass sich sämtliche Muskeln schlagartig anspannen müssen.

Nur so können sie den Körper stabilisieren, sobald die Kugelhantel wieder aufgefangen wird, nachdem sie frei fliegend die Hand bzw. die Hände verlassen hat. Diese Trainingsform für Fortgeschrittene macht nicht nur viel Spaß und fördert die Koordination, sondern bereitet den Körper auch hervorragend auf plötzliche, schnelle Bewegungen vor, die im Alltag und Sport häufig vorkommen.

Kettlebelltraining stellt vor allem eine grundlegende Bewegungsschulung dar. Durch dieses funktionelle Krafttraining wird man nicht nur beweglicher und bedeutend kräftiger und ausdauernder, sondern entwickelt auch ein deutlich besseres Körper- und Bewegungsgefühl.

Man lernt, den Körper wieder als Einheit zu bewegen und die Wirbelsäule aktiv zu stabilisieren, wann immer dies erforderlich ist. Es ist also ein geeignetes Training, um Beschwerden zu vermeiden.

All die oben genannten Gründe haben dazu geführt, dass Professor Dr. Stuart McGill, einer der bekanntesten Wirbelsäulenspezialisten der Welt, Kettlebells und deren Trainingsprinzipien in das Training von Rückenpatienten integriert hat.

Juggling

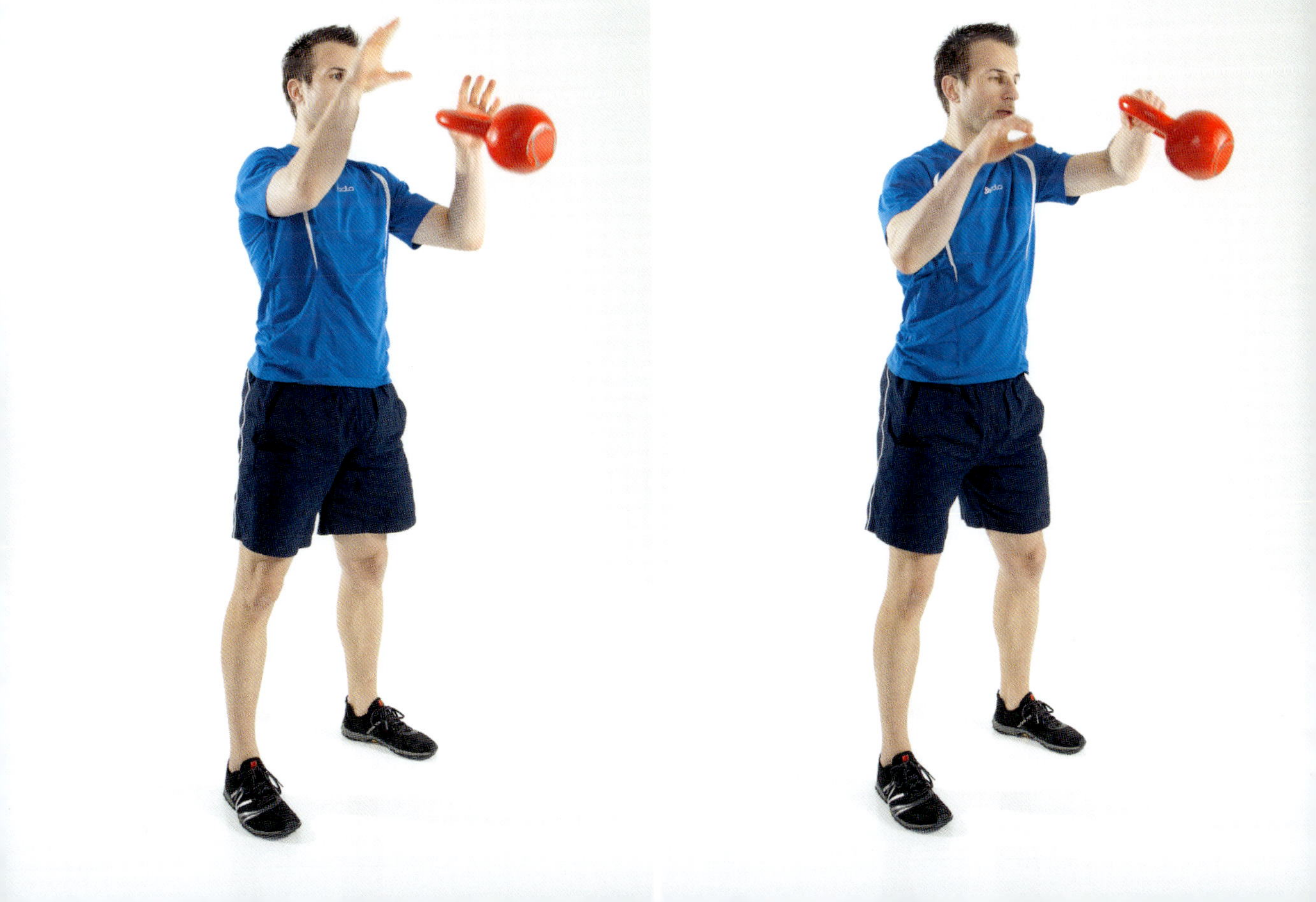

Gesunde Schultern

Der neue Siegeszug von Kettlebelltraining in der westlichen Fitnesswelt hat viele Ursachen. Eine davon ist die außergewöhnliche Wirkung hinsichtlich einer gesunden und stabilen Schulterfunktion. Erschreckend viele Menschen leiden heutzutage unter Schulterbeschwerden. Zu den Hauptursachen dafür gehören Bewegungsmangel und langes Sitzen (am Schreibtisch, vor dem Computer). Letzteres führt dazu, dass die Brustwirbelsäule immer runder und steifer wird, was gleichzeitig die Beweglichkeit der Schultergelenke reduziert. Von der daraus ebenso folgenden Überlastung der Halswirbelsäulenstrukturen ganz zu schweigen.

Hinzu kommt, dass sämtliche Muskeln, die die Schulterblätter nach hinten unten ziehen, um sie zu stabilisieren, zunehmend verkümmern. In der Folge drehen sich die Oberarmköpfe weiter nach innen, rutschen in der kleinen Gelenkpfanne nach vorne und drücken einige Sehnen gegen das knöcherne Schulterdach.

Hieraus können unter anderem Entzündungen, Verkalkungen und Risse der sogenannten Rotatorenmanschette entstehen. Natürlich hat das Verkümmern dieser schulterblattstabilisierenden Muskeln auch gravierende Folgen für die Muskeln der Halswirbelsäule.

Diejenigen, die bereits ambitioniert für ihre Fitness trainieren (zum Beispiel im Studio), machen häufig zu viele Übungen, die die runde Schreibtischhaltung und damit die Schulter- und Nackenbeschwerden noch weiter verstärken können. Dazu gehören zum Beispiel Crunches, Bankdrücken, Butterfly und Training auf dem Fahrradergometer. Sie führen mitunter auch Schulterübungen nicht schulterfreundlich aus. Die Folgen sind häufig Überlastungssyndrome der Schulter, das weitere Training wird deutlich eingeschränkt.

Spätestens hier können Kettlebells und das Kettlebelltrainingssystem ins Spiel kommen. Neben Übungen, die die Beweglichkeit der Brustwirbelsäule und der Schultergelenke fördern, wie beispielsweise Halos, haben die korrekte Haltung und Bewegungsausführung bei allen Übungen Priorität. Viele Kettlebellübungen, wie zum Beispiel Turkish Get-up, Military Press oder Windmill, zielen auf die Kräftigung aller Muskeln ab, die die Schulterblätter nach hinten unten ziehen und den Oberarmkopf im Gelenk zentrieren. Nebenbei fördern sie die Beweglichkeit der Schultern.
Im Gegensatz zu anderen Trainingsgeräten oder Kurzhanteln erlauben Kettlebells bei einigen Übungen ein größeres Bewegungsausmaß und haben den großen Vorteil, dass der Massenschwerpunkt des Gewichts beim Trainieren außerhalb der Hand liegt. Das zwingt die Schultermuskeln zu einer intensiveren Stabilisationsarbeit. Da das Schultergelenk aufgrund seiner kleinen Gelenkpfanne praktisch keine knöcherne Führung aufweist, ist es bei allen Bewegungen maßgeblich auf die Stabilisationsarbeit der Muskeln angewiesen.

Wenn es um eine Funktions- und Strukturverbesserung der Muskelsehnen geht, kommt man am sogenannten exzentrischen Krafttraining kaum vorbei. Vor allem entzündete Sehnenansätze reagieren auf dosiertes exzentrisches Krafttraining mit einer schnelleren Heilung. Gemeint ist eine nachgebende Kraftbelastung, wenn der Muskel während der Anspannung gedehnt wird. Dies ist zum Beispiel der Fall, wenn man das Gewicht nach dem Anheben wieder kontrolliert absenkt. Die dabei auftretende Bremskraft wird als exzentrische Kraft bezeichnet.

Eine exzentrische Bewegung ist eine abbremsende Bewegung. Wenn die Kettlebell zwischen die Beine nach hinten schwingt, wird die hintere Beinmuskulatur durch die Hüftbeugung gedehnt, muss sich aber gleichzeitig stark anspannen, um nicht zu zerreißen bzw. um den Schwung abzubremsen, damit man nicht umfällt. Dabei werden höhere Kräfte aufgebaut, die

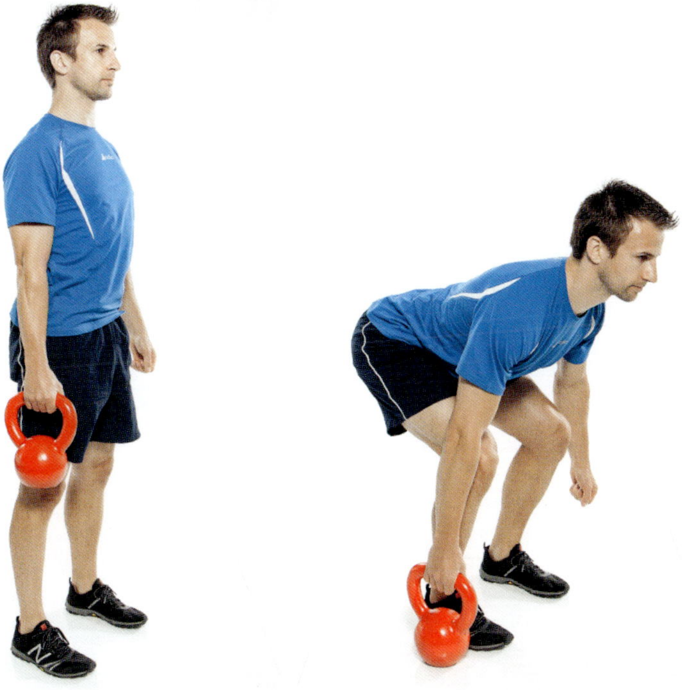

Beispiel für eine exzentrische Kettlebellübung: Absetzen der Kettlebell beim Kofferkreuzheben

auf dem Rückweg der Bewegung (der überwindenden, konzentrischen Phase) mehr Energie freisetzen können.

Ähnliche Effekte gibt es zum Beispiel beim Treppablaufen, das bei Untrainierten Muskelkater in den vorderen Oberschenkeln hervorruft, während das Treppauflaufen keinen Muskelkater verursacht.

Bei den exzentrisch wirkenden (Schwung-) Übungen, zum Beispiel Swings, Cleans und Snatches, wird die Kugelhantel von einer Position auf Brust- oder Überkopfhöhe wieder nach hinten zwischen die Beine geschwungen. Die Hauptbremskraft kommt dabei aus den Muskeln der Hüftgelenke (Stoßdämpferfunktion), aber am Umkehrpunkt werden auch die Schultermuskeln mitbeansprucht. Diese wiederholten kleinen und dosierten Zugbelastungen sorgen für eine höhere Elastizität und Festigkeit der Muskelsehnen.

Das Training mit Kettlebells verbessert die Beweglichkeit, Stabilität und Gesundheit der Schultergelenke enorm und sorgt für eine gute Haltung. Meistens spürt man bereits nach der ersten Trainingseinheit ein sehr angenehmes, freies, aber stabiles Schultergefühl. Schon vielen Schulterpatienten konnte nach langem Leiden mit Kettlebelltraining geholfen werden.

Natürlich ist es wesentlich sinnvoller, ein geeignetes Training zu beginnen, bevor Beschwerden auftauchen, und diesen grundlegend vorzubeugen.

Herz-Kreislauf-System, Atmung und Stoffwechsel

Neben den sehr positiven Auswirkungen im orthopädischen Bereich hat das Kettlebelltraining auch positive Gesundheitseffekte auf die anderen Systeme des Körpers. Studien belegen die verbesserte Leistungsfähigkeit des Herz-Kreislauf-Systems mit verringerten Ruhepuls- und Blutdruckwerten und einer kräftigeren Herzfunktion. Die Lungenkapazität verbessert sich und viele Stoffwechselparameter werden optimiert. Dies führt zu einer verbesserten Gesundheit im internistischen Bereich und natürlich zu einer exzellenten Ausdauerleistungsfähigkeit.

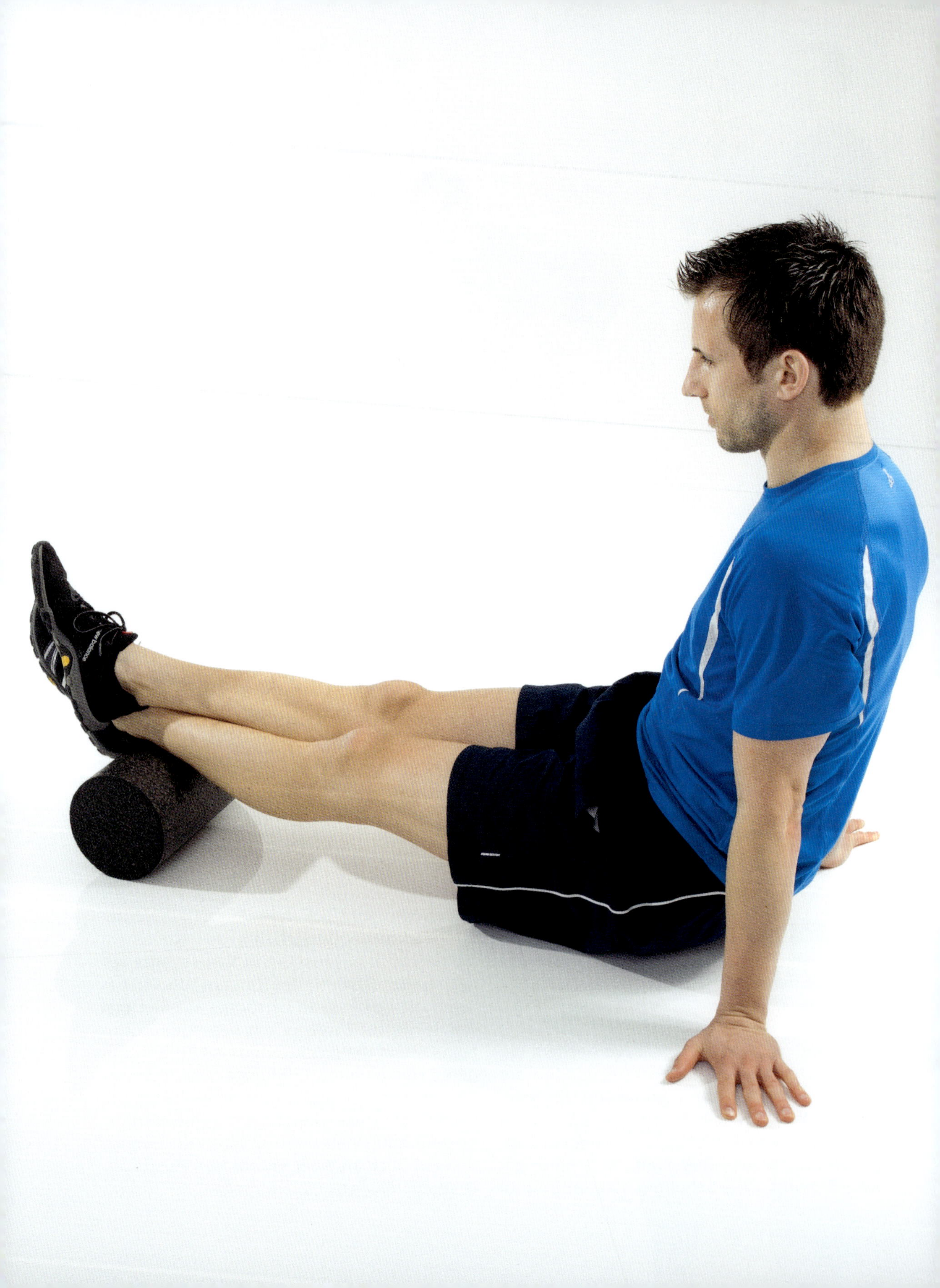

KAPITEL 5

AKTIVE REGENERATION

Es gibt viele Blockaden, die Ihre körperliche und geistige Leistungsfähigkeit einschränken können. Nicht wenige davon wirken sich negativ auf Gesundheit und Beweglichkeit aus. Wie Sie solche Blockaden relativ leicht abbauen können, verrät Ihnen die folgende Formel.

TIPP

Diese Formel führt Sie zum Erfolg:

Training + Erholung (Regeneration)
=
verbesserte Leistungsfähigkeit/ Fitness/Gesundheit

Viele Menschen unterliegen dem Irrglauben, dass man nur häufig und intensiv genug trainieren muss, um seine körperliche Leistungsfähigkeit zu verbessern. Dies führt dazu, dass in der wichtigen Zeit nach dem Training vieles falsch gemacht wird. In der Regel heißt das: Es wird gar nichts dafür getan, um den Prozess der Leistungsverbesserung zu unterstützen. Entgegen landläufiger Meinung wird der Körper durch das Training nicht stärker oder ausdauernder, sondern schwächer und müder: Feinste Strukturen werden durch die Beanspruchung geschwächt beziehungsweise zerstört, zum Beispiel in den Muskeln.

Dies führt – vereinfacht gesagt – dazu, dass der Organismus angeregt wird, die von der Schädigung betroffenen Strukturen wieder so aufzubauen beziehungsweise umzubauen, dass er in Zukunft eine vergleichbare Trainingsbelastung besser verkraften kann. Er wird also belastbarer und leistungsfähiger. Die eigentliche Leistungssteigerung findet somit nicht in, sondern zwischen den Trainingseinheiten statt, nämlich in der Erholungsphase.

Schaut man sich jedoch an, was der durchschnittliche Freizeitsportler und viele Leistungssportler in dieser wichtigen Zeit machen, entdeckt man vieles, was eine optimale Leistungsverbesserung be- oder gar verhindert.

Bei vielen Tennis- und Fußballspielern ist zum Beispiel das Bier schon gezapft, bevor sie fertig geduscht sind. Den gemütlichen Bierabend unter Freunden hat man sich nach dem anstrengenden Training ja auch verdient, denkt man, und jetzt kann man es sich gut gehen lassen. Dass Alkohol die Regeneration jedoch behindern kann, wird dabei nicht bedacht.

Viele Kraft- und Fitnesssportler trainieren nur das, was ihnen Spaß macht, oder konzentrieren sich auf die Muskeln, die im Spiegel gut zu sehen sind. Einseitiges Training führt jedoch zu muskulären Ungleichgewichten im Körper, einer Hauptursache von Überlastungserscheinungen und Verletzungen. Denn andere Muskeln müssen dann die Arbeit zu schwacher Bereiche kompensieren.

VORSICHT!

Die besonders bei Männern so beliebten Übungen Bankdrücken, Bizepscurls und Crunches bringen zum Beispiel neben der hohen Gefahr von Nackenverspannungen auch ein hohes Risiko für Schulterverletzungen und Überlastungserscheinungen mit sich, wenn entsprechende Gegenübungen im Training fehlen. Daher sollten immer auch Zugübungen (zum Beispiel Ruderübungen und Klimmzugvarianten) mit gleicher Häufigkeit und Intensität ins Training eingebaut werden.

Wer gesünder, belastbarer und leistungsfähiger sein möchte, sollte seinen körperlichen Schwachstellen immer genügend Aufmerksamkeit schenken. Wenn das schwächste Glied in der Kette aufgibt, spielt die Kraft der anderen Kettenglieder keine Rolle mehr. Überlastungen und Verletzungen zwingen immer zur Trainingspause und gehen mit einem Leistungsverlust einher, ganz zu schweigen von den anderen Nachteilen, die sie mit sich bringen.

Schwache Kettenglieder, die Ihre Leistungsfähigkeit einschränken und teilweise auch das Verletzungsrisiko erhöhen können, sind zum Beispiel chronisch verspannte Muskelbereiche, eine zu geringe Beweglichkeit in einem oder mehreren Gelenken (zum Beispiel den Sprung- und Hüftgelenken und der Brustwirbelsäule), zu geringe Stabilität in einem oder mehreren Gelenken (zum Beispiel im Bereich der Lendenwirbelsäule und der Schultern), zu einseitiges Training, mangelhafte Ernährungsform (zu wenig von den förderlichen beziehungsweise zu viel von den potenziell gefährdenden Nahrungsmitteln), zu viel Stress oder auch zu wenig guter Schlaf.

Widmet man sich gezielt der Verbesserung oder der Stärkung des schwächsten Kettenglieds, um bei diesem Bild zu bleiben, verbessert beziehungsweise kräftigt sich automatisch die gesamte Kette. Der ganze Körper profitiert davon: Er wird leistungsfähiger, gesünder und weniger anfällig für Verletzungen. Kümmern Sie sich jedoch nur um die ohnehin schon starken Strukturen, werden die schwachen noch schwächer und die Gefahr eines Kettenrisses vergrößert sich. Sie riskieren dadurch eine Überlastung oder Verletzung, eine Zwangspause vom Training und somit einen Verlust Ihrer Fitness beziehungsweise gesamten Leistungsfähigkeit.

Sie sollten sich also im Training nicht nur auspowern, auf Ihre Schwachstellen besonderes Augenmerk richten und sich dann entspannt zurücklehnen, sondern in der Zeit nach den Trainingseinheiten durch gezielte Maßnahmen Ihren Körper dabei unterstützen, sich gut zu regenerieren. Dafür werden Sie mit kürzeren Regenerationszeiten belohnt, können also häufiger und/oder intensiver trainieren und somit Ihre Leistung stärker erhöhen. Sie erreichen schneller Ihr Ziel, fühlen sich besser und sind gesünder!

In diesem Kapitel stelle ich Ihnen einige der erfolgreichsten Methoden zur Verbesserung und Verkürzung der Regeneration nach dem Training vor, die obendrein sogar relativ wenig Zeit in Anspruch nehmen. Wenn Sie diese regelmäßig anwenden, werden Sie schon binnen weniger Tage erstaunliche Verbesserungen im gesamten Wohlbefinden verspüren.

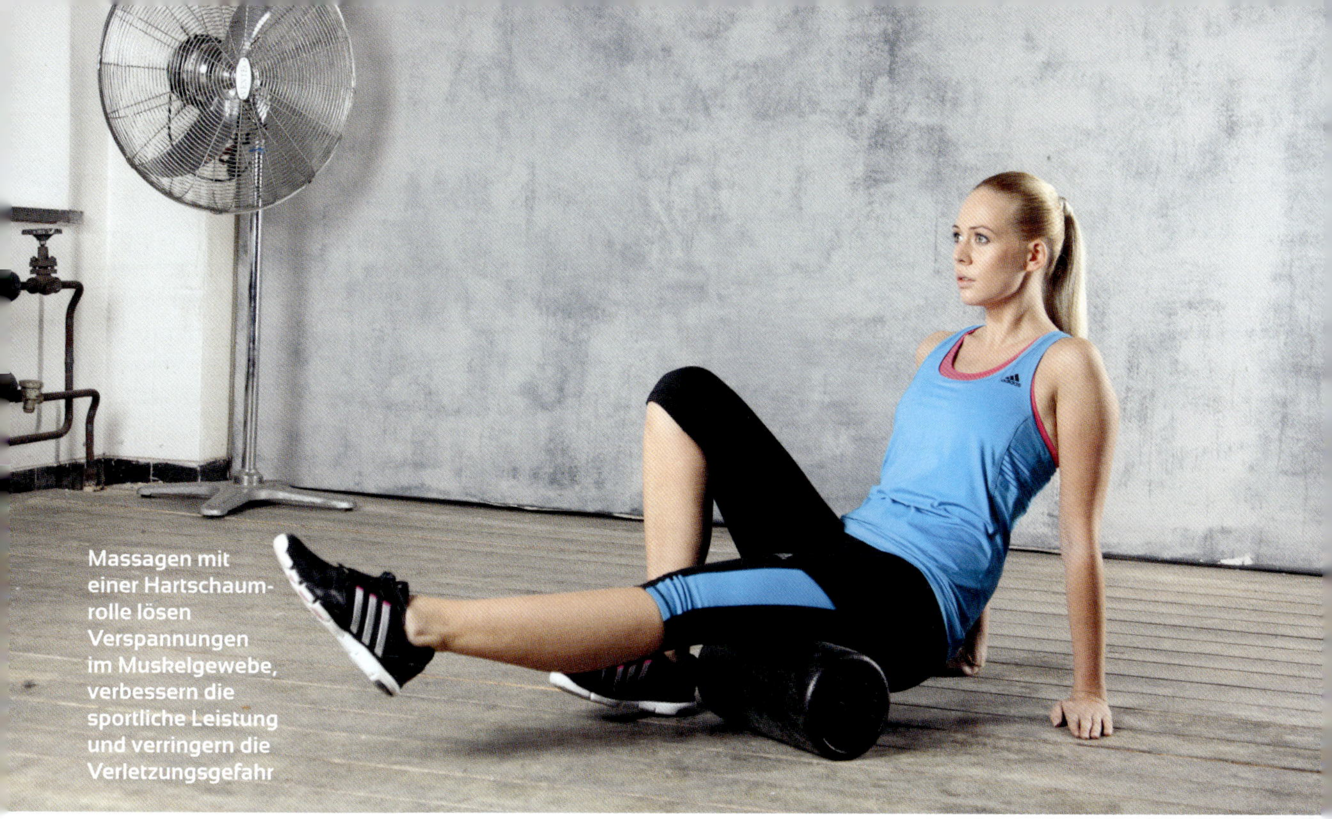

Massagen mit einer Hartschaumrolle lösen Verspannungen im Muskelgewebe, verbessern die sportliche Leistung und verringern die Verletzungsgefahr

Myofasziale Selbstmassage

Für etwa 15 bis 30 Euro können Sie eine Hartschaumrolle, einen sogenannten Foam Roller kaufen, den Sie brauchen, um eine myofasziale Selbstmassage durchzuführen. Diese verbessert Ihre Flexibilität, Ihre Bewegungsfunktion und Ihre Leistungsfähigkeit und sorgt gleichzeitig dafür, dass Sie sich deutlich schneller erholen. Außerdem hilft die Massage dabei, Verletzungen zu vermeiden beziehungsweise schneller ausheilen zu lassen.

»Foam Rolling« beziehungsweise myofasziale Selbstmassage bedeutet, dass Sie Ihre verspannten Muskeln auf einer Hartschaumrolle unter dem Druck Ihres eigenen Körpergewichts oder Teilen davon wieder weich massieren.

Besonders für Therapeuten, Trainer und Sportwissenschaftler ist es hilfreich, zu verstehen, wie und warum die Selbstmassage funktioniert. Hierzu muss man sich den Mechanismus der kinetischen Kette anschauen. Sie besteht aus dem Weichgewebesystem (Muskeln, Sehnen, Bändern und Faszien), dem neuralen System (Nerven und Zentralnervensystem) und dem artikulären System (Gelenken).

Die kinetische Kette arbeitet als integrierte funktionelle Einheit. Alle ihre Komponenten sind abhängig voneinander. Wenn ein Segment nicht effizient funktioniert, müssen andere Komponenten seine Funktion übernehmen, was zu Gewebeüberlastung, Müdigkeit und fehlerhaften Bewegungsmustern führt und schließlich in einen Verletzungszyklus münden kann. Wichtig ist daher, dass Sie sich mit der Qualität der Muskeln auseinandersetzen und diese sicherstellen, damit es nicht zu Verletzungen kommt.

Wenn wir von der Qualität eines Muskels sprechen, ist seine Dichte gemeint. Weist ein Muskel verhärtete oder verspannte Bereiche auf, dann ist seine Gewebedichte erhöht. Wenn man unter dem Druck des eigenen Körpergewichts oder Teilen davon diesen Bereich auf der Schaumstoffrolle hin- und herbewegt, verringert sich die Gewebedichte, sodass der Muskel entspannter und geschmeidiger wird: Seine Gewebequalität steigt.

VORSICHT!

Bevor Sie sich über die Länge Ihrer Muskeln und Sehnen Gedanken machen, also um Dehnung, sollten Sie sich um die Qualität Ihres Muskel-, Sehnen- und Fasziengewebes kümmern. Andernfalls ist der Effekt von Dehnmethoden gering.

Wir können durch Dehnung kaum die Länge eines Muskels dauerhaft verändern, wenn wir nicht vorher seine Dichte verändert haben. Andernfalls ändern wir höchstens die Länge an einer falschen Stelle. Sie können sich das so vorstellen: Ein Fahrradschlauch wird mit einem leichten Latexgymnastikband verbunden und es wird anschließend an beiden Enden gezogen. Dadurch wird sich vor allem die Länge des Latexbands ändern, der Fahrradschlauch ist so steif und fest, dass er sich dabei kaum dehnt. Den Schlauch können Sie als Synonym für feste, verspannte Muskelbereiche ansehen. Diese müssen erst wieder weicher gemacht werden, bevor sie sich adäquat dehnen lassen.

Im Muskelgewebe befinden sich zwei grundlegende Rezeptorenarten: Muskelspindeln und Golgi-Sehnen-Organe. Muskelspindeln liegen parallel zu den Muskelfasern und erkennen Veränderungen, die das Muskelgewebe betreffen, nämlich Veränderungen der Faserlänge, Höhe und Reaktionsfähigkeit. Eine schnelle beziehungsweise hohe Längenveränderung aktiviert den myostatischen Dehnreflex, der bei starker Dehnung reflexartig eine Anspannung des Muskelgewebes bewirkt und das normale Spannung-Länge-Verhältnis verändert. Dies ist eine Schutzreaktion des Körpers.

Golgi-Sehnen-Organe liegen im Muskel-Sehnen-Übergang. Sie erkennen ebenfalls Veränderungen, die das Muskelgewebe betreffen, und zwar Veränderungen der Muskelspannung, Kraft, Höhe und Reaktionsfähigkeit. Werden diese Organe über eine gewisse Reizschwelle hinaus stimuliert, kommt es zu einer Hemmung der Muskelspindelaktivität und zu einer Reduzierung der Muskelspannung. Dieser Vorgang wird auch als autogene Inhibition bezeichnet. Eine Reduktion der Spannung im Weichgewebe mindert Schmerzen, stellt wieder ein normales Spannung-Länge-Verhältnis im Muskel her und verbessert dessen Funktion.

Stellen Sie sich unsere Muskeln wie geschmeidige Gummibänder vor, die bei Überbeanspruchung Knoten bilden. Durch die Knoten kann sich eine Belastung nicht mehr so gut verteilen, was zu einer Überbelastung in Knotennähe führt und somit Ihre Leistungsfähigkeit reduziert und die Gefahr der Verletzung erhöht. Mit der Schaumstoffrolle können Sie diese Knoten wieder »herausbügeln« und Verspannungen oder Verklebungen in den Bindegewebsstrukturen, den Faszien, lösen. Gleichzeitig dient sie als Diagnoseinstrument. Je besser sich die Massage anfühlt, desto besser ist die Qualität Ihres Muskel-, Sehnen- und Fasziengewebes. Konzentrieren Sie sich immer zuerst auf Ihre Schwachstellen, das heißt die verspannten Regionen.

Insgesamt weist die myofasziale Selbstmassage als Regenerationsmaßnahme vielerlei Vorteile auf, die Ihrer sportlichen Leistungsfähigkeit zugutekommen:

- Korrektur von Muskeldysbalancen,
- Verbesserung des Bewegungsausmaßes der Gelenke,
- Linderung von Muskel- und Faszienverspannungen und darauf zurückzuführenden Schmerzen,
- Verbesserung der Dehnbarkeit des Muskel-Sehnen-Übergangs,
- Verbesserung der neuromuskulären Effizienz (verbessertes Zusammenspiel von Zentralnervensystem und Skelettmuskulatur),
- Verbesserung beziehungsweise Erhalt der

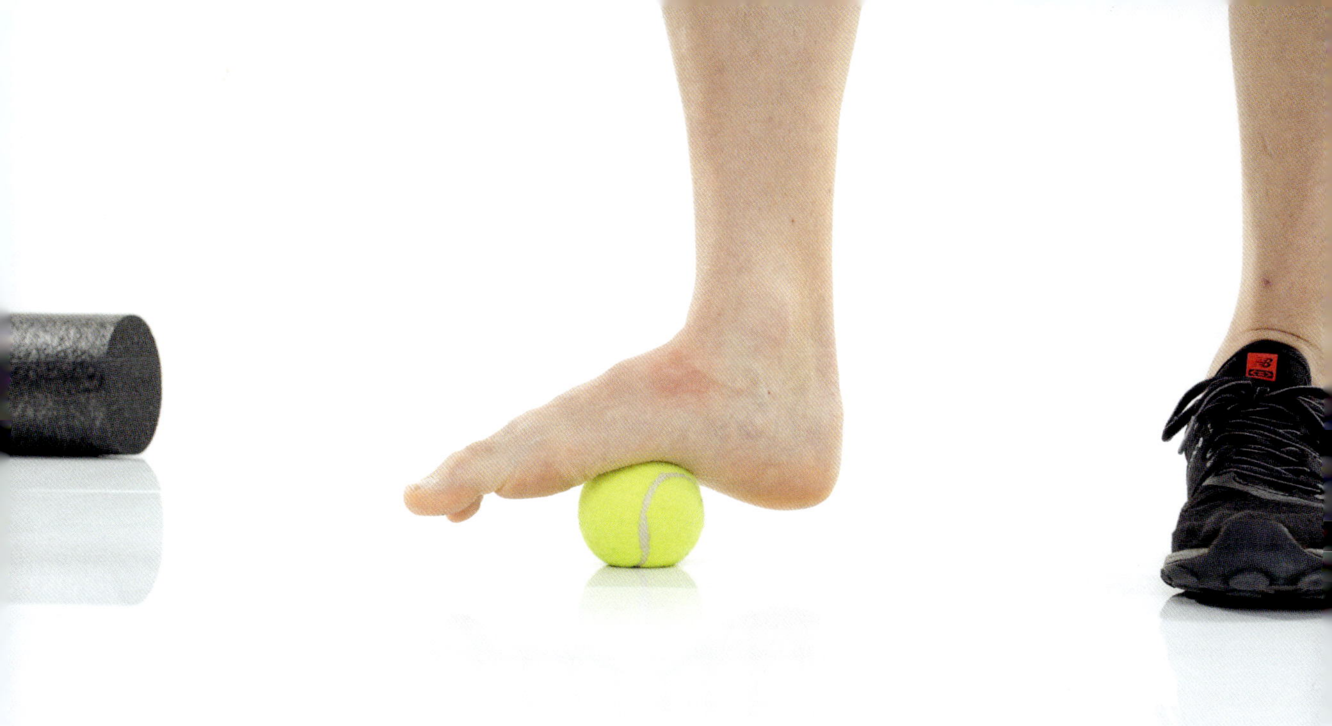

Tennisball massiert Fußsohle

normalen, funktionellen Muskellänge,
- Verbesserung der Muskelgewebequalität,
- Linderung von Gelenkbeschwerden und Gelenkstress,
- verbesserter Blut- und Lymphfluss,
- schnellere Regeneration

Die ersten Male werden Sie sicherlich einige sehr unangenehme Bereiche in Ihrem Körper finden. Das sind Ihre Schwachstellen. Diese sollten Sie besonders regelmäßig mit der Rolle bearbeiten. Mit der Zeit wird sich das Rollen immer angenehmer anfühlen.

Wie wirkt sich die Rollenmassage aus?

Machen Sie hierzu folgendes Experiment: Stellen Sie sich mit gestreckten Beinen und parallelen Füßen hin und versuchen Sie, mit den Fingerspitzen den Boden zu berühren (allerdings nur, wenn Sie zurzeit keine Rückenbeschwerden haben). Merken Sie sich, wie tief Sie dabei nach unten kommen. Das ist Ihr Finger-Boden-Abstand.

Legen Sie nun einen Tennisball unter eine Fußsohle und rollen Sie unter Druck 60 bis 90 Sekunden lang langsam darauf hin und her, besonders auf den verspanntesten Stellen. Wiederholen Sie das anschließend mit dem anderen Fuß.

Stellen Sie sich anschließend erneut mit gestreckten Beinen und parallelen Füßen hin und versuchen Sie wieder, mit den Fingern und Händen möglichst tief nach unten zu kommen. Stellen Sie fest, dass sich Ihr Finger-Boden-Abstand nun verringert hat, obwohl Sie sich nicht gedehnt haben? Wie ist das zu erklären?

Sämtliche Gewebe des Körpers sind durch bindegewebige Strukturen (Faszien) miteinander verbunden. So gibt es zum Beispiel eine Verbindung vom großen Zeh unter der Fußsohle entlang, das Bein und den Rücken nach oben bis über den Hinterkopf zur oberen Stirn. Entspannen wir nun den tiefsten Punkt dieser Kette, verringert sich entsprechend der Zug auf der ganzen Länge. So ist die Verbesserung in unserem kleinen Experiment zu erklären.

Allgemeine Grundregeln

Bei der myofaszialen Selbstmassage sollten Sie stets einige grundlegende Prinzipien beachten:

- Rollen Sie nie über Knochenstrukturen wie zum Beispiel die Dornfortsätze an der Wirbelsäule oder über die Kniescheibe.
- Rollen Sie auf den verspannten Muskelstellen etwa 30 bis 60 Sekunden lang hin und her oder länger, bis sich das unangenehme Gefühl um mindestens 50 bis 75 Prozent verbessert hat. Suchen Sie dann den nächsten Bereich.
- Wenn sich alles angenehm und entspannt anfühlt, können Sie den entspannten Muskelzustand durch regelmäßiges Abrollen erhalten.
- Wenn Sie einen schmerzenden Punkt finden, halten Sie den Druck auf dieser Stelle für circa 20 bis 40 Sekunden, also so lange, bis sich der Schmerz spürbar verringert. Wenn Sie trotz Schmerzen weiterrollen, aktiviert das die Muskelspindeln und führt zu erhöhter Spannung und größerem Schmerz. Hält man hingegen den Druck auf dem Schmerzpunkt für 20 bis 40 Sekunden, wie bei der Akupressur, stimuliert dies die Golgi-Sehnen-Rezeptoren. In der Folge werden die Muskelspindeln gehemmt, was wiederum die Spannung und den Schmerz vermindert.
- Halten Sie immer eine gute Rumpfspannung aufrecht, vor allem im Bereich der Lendenwirbelsäule, um diese zu stabilisieren.
- Myofasziale Selbstmassage kann und sollte ein- bis zweimal täglich durchgeführt werden, bis die Verspannungen nahezu beseitigt sind.
- Ziehen Sie gegebenenfalls die schmerzfreie Körperseite als Referenz dafür heran, wie sich die verspannte Seite später anfühlen soll.

Übungen mit der Rolle beziehungsweise mit einem Tennisball sollten immer vor einem Dehnprogramm durchgeführt werden:

- circa 5 bis 10 Minuten direkt vor jedem Training,
- nach dem Training, zum Beispiel vor dem Fernseher, circa 5 bis 30 Minuten lang,
- an Tagen, an denen Sie nicht trainieren,
- immer vor dem Dehnen.

HINTERGRUND

Achten Sie auf die Dichte des Materials, wenn Sie sich einen Foam Roller (Hartschaumrolle) zulegen, denn sie ist sehr wichtig. Wenn die Rolle zu weich ist, wird nur ein geringer Massageeffekt erzielt. Ist sie jedoch zu hart, kann es aufgrund des hohen Drucks zu einer Verschlimmerung der Verspannungen kommen. Je verspannter Sie sind, desto weicher sollte die Schaumstoffrolle zu Beginn sein und umgekehrt.

Techniken und Übungen der myofaszialen Selbstmassage

Im Folgenden erfahren Sie, wie Sie mit einer Hartschaumrolle Ihre Muskeln-, Sehnen- und Faszienstrukturen massieren können. Halten Sie bei allen Übungen eine gute Bauch- und Pospannung aufrecht, um die Lendenwirbelsäule zu stabilisieren.

Oberschenkelvorderseite

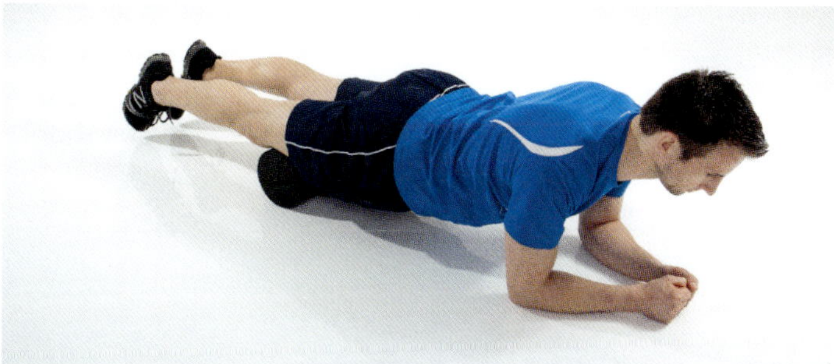

Legen Sie sich mit der Oberschenkelvorderseite auf die Rolle und stützen Sie sich mit den Unterarmen ab. Durch Zug und Druck aus den Schultern und Armen heraus lässt sich so die Oberschenkelmuskulatur vom Knie bis zur Hüfte bearbeiten.

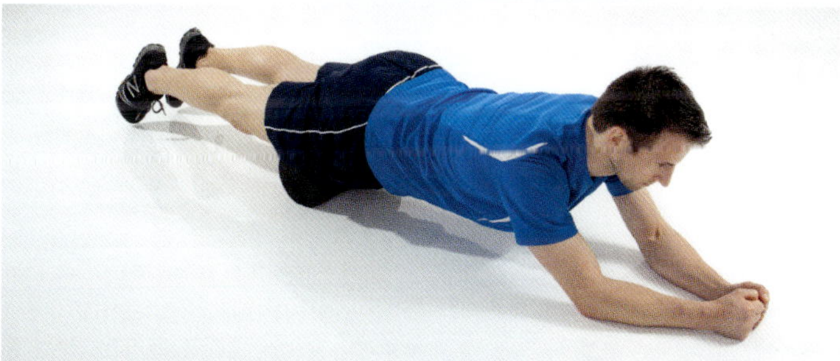

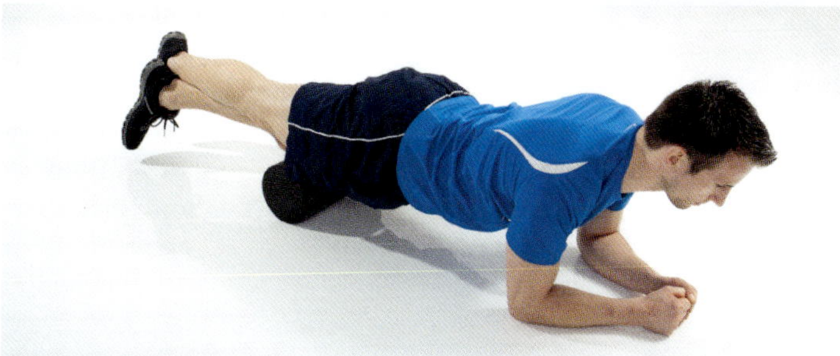

Um den Druck zu regulieren, können Sie ein Bein neben der Rolle ablegen oder die Beine überkreuzen.

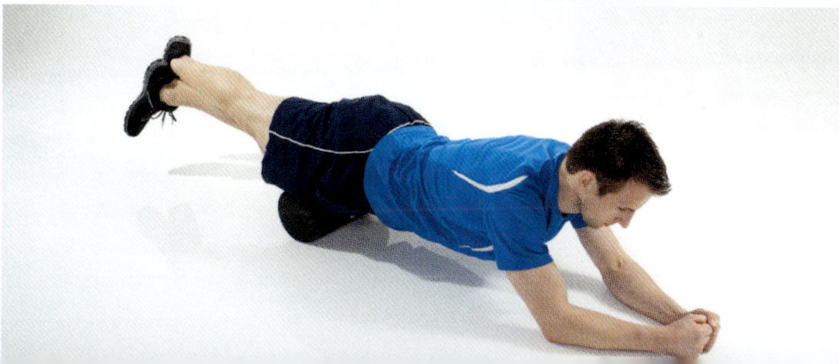

Oberschenkelrückseite

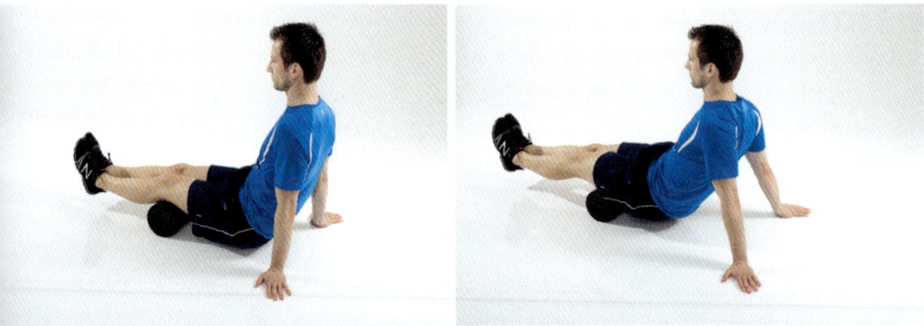

Setzen Sie sich auf die Rolle und stützen Sie sich hinten mit den Händen ab. Über die Hände und den aufgestellten Fuß können Sie nun Ihre Oberschenkelrückseite vom Knie bis zum Po massieren.

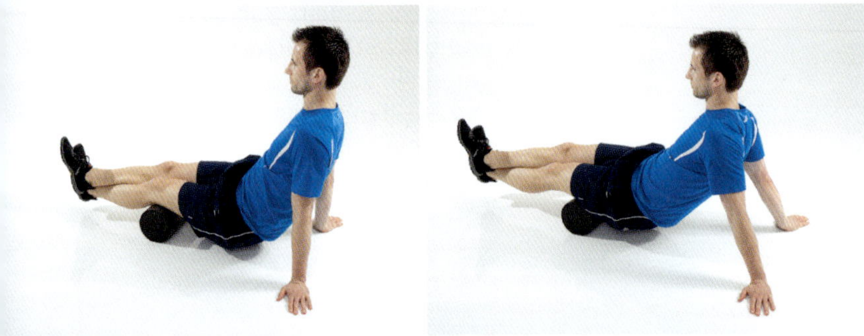

Als Steigerung können Sie ein Bein über das andere legen, sodass sich der Druck erhöht.

Oberschenkelaußenseite

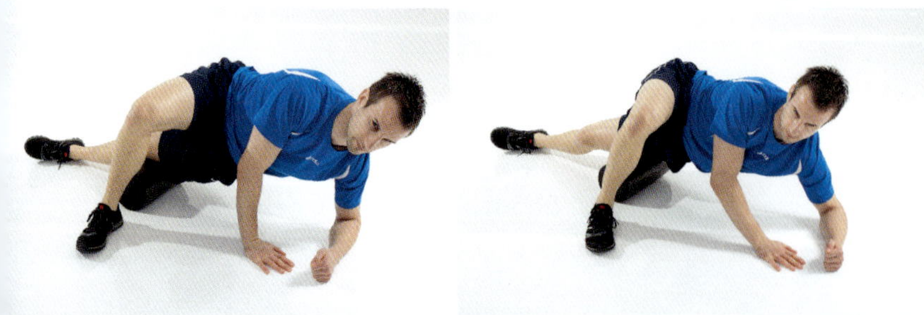

Legen Sie sich mit der Oberschenkelaußenseite auf die Rolle, stellen Sie den oberen Fuß auf den Boden und stützen Sie sich mit dem Unterarm ab. Massieren Sie durch Druck und Zug aus den Schultern, Armen und aus dem aufgestellten Bein heraus das Bein vom Knie bis zur Hüfte.

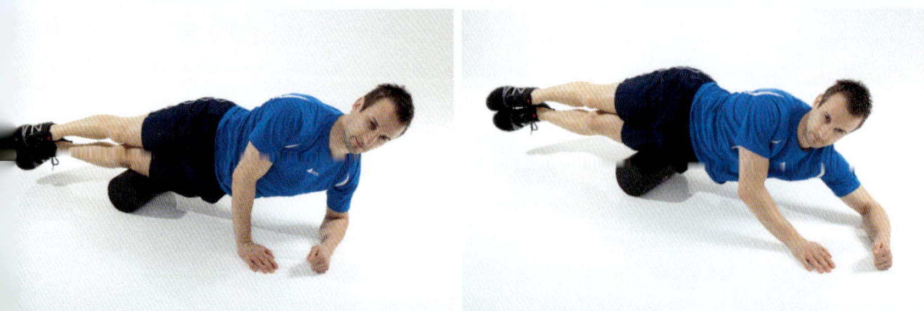

Möchten Sie den Druck erhöhen, bietet es sich an, beide Beine gestreckt übereinanderzulegen.

Oberschenkelinnenseite

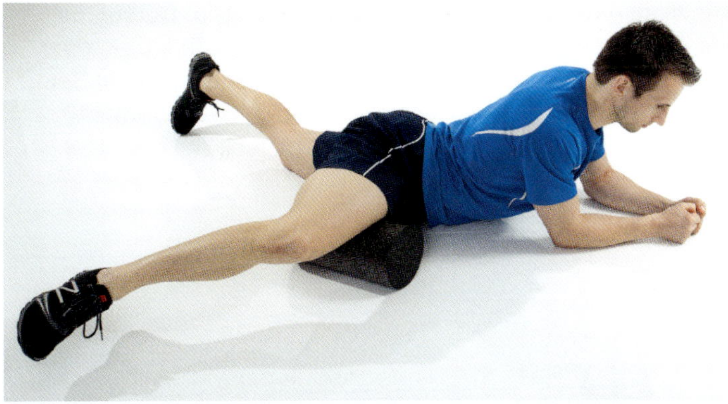

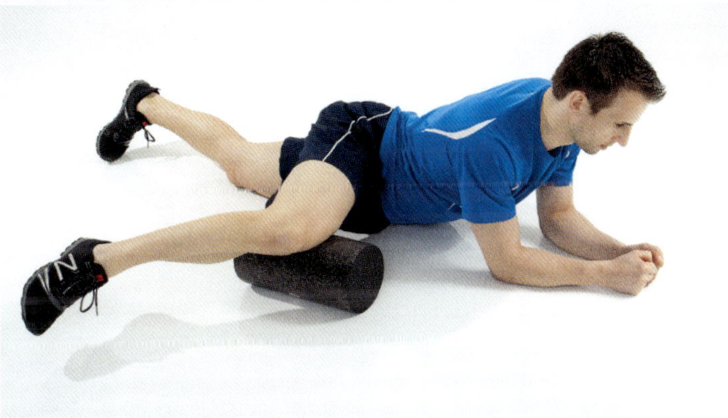

Legen Sie sich auf den Bauch, stützen Sie sich auf den Unterarmen ab und platzieren Sie die Rolle auf Hüfthöhe parallel zum Körper. Legen Sie einen Oberschenkel seitlich abgewinkelt auf die Rolle und drücken beziehungsweise ziehen Sie das Bein mit dem Knie vor und zurück. So lässt sich gut die Oberschenkelinnenseite vom Knie bis zur Leiste massieren, wo es häufig unentdeckte Verspannungen gibt.

Gesäßmuskulatur

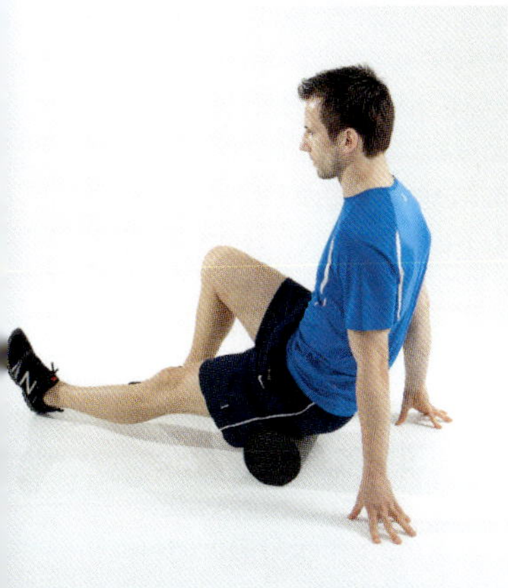

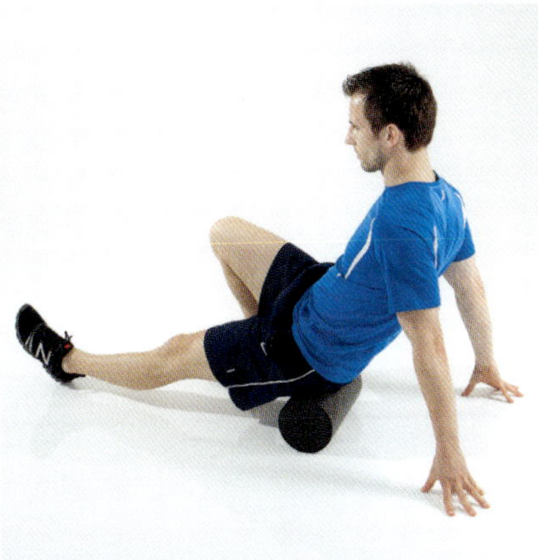

Setzen Sie sich so auf die Rolle, dass Sie mehr auf einer Gesäßhälfte sitzen, und bearbeiten Sie durch Hin- und Herrollen den Po.

Äußere Hüftmuskeln

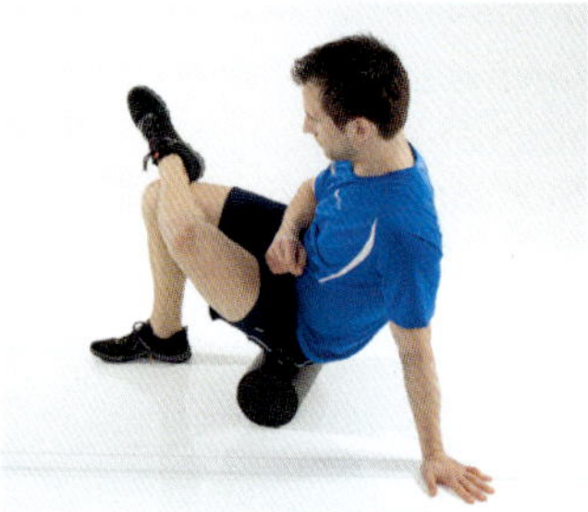

Setzen Sie sich mit einer Gesäßhälfte auf die Rolle, stützen Sie sich mit den Händen ab und schlagen Sie das andere Bein über das aufgestellte. Aus den Schultern und dem aufgestellten Bein heraus können Sie nun Ihre Gesäßaußenseite bearbeiten.

Waden

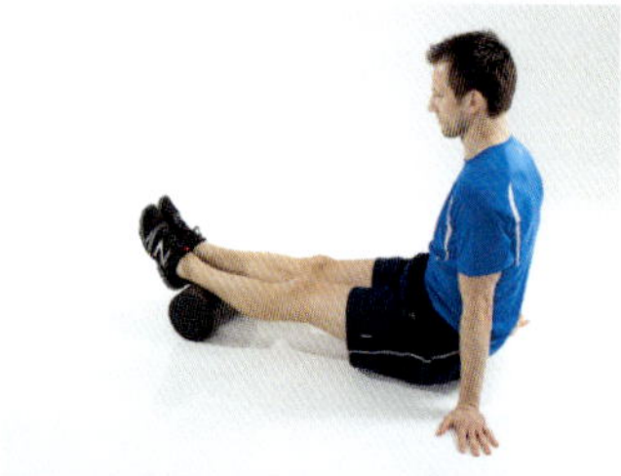

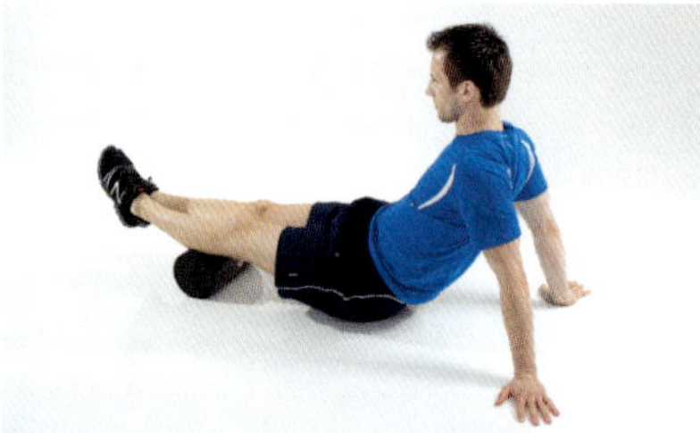

Legen Sie die Unterschenkel auf die Rolle, heben Sie den Po an und massieren Sie durch Druck und Zug aus den Armen heraus Ihre Waden.

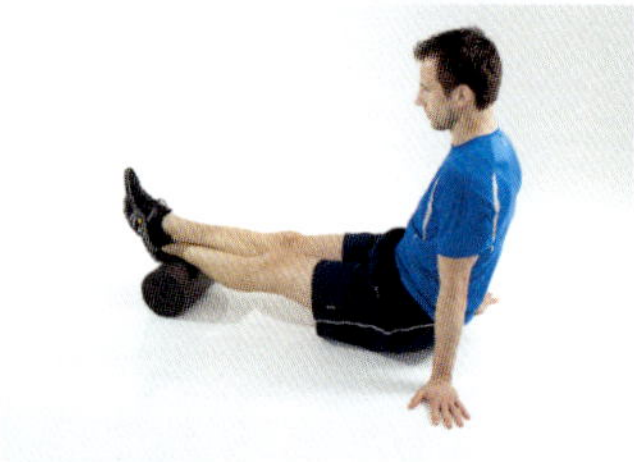

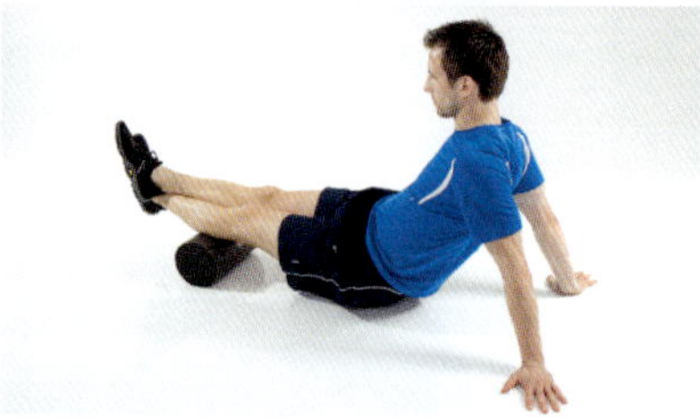

Um den Druck zu verändern, können Sie einen Fuß seitlich aufstellen oder auch die Unterschenkel kreuzen.

Innerer Kopf des vorderen Oberschenkels

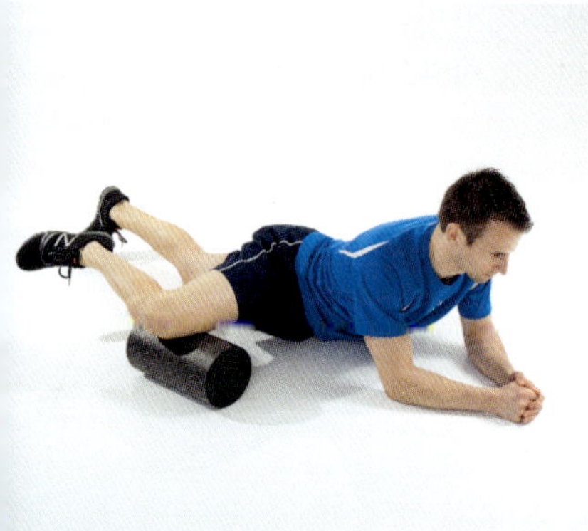

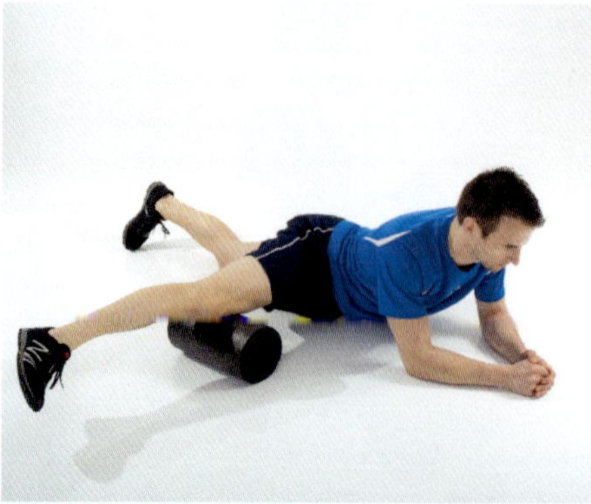

Legen Sie sich auf den Bauch und stützen Sie sich auf den Unterarmen ab. Die Rolle sollte parallel zu den Beinen liegen. Wenn Sie nun ein Bein seitlich anwinkeln und es mit der Oberschenkelinnenseite knapp oberhalb des Knies auf die Rolle legen, können Sie diesen Bereich durch abwechselndes Strecken und Beugen des Knies gezielt bearbeiten.

Oberschenkelbindenspanner

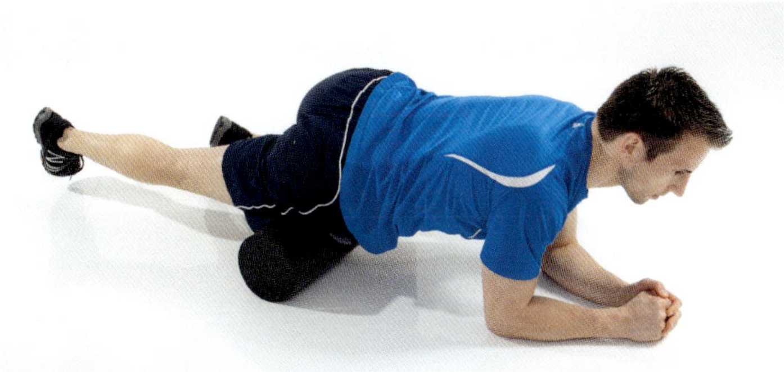

Legen Sie sich auf den Bauch, stützen Sie sich auf den Unterarmen ab und platzieren Sie die Rolle unter Ihrer Hüfte. Rollen Sie vom unteren Beckenrand bis zum äußeren Bereich des oberen Beckenrands hin und her.

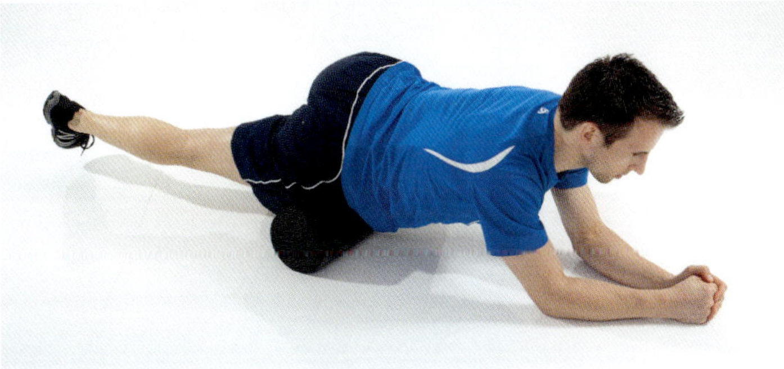

Unterer Rücken

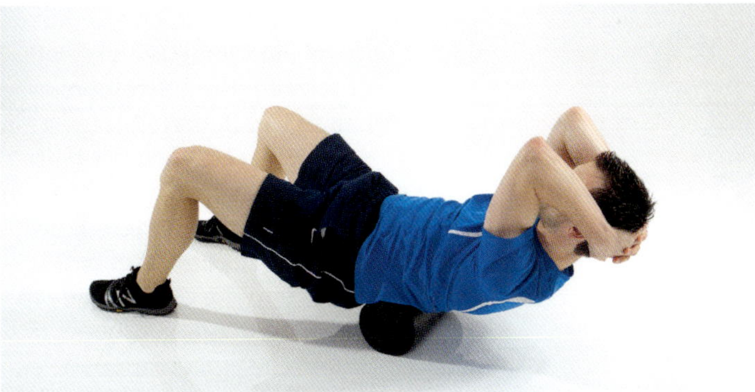

Legen Sie sich mit dem Rücken auf die Rolle, stellen Sie die Füße auf und halten Sie den Kopf mit beiden Händen fest, um den Nacken zu entlasten. Durch Druck und Zug aus den Beinen heraus lässt sich so der untere Rücken gut massieren.

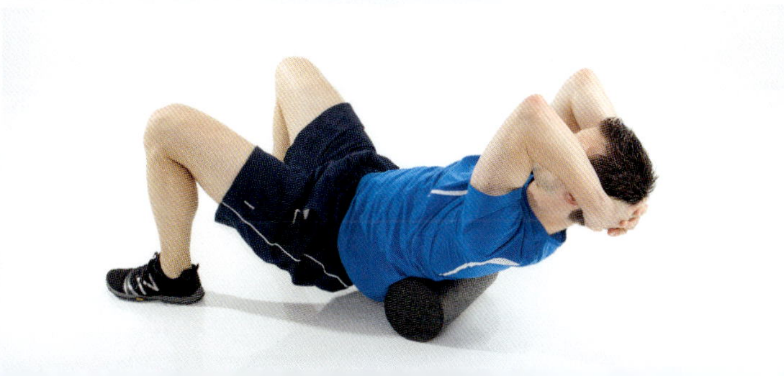

Mittlerer und oberer Rücken

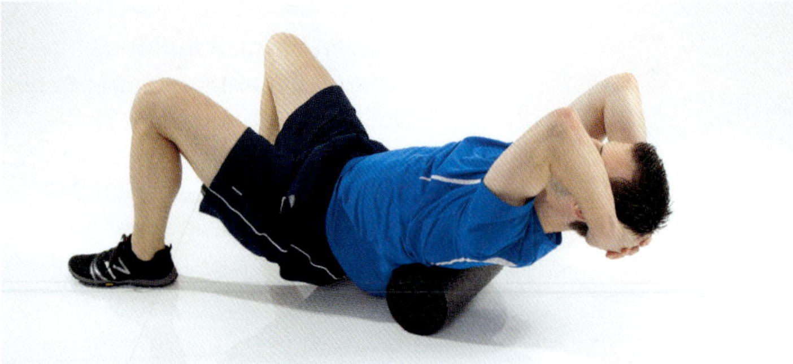

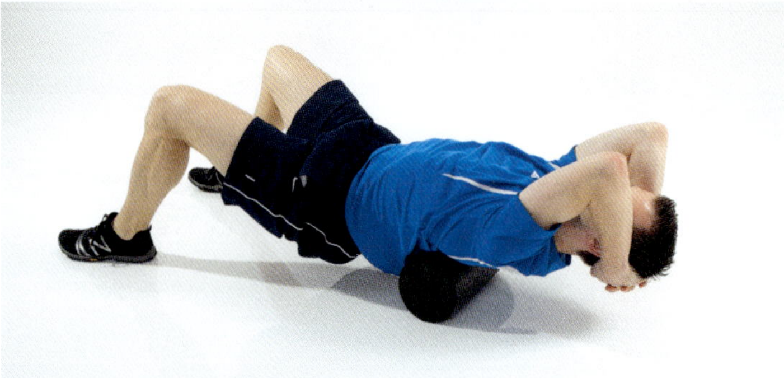

Die Position ist der vorherigen sehr ähnlich, nur dass die Rolle nun im Bereich der Schulterblätter liegt. Wenn die Ellenbogen nach oben zeigen, lässt sich der Bereich zwischen den Schulterblättern noch besser bearbeiten.

Breiter Rückenmuskel

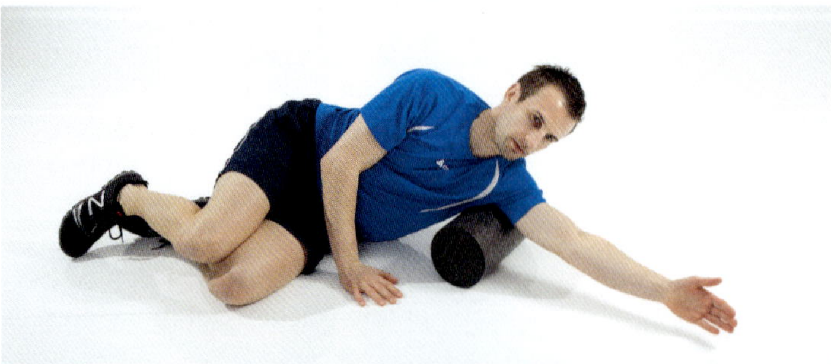

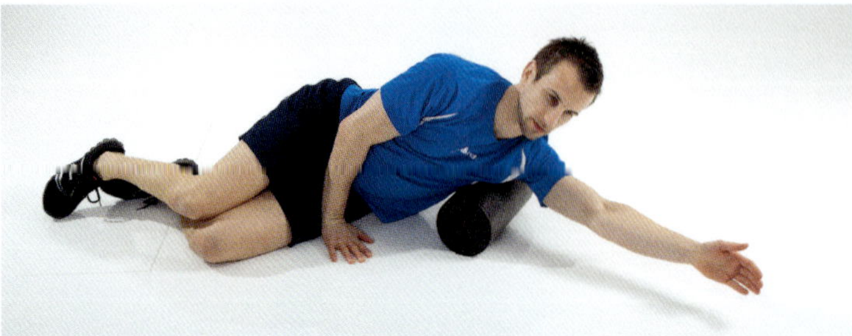

Legen Sie sich mit dem Oberkörper seitlich auf die Rolle. Platzieren Sie die Rolle unterhalb der Achselhöhle. Durch Druck und Zug lässt sich so der Bereich der hinteren Achselhöhle massieren, in dem sich unter anderem der breite Rückenmuskel befindet. Wenn Sie die Hand nach innen oder außen drehen, finden Sie vielleicht noch schneller verhärtete Bereiche.

Flanken

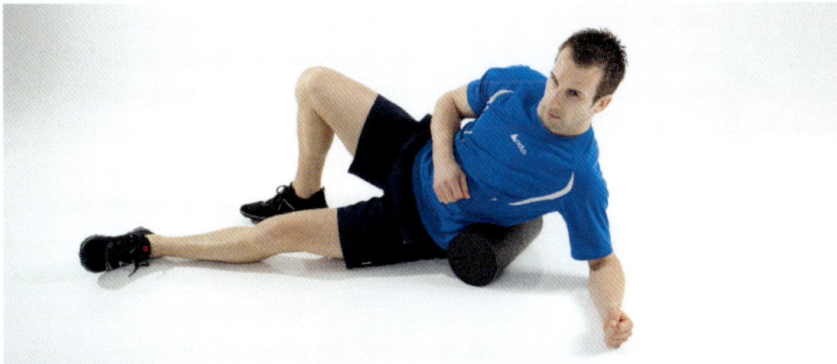

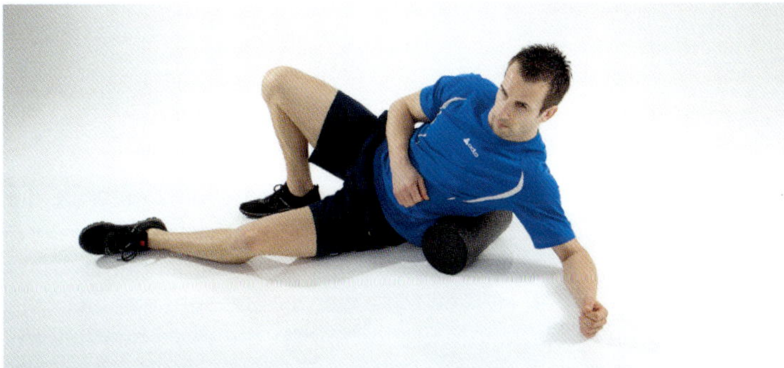

Legen Sie sich so auf die Rolle, dass Sie mit dem unteren Teil der Flanken Kontakt zur Rolle haben. Stützen Sie sich auf dem Unterarm ab. Durch Druck und Zug aus dem aufgestützten Arm und dem unten liegenden Bein heraus können Sie so den seitlichen Rumpf und den unteren Rücken massieren.

Schienbeinmuskeln

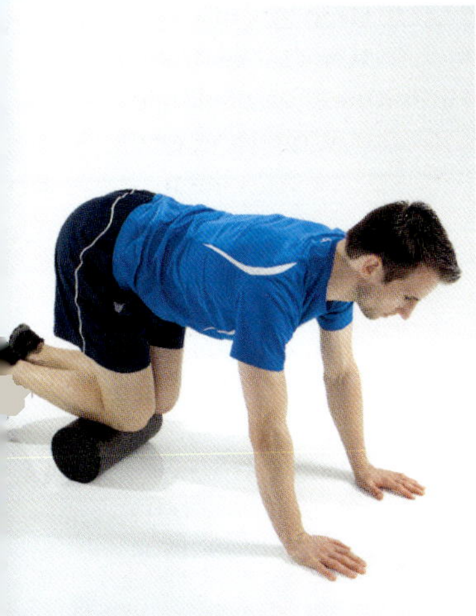

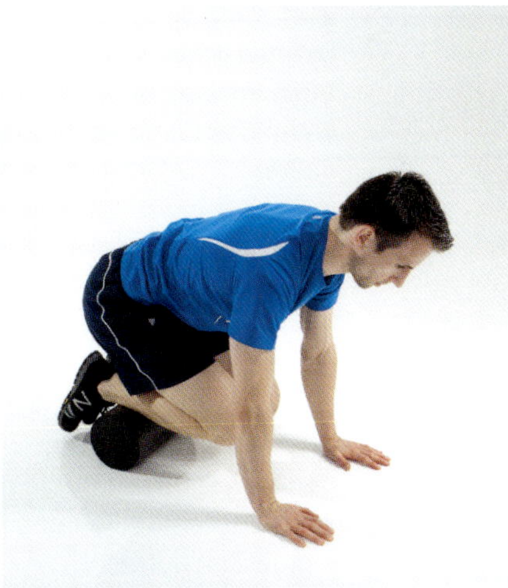

Hocken Sie sich mit den Schienbeinen auf die Rolle und stützen Sie sich vorne mit den Händen ab. Durch Druck und Zug aus den Armen heraus können Sie so die Schienbeinmuskeln massieren.

Äußere Unterschenkelmuskeln

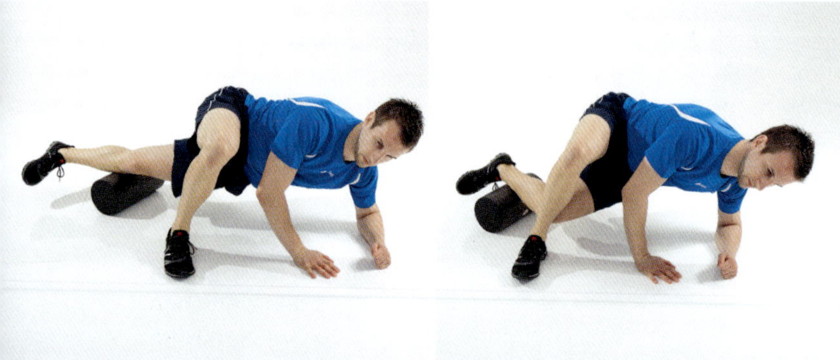

Legen Sie sich auf eine Seite und bringen Sie die Unterschenkelaußenseite auf die Rolle. Stützen Sie sich mit dem Unterarm ab. Durch Druck und Zug lassen sich so die äußeren Unterschenkelmuskeln gut massieren.

Brustmuskeln

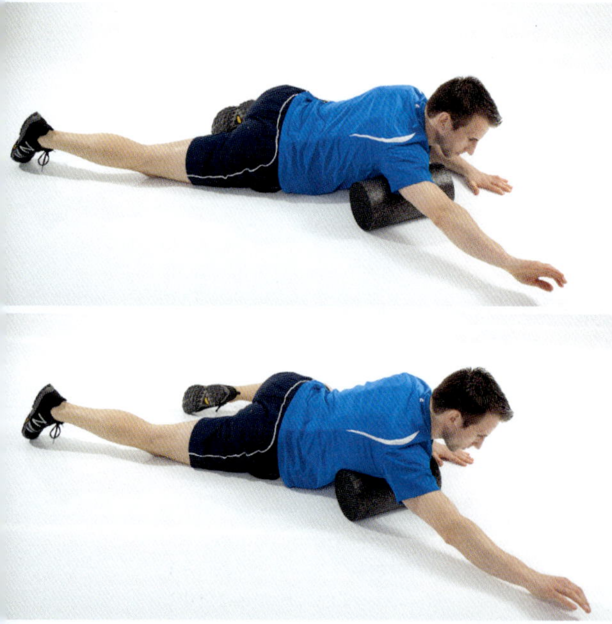

Legen Sie sich auf den Bauch und platzieren Sie die Rolle unter Ihrem Brustmuskel (etwa auf Höhe der Achselhöhle). Der Arm ist seitlich abgespreizt. Durch Hin- und Herbewegen werden Sie sehr wahrscheinlich verspannte Stellen finden, die es zu bearbeiten gilt.

Diese Übung können Sie statt mit einer Hartschaumrolle auch mit einem Tennisball ausführen. So können Sie den Druck auf einen empfindlichen Punkt 20 bis 40 Sekunden lang halten, so lange, bis der Schmerz nachlässt. Alternativ lässt sich die Übung auch im Stehen an einem Türrahmen durchführen, wenn das Liegen auf dem Bauch unangenehm sein sollte.

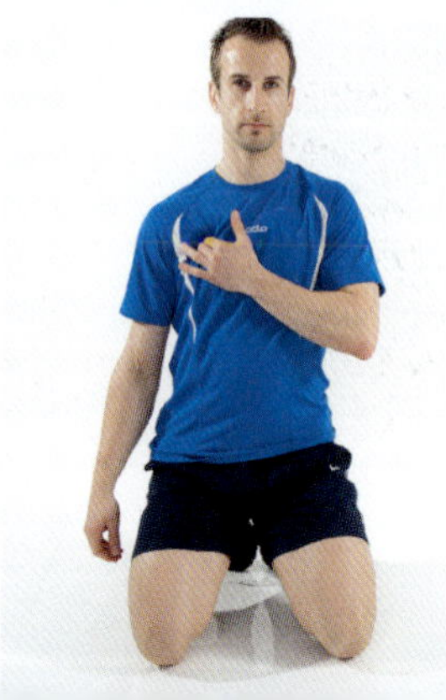

Natürlich können Sie auch mit zwei Fingern den Brustbereich abtasten. Dazu drücken Sie in kreisenden Bewegungen tief in das Gewebe und halten bei verspannten Stellen den Druck mit den Fingern für einige Zeit aufrecht.

Lokale Triggerpunktbehandlung mit einem Tennisball

Anstelle einer Hartschaumrolle können Sie auch wie in unserem kleinen Experiment (siehe Seite 151) einen Tennisball einsetzen, um verspannte Muskelregionen durch den Druck Ihres eigenen Körpergewichts zu entspannen. Aufgrund seiner kleinen Größe und der runden Form lassen sich mit dem Ball gezielt lokale Schmerzpunkte (Triggerpunkte) behandeln.

Schulterblattmuskeln

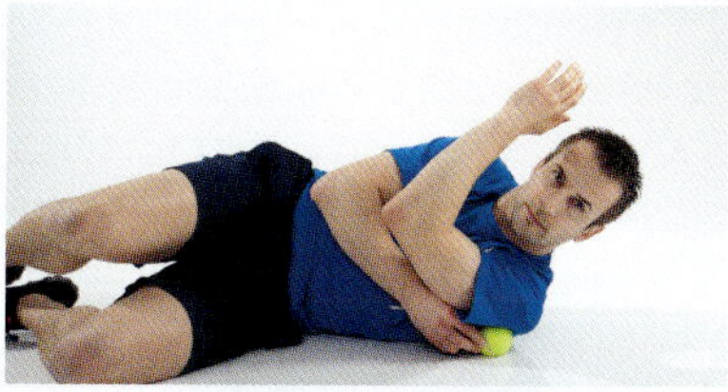

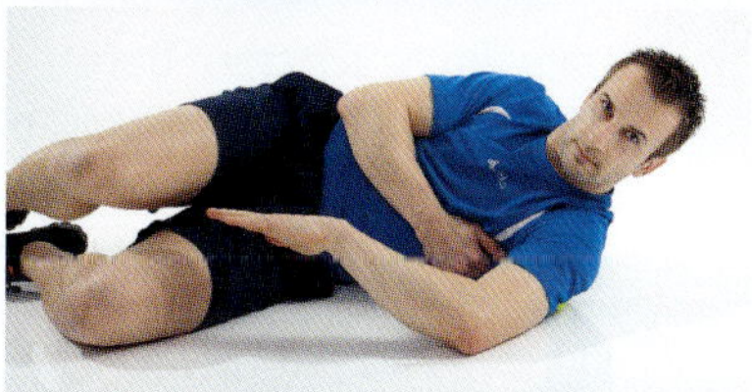

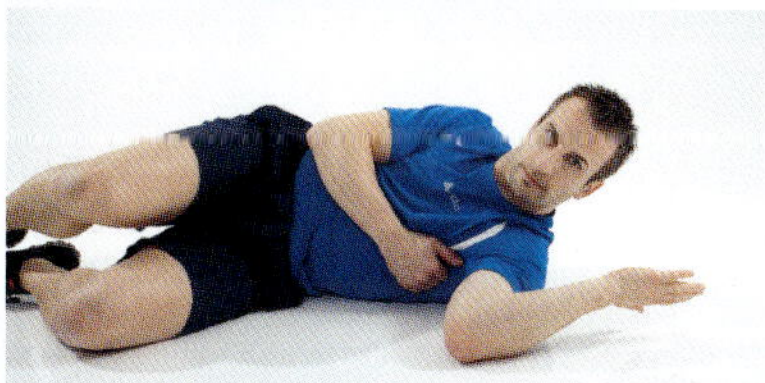

Legen Sie sich halb seitlich auf den Rücken, winkeln Sie den unten liegenden Arm rechtwinklig ab und platzieren Sie einen Tennisball unter Ihrem Schulterblatt. Durch die Bewegung des Unterarms nach vorne und hinten (Schulterinnen- und -außenrotation) lässt sich ein guter Massageeffekt erzielen.

Gerne können Sie auch den Druck auf einen empfindlichen Punkt 20 bis 40 Sekunden lang halten, so lange, bis der Schmerz nachlässt. Da viele Menschen in diesem Bereich sehr verspannt sind, ist diese Übung unter Umständen sehr unangenehm, aber wichtig.

Hüftmuskeln

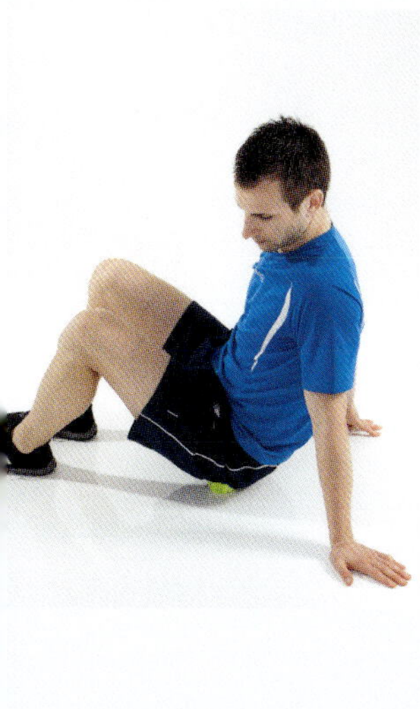

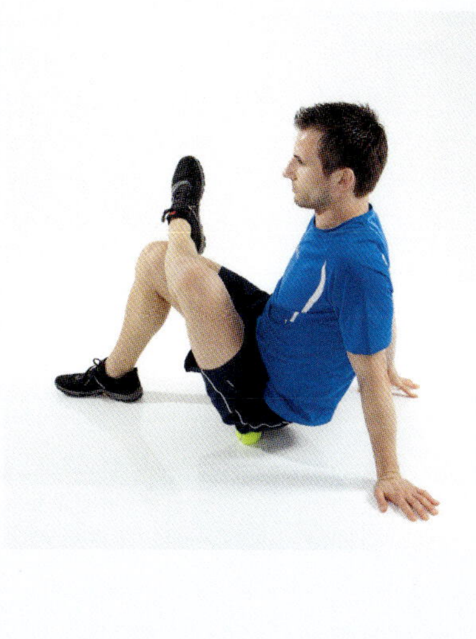

Die Übung ist mit der Rollenmassage dieses Bereichs vergleichbar, nur dass hier durch den Tennisball ein wesentlich höherer lokaler Druck ausgeübt werden kann.

Setzen Sie sich mit einer Gesäßhälfte vorsichtig auf den Tennisball, stützen Sie sich mit den Händen ab und rollen Sie vorsichtig auf dem Ball hin und her, seitlich oder kreisförmig. Gerne können Sie auch den Druck auf einen empfindlichen Punkt 20 bis 40 Sekunden lang halten, so lange, bis der Schmerz nachlässt.

Oberschenkelaußenseite

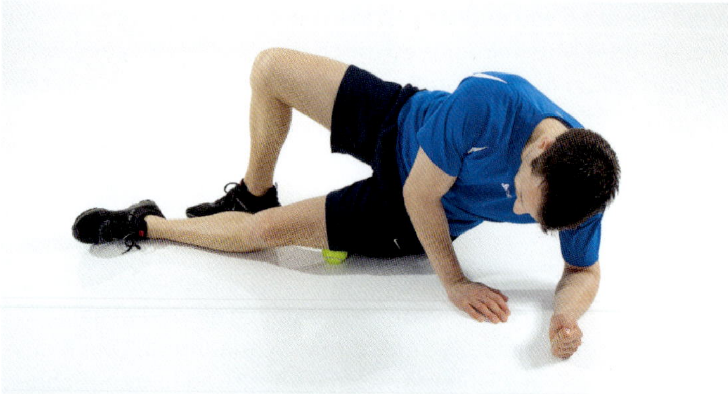

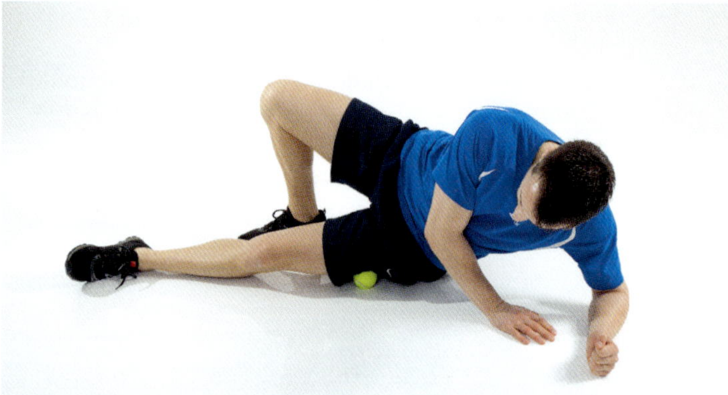

Auch bei dieser Übung lässt sich mit einem Tennisball ein wesentlich höherer lokaler Druck ausüben als mit einer Hartschaumrolle.

Legen Sie den Tennisball unterhalb der Hüfte unter den äußeren Oberschenkel und verlagern Sie vorsichtig Ihr Gewicht darauf. Wenn Sie einen schmerzenden Punkt finden, halten Sie den Druck für 20 bis 40 Sekunden, so lange, bis der Schmerz nachlässt. Wiederholen Sie die Druckmassage jeweils ein Stückchen tiefer, bis der Ball kurz über dem Knie ankommt.

Innerer Kopf des vorderen Oberschenkels

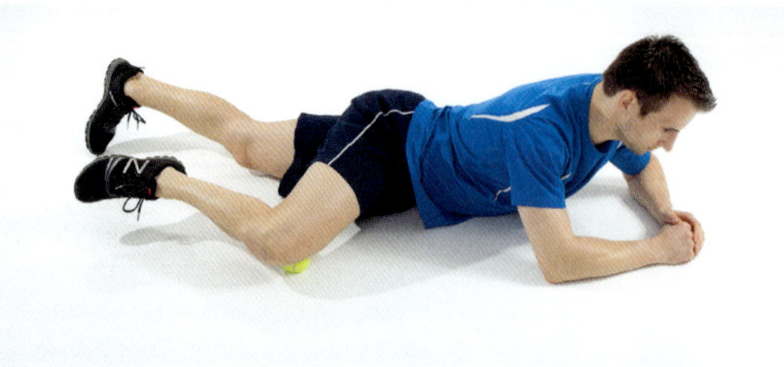

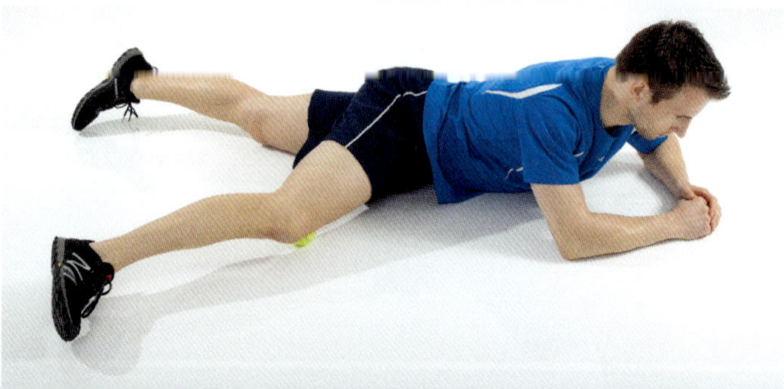

Wenn Sie ein Bein abwinkeln und die Oberschenkelinnenseite kurz über dem Knie auf den Tennisball legen, können Sie diesen Bereich durch abwechselndes Strecken und Beugen des Knies gezielt lokal bearbeiten.

Fußsohle und Fußgewölbe

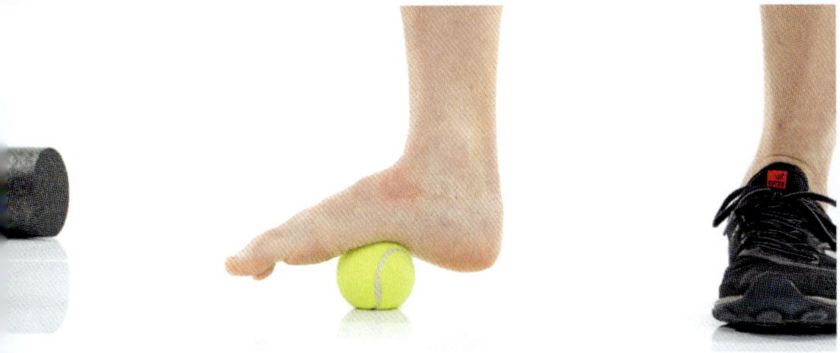

Diese Übung ist deshalb wichtig, weil die meisten Menschen ihren Füßen viel zu wenig Aufmerksamkeit zukommen lassen.

Stellen Sie einen Fuß auf einen Tennisball und rollen Sie mit Druck über die verspanntesten Stellen hin und her.

Mobilisation der Brustwirbelsäule 1

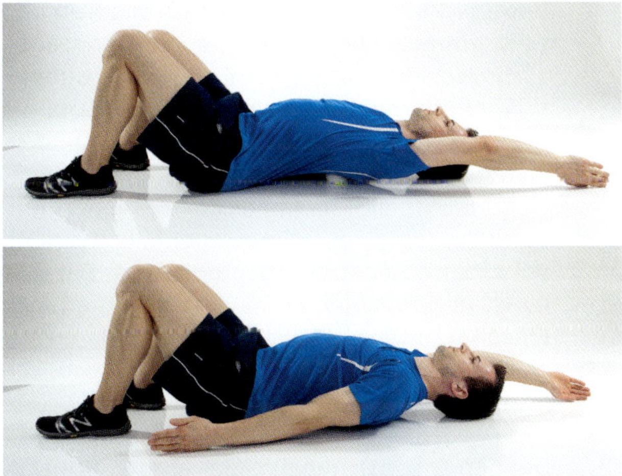

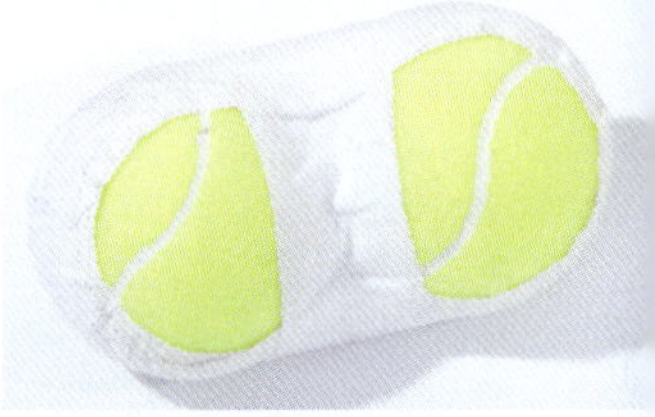

Kleben Sie zwei Tennisbälle zusammen. Legen Sie sich mit dem mittleren Rücken auf die beiden Tennisbälle, sodass sich die Bälle links und rechts der Wirbelsäule befinden. Stellen Sie mindestens ein Bein auf und bewegen Sie die Arme jeweils 5-mal nach vorne und hinten. Dann rutschen Sie mit dem Gesäß ein paar Zentimeter weiter in Richtung der Füße, sodass die Tennisbälle eine halbe Umdrehung weiter nach oben rollen, und wiederholen Sie alle Schritte so lange, bis die Bälle knapp unterhalb des Nackens angekommen sind.

Mobilisation der Brustwirbelsäule 2

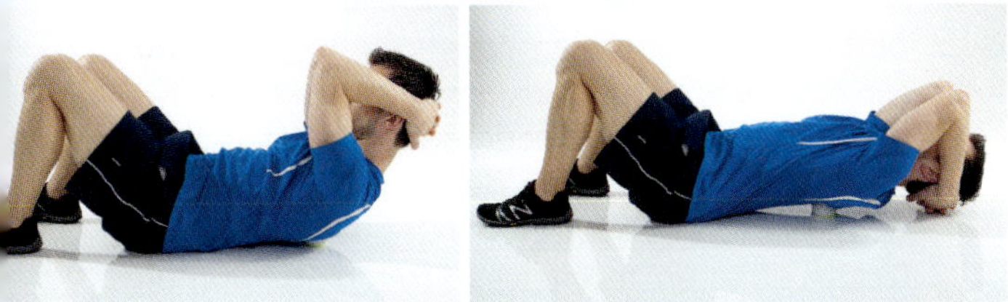

Legen Sie sich mit dem mittleren Rücken auf zwei Tennisbälle, sodass sich die Bälle links und rechts der Wirbelsäule befinden. Stellen Sie mindestens ein Bein auf und halten Sie den Kopf mit beiden Händen fest, sodass der Nacken entlastet wird. Die Ellenbogen sollten dabei nach oben zeigen.

Führen Sie nun 5 Crunches aus (aus den Bauchmuskeln heraus die Schultern anheben und anschließend wieder weit absenken), wobei der Rücken weiterhin Ballkontakt haben sollte. Rutschen Sie anschließend mit dem Po etwas weiter in Richtung der Füße, sodass die Tennisbälle etwa eine halbe Umdrehung weiter nach oben rollen, und wiederholen Sie alle Schritte so lange, bis die Bälle knapp unterhalb des Nackens angekommen sind.

Rücken- und Nackenmassage mit Tennisbällen

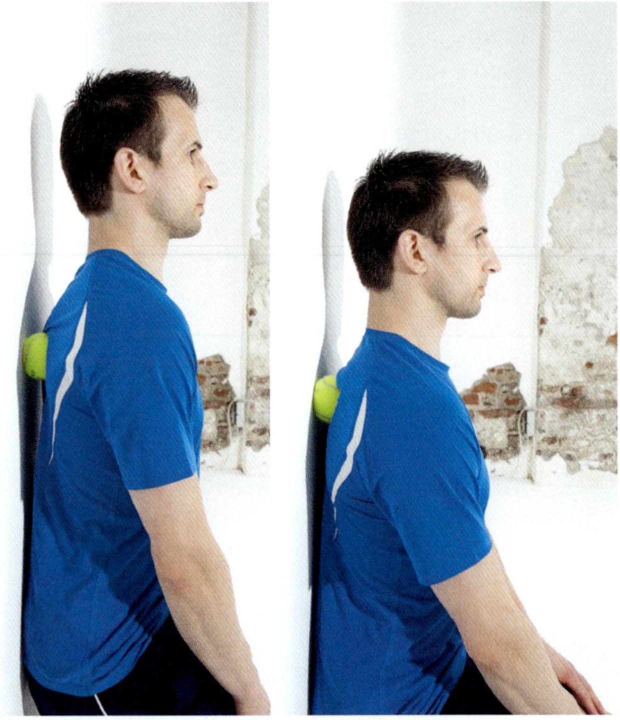

Stellen Sie sich etwa hüftbreit vor eine Wand und klemmen Sie zwei lose Tennisbälle zwischen Rücken und Wand ein, und zwar so, dass die Bälle links und rechts von der Wirbelsäule auf den Rückenmuskeln liegen. Durch kleine Kniebeugen können Sie auf diese Weise sehr gut die Rückenmuskeln massieren.

Beginnen Sie mit der verspanntesten Stelle und wandern Sie dann zur nächsten. Je weiter die Füße von der Wand entfernt stehen, desto mehr Druck können Sie ausüben. Gerne können Sie auf Schmerzpunkten 20 bis 40 Sekunden lang verharren, bis der Schmerz nachlässt.

Stretching und Dehnen

Stretching und Dehnen sind alte und bewährte Methoden, um den Körper beweglich zu halten beziehungsweise die Gelenkstrukturen beweglicher zu machen. In den letzten Jahren gab es große Unsicherheiten im Hinblick auf die Frage, ob Dehnen sinnvoll ist oder nicht. Während die einen darauf schworen, lehnten die anderen es komplett ab. Ein Mittelweg ist hier sicherlich die beste Lösung. Fest steht, dass Dehnübungen seit vielen Jahrzehnten erfolgreich im (Leistungs-)Sport eingesetzt werden, weil sie die Beweglichkeit verbessern und es Muskeln und Geist ermöglichen, gut zu entspannen.

Stretching und Dehnen gehören im russischen Kulturraum schon seit Langem zu jedem Krafttrainingsprogramm, was häufig nur deshalb nicht erwähnt wird, weil es dort so selbstverständlich ist. Für sämtliche Toptrainer rund um den Globus ist Dehnen ebenfalls Bestandteil eines guten Trainingsprogramms. Die Frage ist also weniger, ob man sich dehnen sollte, sondern vielmehr, wann und wie. Da dieses Thema bereits viele Bücher füllt, möchte ich mich kurz halten.

Dehnen Sie sich regelmäßig, aber erst, nachdem Sie mit der Schaumstoffrolle die verspannten Muskelbereiche bearbeitet haben. Sie können das Stretching zu Beginn jeder (Kraft-)Trainingseinheit durchführen und/oder im Anschluss. Wenigstens sollten Sie sich jedoch an den Tagen dehnen, an denen Sie nicht trainieren. Im Idealfall machen Sie beides.

Nach aktuellen Erkenntnissen ist es besser, die Muskulatur kalt zu dehnen, also ohne sie vorher aufzuwärmen. Dadurch bleibt der Effekt länger erhalten. Intensives Stretching kann die Schnelligkeit bei darauf folgenden Leistungen zwar etwas mindern, was jedoch beim Freizeit- und Breitensportler durch die positiven Auswirkungen des Dehnens wieder mehr als wettgemacht wird. Findet nach dem Dehnen ein aktives Aufwärmen statt (zum Beispiel Aus-

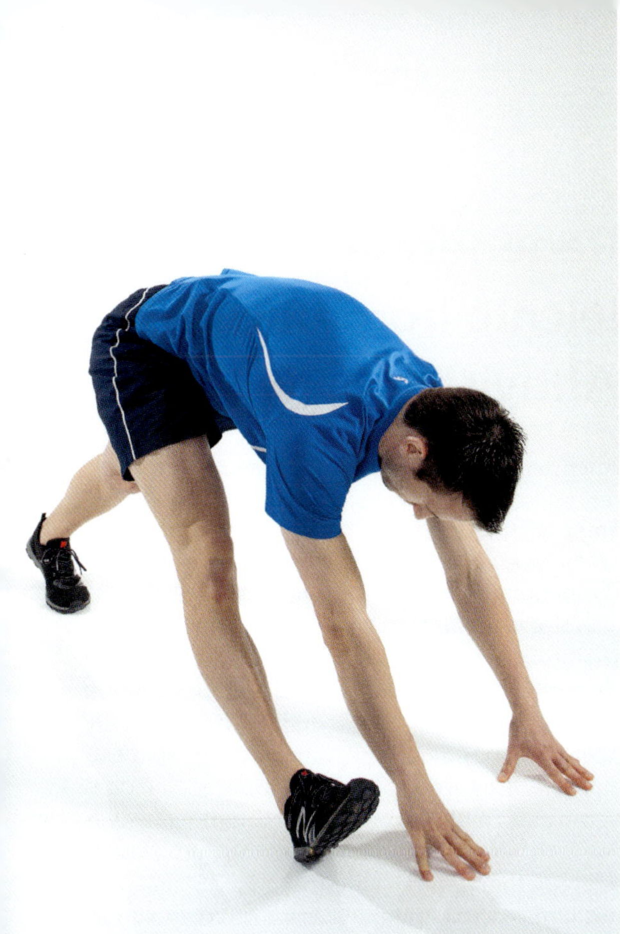

Dehnen können Sie sich vor oder nach dem Training, auf jeden Fall aber an Regenerationstagen

fallschrittgehen, Liegestütze), gleicht sich die Reduktion der Schnellkraft sehr wahrscheinlich wieder aus.

Es gibt viele verschiedene effektive Dehnmethoden. Suchen Sie sich eine Methode aus, mit der Sie gut zurechtkommen, dehnen Sie sich regelmäßig und führen Sie vor allem diejenigen Dehnübungen aus, die Ihnen nicht so gefallen, denn das sind in der Regel die, die Sie am dringendsten benötigen. Entsprechende Übungen sind der gängigen Literatur zu entnehmen.

Eine interessante Untersuchung aus dem Jahr 2007, in der ein 10 bis wöchiges Trainingsprogramm durchgeführt wurde, das ausschließlich aus statischem Stretching bestand, hat gezeigt, dass sich bei den sonst weitestgehend inaktiven Probanden die Flexibilität, die Explosivität, die Kraft und die Kraftausdauer signifikant verbessert haben.

Regenerationsgetränk oder -snack

Trainingsanpassungen erfolgen immer nur in der Zeit, in der man nicht trainiert, da sich der Körper dann vom Reiz des Trainings erholt und leistungsfähiger wird. Um diesen Prozess zu unterstützen, spielt auch die Ernährung eine große Rolle.

Für bessere Trainingseffekte und eine schnellere Regeneration wurde in verschiedenen Untersuchungen die Bedeutung einer (Trink-)Mahlzeit hervorgehoben, die man etwa 15 bis 45 Minuten vor und unmittelbar nach dem Training (noch vor dem Duschen) zu sich nimmt. Das Getränk vor dem Training sorgt dafür, dass nach der Belastung schnell Eiweiß und Kohlenhydrate bereitstehen, um die verbrauchten Substanzen zu ersetzen und den Körper zügig in einen anabolen (aufbauenden) Zustand zu versetzen. Auch das Immunsystem und die allgemeine Gesundheit profitieren hiervon.

Das Getränk direkt nach dem Training sichert die schnelle Versorgung der Zellen in den folgenden Stunden, wobei die nächste Mahlzeit auch nicht zu lange auf sich warten lassen sollte.

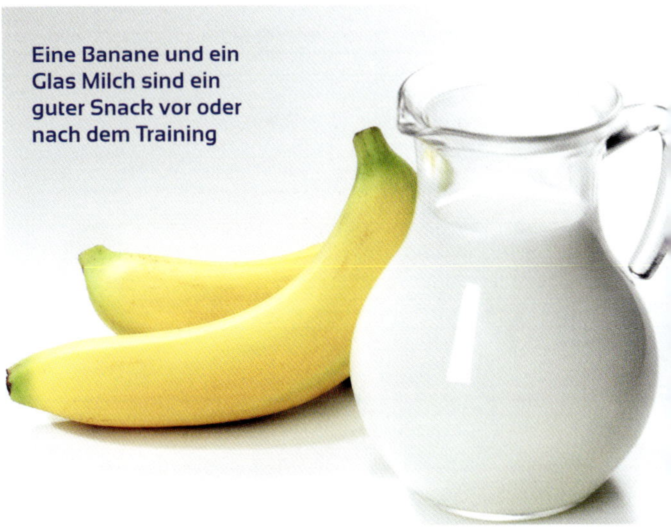

Eine Banane und ein Glas Milch sind ein guter Snack vor oder nach dem Training

Bezogen auf reines (Kraft-)Training sollte ein Regenerationsgetränk schnell verdauliche Kohlenhydrate und Eiweiß im Verhältnis 2 : 1 enthalten. Dies kann zum Beispiel mit Traubenzucker, Milch und Eiweißpulver erreicht werden oder mit verdünntem Fruchtsaft und einem Löffel Eiweißpulver.

Wer Eiweißpulver ablehnt, kann die Regeneration fördern, indem er ein Glas Kakao (mit Milch) oder Ähnliches vor und nach dem Training trinkt. Möglich wären aber zum Beispiel auch ein Joghurt mit Obst, Buttermilch oder Kefir mit Haferflocken und Zimt oder eine Banane mit Milch.

HINTERGRUND

In einer Untersuchung bekamen gesunde Rekruten von sechs Kompanieabteilungen der US-Marines direkt nach ihren Bewegungs- und Trainingseinheiten ein Placebogetränk (0 Gramm Kohlenhydrate, 0 Gramm Eiweiß, 0 Gramm Fett), ein Kontrollgetränk (8 Gramm Kohlenhydrate, 0 Gramm Eiweiß, 3 Gramm Fett) oder ein Eiweißgetränk (8 Gramm Kohlenhydrate, 10 Gramm Eiweiß, 3 Gramm Fett). Das Eiweißgetränk enthielt lediglich 100 Kilokalorien. Die Studiendauer betrug 54 Tage (Dauer der Grundausbildung).

Im Vergleich zur Placebo- und Kontrollgruppe hatten die Probanden der Eiweißgruppe während des Untersuchungszeitraums durchschnittlich 33 Prozent weniger Arztbesuche insgesamt aufzuweisen, 28 Prozent weniger Arztbesuche aufgrund von bakteriellen und viralen Infektionen, 37 Prozent weniger Besuche aufgrund von Muskel- und Gelenkbeschwerden und 83 Prozent weniger Besuche aufgrund von Hitzeerschöpfung. Auch Zustände von Muskelermüdung und Muskelkater direkt nach der Belastung waren in der Eiweißgruppe reduziert.

Regeneration durch leichte körperliche Aktivität

Auch an den Tagen, an denen Sie nicht trainieren, sollten Sie sich etwas bewegen. Der Körper kann sich gut durch moderate Ausdauerbelastungen aktiv erholen, da sämtliche Organe so vermehrt durchblutet und mit Nährstoffen versorgt werden. Die einfachste Form wäre ein Spaziergang, der 20 Minuten oder länger dauern sollte, je nachdem, wie Sie sich fühlen. Genießen Sie die Natur und die frische Luft oder nutzen Sie die Zeit, um die Gedanken frei schweifen zu lassen. Manche hören dabei auch gerne ihre Lieblingsmusik oder unterhalten sich mit Freunden, die den Spaziergang mitmachen, oder telefonieren per Headset und Mobiltelefon mit jemandem. Andere planen im Kopf schon den nächsten Tag.

Schwimmen ist ideal als aktive Regeneration

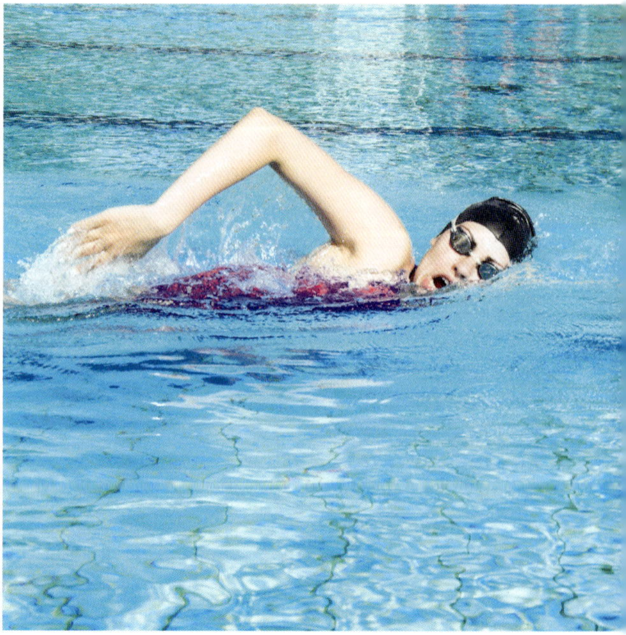

Sie können aber auch eine kleine Radtour machen, ganz entspannt joggen (wenn Sie Laufen gewohnt sind; dann aber auch nur 20 bis 30 Minuten) oder schwimmen. Wichtig ist jedoch, dass Sie sich nicht anstrengen, denn die Aktivität soll für Ihren Körper und Ihren Geist erholsam sein. Im Anschluss werden Sie sich garantiert frischer fühlen, selbst wenn Sie nur 10 bis 15 Minuten draußen waren.

Natürlich lässt sich diese Form der Regeneration bestens in den Alltag einbauen, der damit gleichzeitig noch aktiver gestaltet werden kann. Erledigen Sie einfach kleinere Wege zu Fuß oder mit dem Rad, anstatt automatisch zum Autoschlüssel zu greifen, und nutzen Sie sämtliche Treppen.

Leichte gelenkmobilisierende Gymnastikübungen sind ebenfalls eine gute Alternative, um schneller regenerieren zu können.

Regenerationswoche

Je nach Leistungsstand und Intensität des Trainings sollten Sie etwa alle 6 bis 12 Wochen eine Regenerationswoche einlegen, in der nur leichte körperliche Aktivitäten stattfinden. Bei Freizeitsportlern wäre eine solche Woche etwa alle 10 bis 12 Wochen zu empfehlen. Fortgeschrittene und Profis können alle 4 Wochen etwas kürzer treten.

Welche Art von Bewegung Sie in dieser Woche wählen, hängt davon ab, was Ihnen Spaß macht. Es sollte nur nicht zu anstrengend sein. Sie können auch andere Sportarten ausüben oder lockere Ausdauereinheiten durchführen, wie zum Beispiel lockeres Spazierengehen, Radfahren, Laufen und Schwimmen, oder sich mehr dehnen oder massieren. Wenn Sie Kraftsportler sind, können Sie auch andere Übungen mit leichten Gewichten ausprobieren oder im Krafttraining die Übungen aus dem aktuellen Plan durchführen, allerdings mit deutlich reduziertem Gewicht.

Eine Regenerationswoche gibt Ihrem durch Training intensiv belasteten Körper eine gute Gelegenheit, sich besser anpassen und erholen zu können. Viele Laien befürchten, dass dadurch ein Großteil ihres bisher erzielten Trainingseffekts wieder verloren gehen könnte, doch das Gegenteil ist der Fall. Nach dieser Woche können Sie geistig und körperlich gestärkt und gut erholt erneut in ein intensives Training starten oder das bisherige fortführen.

Schlaf – die Wunderpille für Regeneration und Leistungsfähigkeit

Schlaf ist eine Wunderpille, die den Alterungsprozess bremst, den Energielevel hebt, das Risiko für einen vorzeitigen Tod senkt, das Immunsystem stärkt, die Intelligenz steigert und die geistige und körperliche Leistungsfähigkeit sowie die Gesundheit verbessert. Leider nehmen die meisten Menschen diese Pille in viel zu geringer Dosierung ein.

Schlaf ist eine aktive Erholung für den Organismus. Während dieser Zeit sorgt beispielsweise die Hormonproduktion (insbesondere die des Wachstumshormons) für die Regeneration und Erneuerung der Zellen und des Immunsystems.

Wer über einen längeren Zeitraum zu wenig schläft, erhöht sein Risiko, übergewichtig, vergesslich, krank und weniger gut aussehend zu sein. Bereits nach 14 Tagen mit täglich 2 Stunden zu wenig Schlaf sind Sie nur noch so leistungsfähig wie nach einer durchgemachten Nacht.

Schlafmangel kann das Gedächtnis, die Energie, das Denkvermögen und die Stimmung negativ beeinflussen, wie Scott Peltin weiß, der

Gründungsmitglied eines Leistungszentrums für Manager in den USA ist. Schlafmangel verringert die Fähigkeit des Körpers, Traubenzucker (Glukose) zu verwerten, drastisch. Das verursacht Symptome, die dem Frühstadium des Diabetes ähneln. Nach Peltin weiß das erschöpfte Gehirn nicht, ob ihm Schlaf oder Glukose fehlt. Daher lechzt es schnell nach Zucker und man bekommt nachts auch mal Heißhunger, wenn man sehr müde ist. Hinzu kommt, dass das ermüdete Gehirn Energie sparen möchte und Sie daher weniger Lust haben zu trainieren.

Der Großteil der Bevölkerung weiß nicht, wie es ist, hellwach zu sein. Am National Institut of Mental Health in Bethesda pendelte sich in vielen Versuchen das Schlafpensum der Probanden erst dann auf einen stabilen Wert ein, als sie bis zu 25 Stunden Schlaf nachgeholt hatten.

HINTERGRUND

Eine 2009 veröffentlichte Untersuchung der Carnegie-Mellon-Universität in Pittsburgh hat herausgefunden, dass Menschen, die regelmäßig weniger als 7 Stunden schliefen, 3-mal häufiger erkältet waren als solche, die regelmäßig mindestens 8 Stunden lang schliefen.

Achten Sie auf ausreichend Schlaf

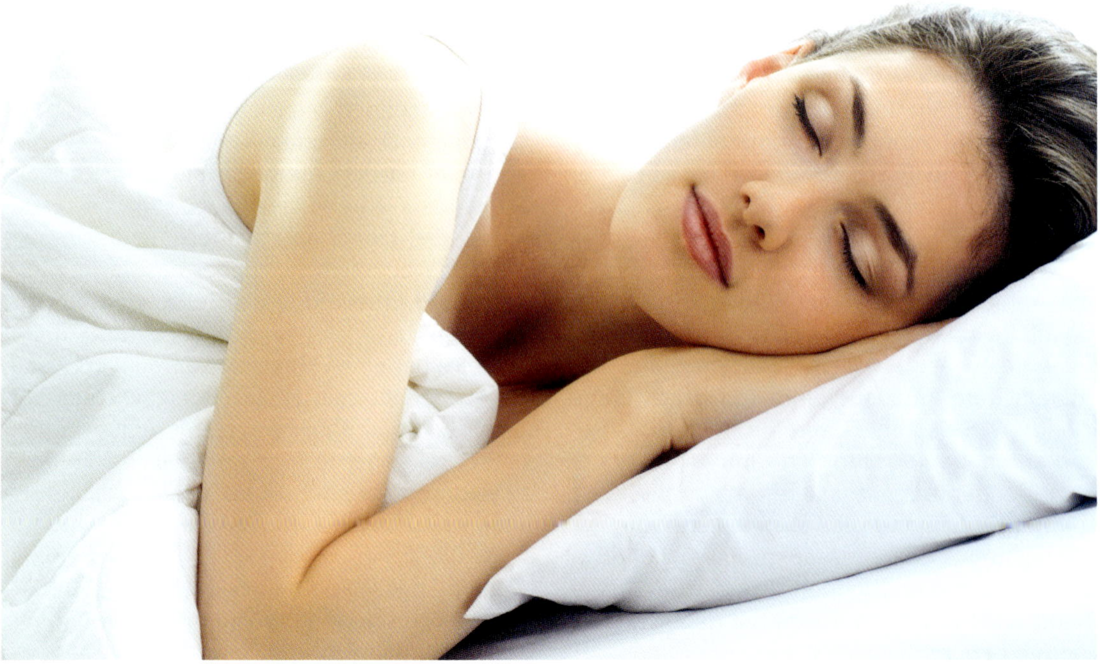

Im REM-Schlaf (Traumschlaf) werden am Tag erlernte Bewegungsmuster verinnerlicht. Dies ist in etwa vergleichbar mit mentalem Training im Schlaf. Die Folge ist eine bessere Koordination, was wiederum den Lernprozess von Bewegungen verkürzt, die Leistungsfähigkeit erhöht und das Verletzungsrisiko reduzieren kann. Das Gehirn ist im Traumschlaf übrigens aktiver als im Wachzustand.

Schlaf gehört also zu den einfachsten Methoden, um die geistige und körperliche Leistungsfähigkeit zu steigern, und ist obendrein kostenlos. Übertreiben sollte man es aber auch nicht. »Man kann tatsächlich zu lange schlafen und zu den falschen Zeiten«, so Professor Jürgen Zulley von der Uni Regensburg, Begründer der Schlafschule und Autor mehrerer Bücher. In beiden Fällen mag man genügend Schlaf bekommen, fühlt sich aber dennoch nicht erholt.

Um den Schlaf zu verbessern, sollten Sie je den Abend eineinhalb Stunden früher zu Bett gehen – falls Ihnen Schlaf fehlt. Schon bald werden Sie sich wundern, wo all die Energie tagsüber plötzlich herkommt und wie viele Aufgaben Sie erledigen können. Der nächste Schritt wäre, sich immer so viel Schlaf zu gönnen, wie Sie benötigen.

Wie kann man herausfinden, wie viel Schlaf man braucht?

Die individuell benötigte Schlafdauer hängt von verschiedenen Faktoren ab. Hierzu zählen unsere Gene, das Alter, die Dauer, die Häufigkeit und die Intensität der körperlichen Aktivität sowie die Jahreszeit. Wichtiger als die Schlafdauer ist jedoch die Qualität des Schlafs.

Um die individuell benötigte Schlafdauer zu ermitteln, ist es hilfreich, die eigene Schlafzahl herauszufinden. Dafür ist entscheidend, wie Sie sich jeden Morgen fühlen. Michael J. Breus, Autor eines Buches zum Thema Schlaf, empfiehlt hierzu, um 22 Uhr ins Bett zu gehen und am nächsten Morgen die Schläfrigkeit auf einer Skala von 1 bis 10 zu bestimmen. 1 wäre nicht schläfrig und 10 sehr schläfrig. Sobald Sie bei 4 angekommen sind, nähern Sie sich Ihrer Schlafzahl und können entsprechend planen, wann Sie zu Bett gehen sollten. Sind Sie noch oberhalb von 4, sollten Sie entsprechend früher die Augen schließen (zum Beispiel eine halbe bis eineinhalb Stunden eher).

TIPP

Als grobe Faustregel sollten Sie für jede Stunde Training etwa eine Stunde länger schlafen. Den meisten Sportlern ist eine Schlafdauer von 8 bis 9 Stunden zu empfehlen. Profis schlafen nicht selten bis zu 10 Stunden, wobei ein Mittagsschläfchen miteingerechnet werden kann.

Tipps und Empfehlungen, um Ihr Schlafverhalten beziehungsweise die sogenannte Schlafhygiene zu verbessern:

- Gehen Sie regelmäßig zur gleichen Zeit ins Bett und stehen Sie auch möglichst zur gleichen Zeit auf. Der menschliche Körper liebt Gewohnheiten.
- Gehen Sie grundsätzlich dann schlafen, wenn Sie sich müde fühlen.
- Der besonders erholsame Tiefschlaf findet in den ersten 5 Stunden vor 3 Uhr morgens statt. Wer also bis weit nach Mitternacht auf ist, kann eine gute Schlafqualität vergessen, selbst wenn er bis mittags schläft.
- Regelmäßige körperliche Aktivität, vor allem auch an der frischen Luft, ist eine Voraussetzung für guten Schlaf.
- Betätigen Sie nicht die Schlummertaste an Ihrem Wecker. Die Qual des Gewecktwerdens wiederholt sich so nur und Sie fallen in einen unruhigen Schlaf, der mehr Energie kostet, als er bringt.

- Am Wochenende machen viele den großen Fehler, ihre Schlafgewohnheiten deutlich zu ändern, das heißt, noch später ins Bett zu gehen und am nächsten Morgen länger liegen zu bleiben. Das bringt Ihren Rhythmus derart durcheinander, dass der Montagmorgen regelmäßig zur Qual wird. Besser wäre es, auch am Wochenende wie gewohnt aufzustehen und sich dafür lieber noch ein Nickerchen am Tag zu gönnen. Falls Ihnen Schlaf fehlt, sollten Sie zusätzlich früher schlafen gehen. Ich weiß, dass das häufig schwierig ist, aber versuchen sollten Sie es.
- Neben einem guten Lattenrost und einer guten Matratze sind auch das richtige Kopfkissen und ein kühles, aber nicht zu kaltes Zimmer sowie frische Luft wichtig.
- Je mehr Sie das Schlafzimmer abdunkeln können, desto besser wird Ihre Schlafqualität sein. Jegliche Lichtquellen (zum Beispiel Radiowecker) sind ebenfalls abzudecken.
- Elektrogeräte oder Mobiltelefone sollten sich nicht in unmittelbarer Bettnähe befinden. Hierzu zählen auch der Radiowecker oder der Fernseher. Fernseher sollten vom Netz genommen werden und gehören ohnehin nicht ins Schlafzimmer, da sie in der Regel die Schlafdauer verkürzen und die Schlafqualität verringern.
- Wenn Sie morgens einmal früher aufstehen oder besonders fit sein müssen, sollten Sie am Vorabend nicht früher schlafen gehen. Das funktioniert nur, wenn Sie tatsächlich so müde sind, dass Sie gleich einschlafen. Vorschlafen klappt nicht, besser wäre es, am nächsten Tag etwas früher ins Bett zu gehen oder den Schlafmangel durch ein Mittagsschläfchen etwas auszugleichen.
- Die letzte große Mahlzeit sollte 3 bis 4 Stunden vor dem Schlafengehen eingenommen werden, da der Körper dann noch genügend Zeit zur Verdauung hat. Manche Menschen können aber auch schon 2 Stunden nach dem Essen gut und tief schlafen.
- Auch koffeinhaltige Getränke (zum Beispiel Kaffee, Tee und Cola) sollten 3 bis 4 Stunden vor dem Schlafengehen nicht mehr eingenommen werden. Nikotin ist ebenfalls ein Anregungsmittel, das den Schlaf stören und den Nachtschlaf unterbrechen kann. Dieses Phänomen wird durch Entzugserscheinungen ausgelöst.
- Alkoholgenuss kann zu Schlafunterbrechungen führen, da er die Hirnaktivität herabsetzt.
- Sinnvoll ist es, ein Nickerchen oder Mittagsschläfchen am Tag einzuplanen. Die beste Zeit hierfür ist mittags zwischen 12 und 14 Uhr, wobei man weder liegen noch richtig schlafen muss. Bereits ein Wegnicken im Sitzen kann erstaunliche Kräfte wecken. Ideal wäre es, wenn Sie hierfür 10 bis 30 Minuten lang die Augen schließen. Wenn Sie länger schlafen, werden Sie danach nicht mehr so schnell wieder munter. Die dafür verwendete Zeit holen Sie im Anschluss durch eine wesentlich höhere geistige Leistungsfähigkeit und Produktivität meist wieder auf.
- Einschlafstörungen haben häufig Stress zur Ursache. Hier kann es hilfreich sein, eine Entspannungstechnik zu erlernen und anzuwenden. Beispiele für Entspannungsverfahren sind Autogenes Training, Progressive Muskelrelaxation, Fantasiereisen, Atementspannungstechniken, Meditation, geführte Entspannungen auf CD, Entspannungsmusik und Qigong.
- Führen Sorgen, Probleme oder anstehende Aufgaben zu Einschlafstörungen, kann es helfen, sich 30 Minuten Zeit zu nehmen und die aktuellen Sorgen und Probleme auf Karten zu schreiben (pro Karte eine Sorge/ein Problem). Schreiben Sie auch einfache Dinge auf, zum Beispiel, dass Sie es nicht vergessen dürfen, an den Geburtstag eines Freundes zu denken. Ordnen Sie dann die Karten nach Bedeutsamkeit und versuchen Sie, für jedes Problem eine Lösungsmöglichkeit zu finden. Nach 30 Minuten hören Sie auf, schauen sich die Karten am nächsten Morgen noch mal an und beginnen mit der Umsetzung der Lösungen.

Heiß-kalte Wechselbäder, -duschen und Saunagänge

Ein bewährtes Mittel, um die Regeneration unmittelbar nach dem Training zu fördern, sind heiß-kalte Wechselbäder. Profisportler steigen hierzu für etwa 1 bis 5 Minuten abwechselnd in ein Bad mit sehr kaltem beziehungsweise sehr warmem Wasser. Dies bewirkt einen intensiven Blutfluss im Körper. Durch das kalte Wasser ziehen sich die Gefäße an der Hautoberfläche zusammen und das Blut fließt schnell nach innen zum Körperkern. Folgt nun der Wechsel in ein heißes Bad, wandert eine große Menge Blut vom Körperkern schnell wieder weg zur Hautoberfläche, wo sich die Gefäße weiten. Dieser abwechselnde Sog des Blutes in beide Richtungen führt zu einer hohen Nährstoffversorgung der Muskulatur und härtet den Körper ab.

Vor allem die Kältetherapie sorgt zusätzlich dafür, dass die durch das Training hervorgerufenen Entzündungsprozesse in der Muskulatur gehemmt werden.

Da die wenigsten nach dem Training zwei große Wasserwannen zur Verfügung haben werden, lässt sich eine ähnliche Wirkung auch unter der Dusche erzielen, indem abwechselnd für etwa eine Minute die Wassertemperatur stark verändert wird. Saunagänge haben vergleichbare Effekte und können zur zusätzlichen Entspannung auch gerne an den Tagen durchgeführt werden, an denen Sie nicht trainieren.

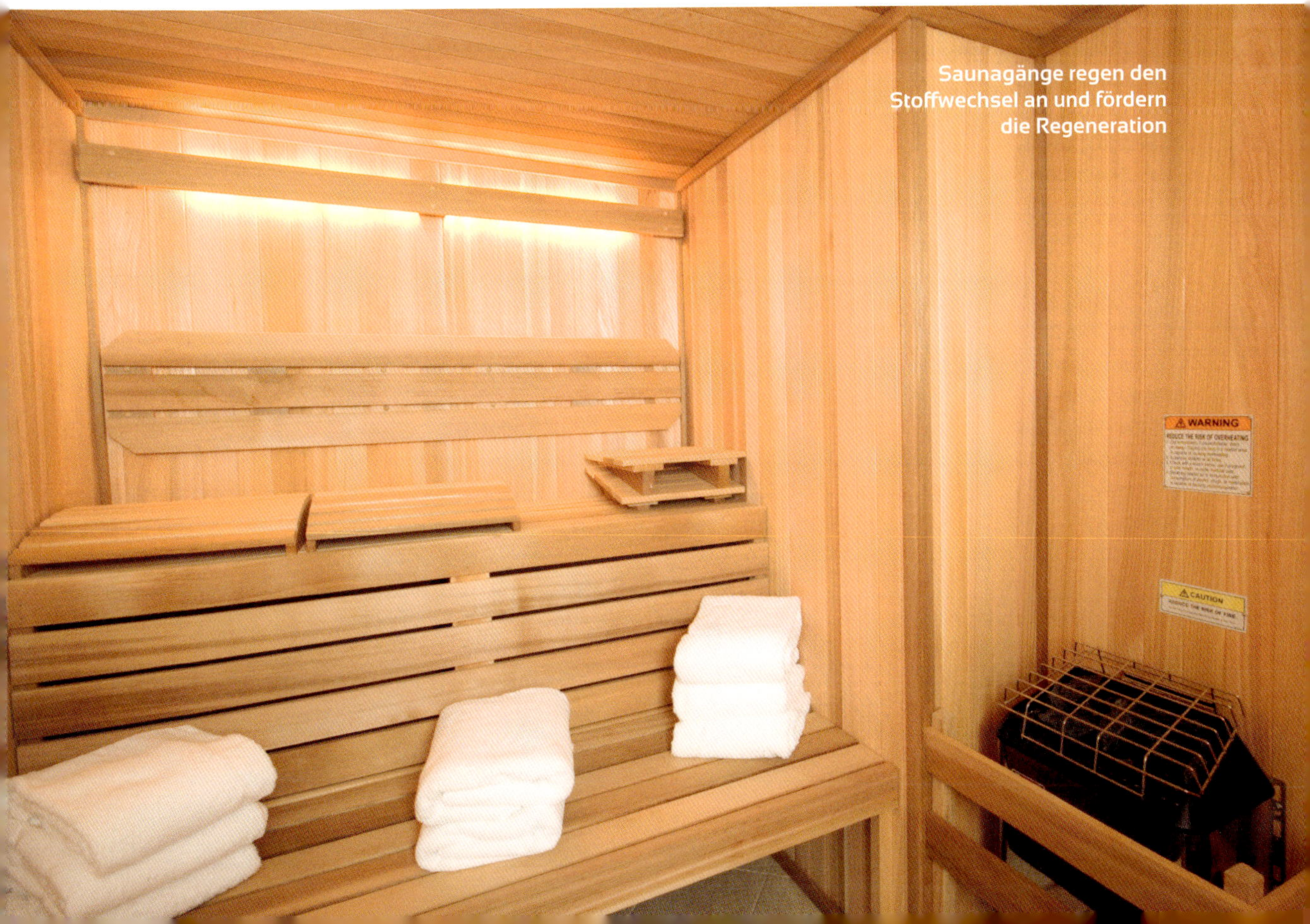

Saunagänge regen den Stoffwechsel an und fördern die Regeneration

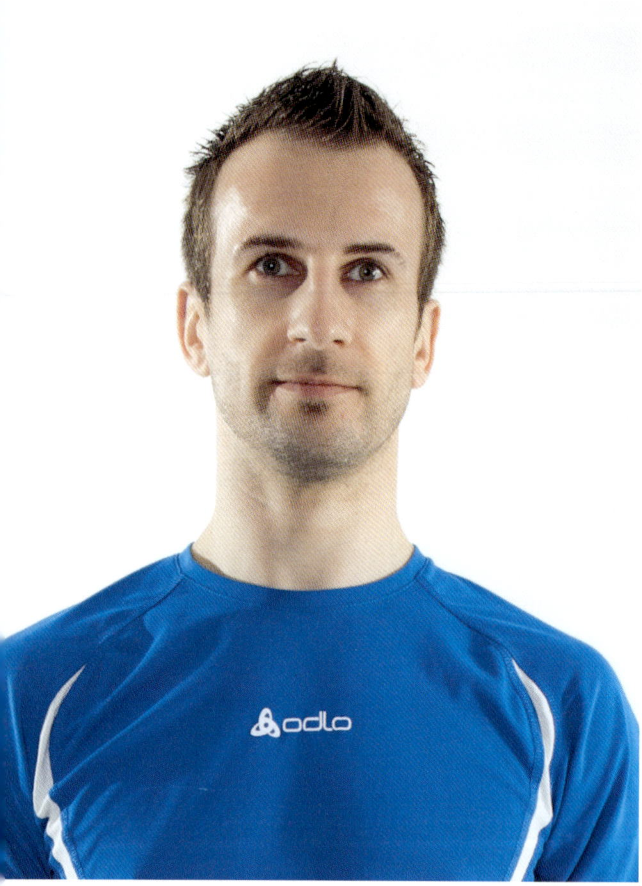

DER AUTOR

Dr. Till Sukopp ist Diplom-Sportwissenschaftler und hat an der Deutschen Sporthochschule Köln zum Doktor der Sportwissenschaften im Fach Sportmedizin promoviert.

Der Geschäftsführer der Health Conception GmbH ist international vielfach zertifizierter Functional Training Instructor, Functional Movement Specialist und gehört zu den führenden Kettlebell- und Sandbag-Ausbildern im deutschsprachigen Raum.

Fünf Jahre lang hat er die Sporttherapie in einer Einrichtung für Prävention und (orthopädische) Rehabilitation geleitet.

Aktuell leitet er eine eigene Trainingshalle, die Primal Fitness Box in Köln, ist als Autor von Fachartikeln, Büchern, Videos und DVDs tätig und bietet Vorträge, Seminare, Personal- und Gruppentrainings an.

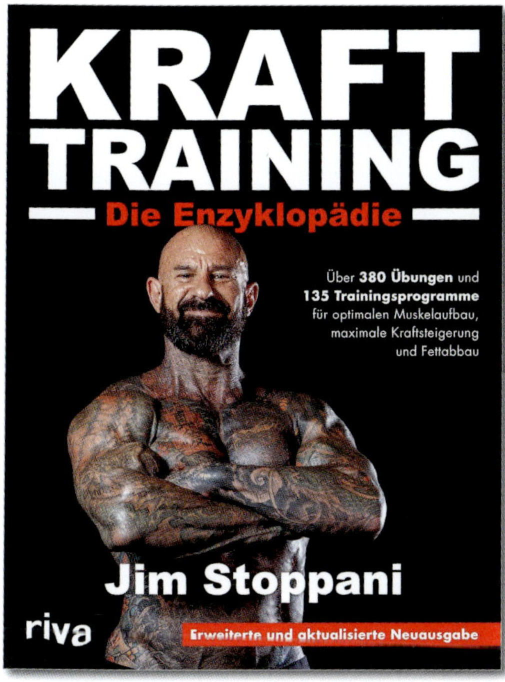

Auch als **E-Book** erhältlich

656 Seiten
38,00 € (D) | 39,10 € (A)
ISBN 978-3-7423-2557-0

Jim Stoppani

Krafttraining – Die Enzyklopädie

Über 380 Übungen und 135 Trainingsprogramme für optimalen Muskelaufbau, maximale Kraftsteigerung und Fettabbau. Erweiterte und aktualisierte Neuausgabe

Seit 2016 ist Jim Stoppanis Enzyklopädie das Standardwerk zum Thema Krafttraining. Diese überarbeitete Neuauflage bringt den Inhalt auf den aktuellen Stand und behandelt umfassend wie kein anderes Buch alle Aspekte, die zur optimalen Kraftentwicklung und zum Muskelaufbau notwendig sind. Anschaulich werden alle Begriffe, Konzepte, Trainingsgeräte sowie die Bedeutung jeder Muskelgruppe erklärt und unterschiedliche Ernährungsstrategien aufgezeigt. Die über 380 Übungen und mehr als 135 Trainingsprogramme decken den ganzen Körper ab und eignen sich für jedes Fitnessziel. Zu jeder Übung wird die richtige Technik leicht und verständlich erklärt. Damit ist diese Enzyklopädie ein unentbehrlicher Begleiter, sowohl für Anfänger im Kraftsport als auch für Fortgeschrittene und Profis.

riva